Intraarterielle Therapie

von

Professor Dr. med. GERHART JORNS
ehem. Ärztlicher Direktor der Kreiskrankenanstalten Arnstadt

unter Mitarbeit von

Dr. med. HEINZ HEIDRICH
Wissenschaftlicher Assistent der Medizinischen Klinik und Poliklinik der Freien Universität Berlin im Klinikum Westend

2., völlig neubearbeitete Auflage der
„Arteriellen Therapie"

Mit 40 zum Teil mehrfarbigen Abbildungen

1971
Walter de Gruyter · Berlin · New York

Die Wiedergabe von Gebrauchsnamen, Handelsnamen, Warenbezeichnungen und dgl. in diesem Buch berechtigt nicht zu der Annahme, daß solche Namen ohne weiteres von jedermann benützt werden dürfen. Vielmehr handelt es sich häufig um gesetzlich geschützte, eingetragene Warenzeichen, auch wenn sie nicht eigens als solche gekennzeichnet sind.

ISBN 3 11 001676 1

Printed in Germany. — Satz und Druck: Druckhaus Deutz, Düsseldorf.
Einband: Ulrich Hanisch, Berlin.

Vorwort zur 2. Auflage

Die erste, 1950 erschienene Auflage dieses Buches stützte sich mehr auf historische Belege, experimentelle Vorarbeiten und therapeutische Ansätze als auf klinische Ergebnisse. Die jetzt vorgelegte Neubearbeitung der *„Intraarteriellen Therapie"* kann umfangreiche praktische Erfolge berücksichtigen und soll dazu beitragen, dem intraarteriellen Behandlungsweg die ihm auf zahlreichen Anwendungsgebieten gewordene Anerkennung zu erhalten und neue Anhänger hinzuzugewinnen.

Die noch vor zehn Jahren weitgehend abgelehnte intraarterielle Injektions- und Infusionstherapie hat sich in den letzten beiden Jahrzehnten in überraschendem Maße durchgesetzt. Neue theoretische Grundlagen wurden erarbeitet, große klinische Erfahrungen gesammelt.

In der Neuauflage haben wir uns bemüht, das zerstreute Wissengut zu sammeln und die mitgeteilten Behandlungsergebnisse kritisch zu würdigen. Besonderer Wert wurde auf die Darlegung der intraarteriellen Technik und Methodik gelegt. Die möglichen Fehler und Gefahren der Methode fanden dabei den ihnen gebührenden Platz.

Die neuen Erkenntnisse und Erfolge beziehen sich nicht nur auf die heute bereits selbstverständlich gewordene intraarterielle Therapie der arteriellen Verschlußkrankheiten, sondern auch auf die chemotherapeutische Bekämpfung eitriger Infektionen an den Gliedmaßen und die hochdosierte intraarterielle Zytostatika-Therapie bösartiger Geschwülste fast aller Körperregionen. Eine Reihe nicht gewöhnlicher Indikationen und die intraarterielle Blutübertragung beschließen die monographische Darstellung.

Die Bearbeitung der Kapitel *„Physiologie und Pathophysiologie der arteriellen Strombahn"* und die *„Intraarterielle Therapie der peripheren arteriellen Gefäßerkrankungen"* hat dankenswerterweise Herr Dr. H. Heidrich, Berlin, übernommen. Für zahlreiche Ratschläge und Anregungen, sowie für wertvolle redaktionelle Hilfe, auch bei der Einfügung und Neuanfertigung von Abbildungen, bin ich Herrn Privatdozent Dr. Dr. J. Gabka, Berlin, zu sehr großem Dank verpflichtet. Schließlich danke ich meinem Verleger, Walter de Gruyter & Co., Berlin 30, für die Herausgabe der 2. Auflage und die besonders wertvolle Hilfe, die den Verfassern, vor allem auch durch den so plötzlich verstorbenen Verlagsdirektor Herrn J. König, zuteil wurde.

Arnstadt, Sommer 1971 Gerhart Jorns

Vorwort zur 1. Auflage

Als „Arterielle Therapie" bezeichne ich Heilmitteleinspritzungen in Hauptschlagadern des Körpers, mit denen allgemeine oder örtliche therapeutische Ziele verfolgt werden. Als Behandlungsverfahren noch jung, ist die gedankliche Grundlage der Stoffzuführung auf arteriellem Wege schon sehr alt, läßt sich doch die Auffüllung der Schlagadern mit fäulniswidrigen konservierenden Lösungen zur Erhaltung tierischer oder menschlicher Leichen bereits als Vorläufer des Verfahrens ansehen. Nimmt man dazu das ärztliche Bemühen der Gegenwart, soeben Verstorbene durch intraarterielle Blutzuleitung in das Leben zurückzurufen, dann spannt sich der Gedanke, die Lebensadern als Zuführungswege zum Gewebe zu benutzen, von der Absicht, leblose Körper vor der Zersetzung zu bewahren, bis zu der Möglichkeit einer Wiedererweckung bereits Totgeglaubter.

Die arterielle Heilmittelanwendung namentlich mit dem Ziel, durch Einspritzung in die zuführende Schlagader örtliche Krankheitszustände therapeutisch unmittelbar zu beeinflussen, hat im Laufe der Jahrzehnte zwar keine allgemeine, aber doch eine solche Verbreitung erfahren, daß eine zusammenfassende Darstellung der mit der arteriellen Therapie gewonnenen Erfahrungen gerechtfertigt erscheint. Für eine monographische Bearbeitung sprechen zwei weitere Gründe. Erstens birgt das Verfahren eine Fülle physiologischer und pathologischer Probleme, die in diesem Rahmen noch kaum Beachtung gefunden haben, und zweitens ist das einschlägige Schrifttum in zahlreichen Einzelarbeiten verstreut.

Die vorgelegte Abhandlung ist allerdings in mehrfacher Hinsicht unvollkommen. Einmal war es mir aus äußeren Gründen nicht möglich, alle Veröffentlichungen, deren Inhalt zum Thema gehören, lückenlos zu erfassen; vor allem war mir das ausländische Schrifttum größtenteils nicht oder nur in Referaten zugänglich. Diese Einschränkung bedeutet jedoch insofern keinen allzu großen Nachteil, als die Heilmittel, auf die sich die älteren Arbeiten in der Hauptsache beziehen, heute für die therapeutische Verwendung nicht mehr in Betracht kommen oder durch wirksamere Mittel ersetzt sind. Zum anderen sind die mit der arteriellen Therapie verknüpften Fragen noch viel zu sehr im Fluß, als daß bereits eine abschließende Beurteilung möglich wäre. Über Wirkungsweise, Leistungsfäigkeit und Gefahrenquelle bestehen mehr Unklarheiten als gesicherte Erkenntnisse.

Infolgedessen konnte es auch gar nicht die Aufgabe der vorgelegten Bearbeitung sein, lediglich eine möglichst vollständige Wiedergabe des bisher Versuchten und Erreichten zu bringen. Die Absicht dieses Buches ging vielmehr von vornherein dahin, nach Vermögen alle mit der arteriellen Therapie zusammenhängenden theoretischen und praktischen Fragen anzuschneiden und, soweit angängig, einer kritischen Betrachtung zu unterziehen. Nur auf diese Weise konnte es gelingen, zu einer einigermaßen objektiven Würdigung zu gelangen, und dem vielfach umstrittenen Behandlungsverfahren die Wege da zu ebnen, wo es bereits erfolgreich angewendet wurde, und neue Wege zu weisen, auf denen es Erfolge verspricht.

Arnstadt, Frühjahr 1950 GERHART JORNS

Inhaltsverzeichnis

I. Grundlagen und Grenzen der intraarteriellen Therapie

1. Geschichtliche Vorbemerkungen

Als erster hat wohl Perlavecchio im Jahre 1899 die intraarterielle Verwendung von Medikamenten klinisch erprobt, mit Erfolg herangezogen und ihre Vorteile herausgestellt (Rintelen und Dué).

Im Jahre 1908 empfahl der spanische Arzt Goyanes aufgrund von Tierversuchen und zwei Operationen am Menschen eine *„neue Methode der regionären Anästhesie“*. Bier, der gerade die „Venenanästhesie“ erfunden hatte, bemerkte 1909 dazu: *„Ich glaube nicht, daß er viel Glück damit haben wird.“* Später injizierte Goyanes bei Gelenktuberkulosen Heilmittel in die zuführende Stammarterie.

Das Verdienst, die Bedeutung der intraarteriellen Heilmittelanwendung in ihrem ganzen Ausmaß erkannt und praktische Vorschläge gemacht zu haben, gebührt Bleichröder. Er hielt am 1. Mai 1912 in der *Berliner Hufeland-Gesellschaft* einen Vortrag über *„Intraarterielle Therapie“*, der zu weiterer Beschäftigung mit dem Verfahren anregen sollte. Der Vortragende stützte sich auf Versuche, die sieben Jahre zurücklagen. Er hob bereits das Wesentliche des arteriellen Behandlungsweges hervor, nämlich

> *die unmittelbare Zuführung des Heilmittels zum Krankheitsherd in hoher Konzentration und ohne Aufsplitterung der Wirkung durch Verteilung des Mittels auf den Gesamtkreislauf.*

Zur Herabsetzung der Durchströmungsgeschwindigkeit empfahl er die venöse Stauung. Zunächst hatte Bleichröder die Sondierung des rechten Herzens nicht nur in zahlreichen Tierversuchen, sondern nach zwei gelungenen Selbstversuchen, bei denen er von dem Chirurgen Unger beraten und unterstützt wurde, auch bei Menschen durchgeführt, indem er die Vena femoralis freilegte und einen Ureterenkatheter kavawärts bis zum Herzen vorschob. Auch von einer Vene in der linken Ellenbeuge aus, wie später W. Forssmann, haben Unger und Bleichröder einen Ureterenkatheter heraufgeschoben. Der Katheter erreichte, wie aus der von Bleichröder, Unger und Loeb erfolgten Mitteilung hervorgeht, zumindest die Achselhöhle, wenn nicht das rechte Herz. Christeller und Eisler haben 1912 die Unger'sche Methodik später in Tierversuchen angewandt. — Auf diesen Wegen waren allerdings Cheveau, Marey und andere bereits vorangegangen; Cheveau hatte schon 1861 bei Tieren die Sondierung des Herzens zur Einführung von Meßinstrumenten von der Halsschlagader und der Jugularisvene aus vorgenommen.

In Weiterführung seiner Untersuchungen legte Bleichröder die A. femoralis frei; von ihr führte er mittels eines Ureterkatheters Einspritzungen in die Bauchschlagader aus, um eitrige Infektionen im Bereich ihres Stromgebietes therapeutisch zu beeinflussen. Auf diese Weise wurden vier Fälle von Kindbettfieber mit *Kollargol* behandelt. Unger, der mit Bleichröder zusammenarbeitete, war in einem Fall der gleichen Erkrankung ebenso vorgegangen; in der Sitzung der Berliner Hufeland-Gesellschaft vom 1. Mai 1912 schlug er vor, den arteriellen Weg zur Einspritzung von Medikamenten bei Erkrankungen der Gliedmaßen zu benutzen.

Der Vorschlag, schwere Tetanusfälle mit Tetanusantitoxineinspritzungen in die Halsschlagader zu behandeln, geht ebenfalls auf BLEICHRÖDER zurück. Seinen Empfehlungen sind UNGER (1914) und HEDDÄUS (1917), später C. J. LEHMANN (1923) und E. FRITSCHE (1936) gefolgt, während von SINCLAIR und KNAUER (1919) aufgrund eigener, günstig lautender Erfahrungen die Behandlung der Hirnlues mit *Salvarsan*einspritzungen in die Halsschlagader empfohlen wurde. Zeitlich schlossen sich Versuche von F. STARLINGER (1929) an, die eitrige Hirnhautentzündung durch intraarterielle *Urotropin*gaben zu bekämpfen.

Zur Behandlung eitriger Infektionen an den Gliedmaßen wurde der arterielle Weg schon frühzeitig herangezogen, ohne größere Verbreitung zu finden: 1918 gab STUTZIN seine Bemühungen um eine *„Intraarterielle Desinfektion"* des Gewebes an, 1920 erscheinen LANG's Versuche *„Über innere Gewebsdesinfektionen mit Vuzin"* und 1932 berichteten NONNENBRUCH und WENZEL über Erfolge mit *„Intraarterieller Trypaflavintherapie bei septischen Herden an den Gliedmaßen"*.

Einen entscheidenden Anstoß erhielt die intraarterielle Arzneimittelanwendung durch die Entwicklung der Arteriographie.

Eine brauchbare Kontrastdarstellung der Gliedmaßengefäße gelang SICARD und FORESTIER 1922 in Frankreich, BERBERICH und HIRSCH 1923 in Deutschland und BARNEY und BROOKS in Amerika. Die röntgenologische Gefäßdarstellung wurde allerdings erst zu einem unentbehrlichen und allgemein gebräuchlichen diagnostischen Hilfsmittel, als es gelungen war, unschädliche und trotzdem gut schattengebende Kontrastmittel zu entwickeln. Zu diesen grundlegenden Fortschritten hat MONIZ, der Vater der zerebralen Angiographie, der seine angiographischen Studien erst im 51. Lebensjahr aufnahm, in hervorragendem Maße beigetragen. In den Jahren 1926 und 1927 empfahl er die Anwendung einer 25 %igen Jod-Natrium-Lösung und wies in umfangreichen Versuchen die Ungefährlichkeit und Schmerzlosigkeit ihrer intraarteriellen Verwendung nach. MONIZ war am 12. Mai 1927 erstmalig die Gefäßdarstellung eines Hirntumors im Röntgenbild gelungen.

Von diesem Zeitpunkt an datiert der Aufschwung der intraarteriellen Therapie.

Einmal ergab sich mit zunehmender Verwendung der Arteriographie, daß die Jod-Natrium-Lösung und ebenso die später verwendeten organischen Jodverbindungen und Jodsole auch therapeutische Wirkungen gefäßerweiternder und durchblutungsfördernder Art entfalten. MONIZ beobachtete erstmals 1928 den therapeutischen Einfluß intrakarotidieller Einspritzungen von Jod-Natrium bei einer Kranken mit Hirndrucksteigerung. Diese Feststellung hatte zur Folge, daß die ursprünglich als diagnostisches Verfahren entwickelte Arteriographie therapeutische Bedeutung erlangte und schließlich unter Verwendung gefäßwirksamer Mittel zur Behandlungsmethode bei peripheren Durchblutungsstörungen erhoben wurde.

Zum anderen hat der Lissaboner Chirurg DOS SANTOS, der sich 1928 der Arteriographie der Gliedmaßen zuwandte, sogleich die Möglichkeiten dieses Verfahrens für die Behandlung lokaler eitriger Infektionen mit antiseptischen Flüssigkeiten erkannt und genutzt. Im Jahre 1929 gelangen DOS SANTOS, LAMAS, PEREIRA und CALDAS die ersten Angiographien mit der von MONIZ empfohlenen 25 %igen Jod-Natrium-Lösung, dessen Technik sie übernahmen. Im März des gleichen Jahres führten DOS SANTOS und seine Mitarbeiter die Aortographie nach Punktion der Bauchschlagader durch. Beide Anwendungsarten dienten ihnen in der Folgezeit dazu, die verschiedensten eitrigen Entzündungen im Bauchraum sowie Eiterungen an den oberen und unteren Gliedmaßen durch *„Arteriotherapie"* zu behandeln. 1937 berichtete Dos Santos über „neue technische und therapeutische Gesichtspunkte" seines Vorgehens, das er inzwischen auf eitrige Entzündungen im Versorgungsgebiet der Halsschlagader ausgedehnt hatte. Sein Beispiel machte namentlich in den romanischen Ländern Schule und unter anderen den bedeutenden französischen Chirurgen Lériche zum Befürworter der arteriellen Therapie.

Relativ spät, erst 1950, tauchte der Gedanke auf, auch bösartige Geschwülste durch intraarterielle regionale Injektionen und Infusionen mit zytostatischen Substanzen gezielt und isoliert zu behandeln. Biermann sowie Klopp und ihre Mitarbeiter waren wohl die ersten, die diese Methode, die zunächst nur zur Behandlung von malignen Geschwülsten an den Gliedmaßen herangezogen wurde, entwickelt und ausgebaut haben.

In der Folgezeit haben sich namentlich Sullivan und Mitarbeiter (1953) um die Verbreitung der Methode, bei der sie sich auch der Kathetereinführung bedienten, große Verdienste erworben.

Heute nutzt die intraarterielle Therapie den arteriellen Zugang als einzigartige Gelegenheit, in einem isolierten arteriellen Strombahnabschnitt vorübergehend eine anders nicht erreichbare hohe Konzentration eines Pharmakons zu erzielen. Unter den zahlreichen möglichen Anwendungsgebieten dominiert die intraarterielle Behandlung der peripheren Durchblutungsstörungen und die chemotherapeutische Beeinflussung bösartiger Geschwülste.

In dieser Form und mit diesen Indikationsbereichen hat die intraarterielle Therapie fast die gleiche Bedeutung erlangt, die der intraarteriellen Punktions-, Injektions- und Katheter-Technik seit langem in diagnostischer Hinsicht zukommt und die sich nicht nur auf die Kontrastdarstellung der Gefäßversorgung der meisten Organe und Organsysteme erstreckt, sondern sich auch bei der funktionellen Herz- und Kreislaufdiagnostik, der direkten Blutdruckmessung, der Testung des intravaskulären Widerstandes bei Verschlußkrankheiten und in vielen anderen Beziehungen bewährt hat.

2. Der intravasale Zuführungsweg

Die Zuführung von Heilmitteln auf dem Blutwege kann sowohl über arterielle als auch venöse Gefäße erfolgen. In beiden Fällen gelangt das injizierte Heilmittel unmittelbar in die Blutbahn, d. h. jeder Umweg durch Resorptionsvorgänge vor der Einschleusung in die Blutbahn entfällt. Ein grundlegender Unterschied besteht jedoch darin, daß *intravenös injizierte Stoffe sofort in den Gesamtkreislauf gelangen, während bei intraarterieller Applikation die Substanzen für eine freilich nur kurze Zeitspanne in dem zugehörigen arteriellen Stromgebiet verweilen, d. h. wirksam sind.* Daraus folgt die Möglichkeit, Medikamente unter bestimmten Voraussetzungen ganz oder überwiegend in der zugehörigen Körperregion therapeutisch wirksam werden zu lassen. Damit gewinnt die intraarterielle Stoffzuführung als Sonderform der intravasalen Injektion die Bedeutung einer selektiven „gezielten" Injektionstherapie für den zugehörigen arteriellen Versorgungsbereich. Ein umschriebener Krankheitsherd, dessen unmittelbare therapeutische Beeinflussung beabsichtigt ist, wird intraarteriell auf direktem Wege erreicht, während die intravenöse Injektion eine Umgehung der direkten therapeutischen Einflußnahme bedeutet, da die injizierten Medikamente entsprechend ihrer Verteilung auf den gesamten Organismus nur anteilig herdwirksam werden können.

Der intraarterielle Weg ist in seiner Art der örtlichen Einbringung von Arzneimitteln in Wunden und Fisteln vergleichbar: in beiden Fällen läßt sich eine hohe Konzentration am Wirkungsort erzielen. Dabei besitzt die intraarterielle Zuführung, insbesondere bei Injektion in Extremitätenarterien, den Vorzug, daß das Mittel mit dem Blutstrom bis in die feinsten Verzweigungen des arteriellen Gefäßbaumes gelangen kann. Nur hinsichtlich der erreichbaren Stoffkonzentration ist der intraarterielle Weg der örtlichen Anwendung begreiflicherweise trotz der beträchtlichen Reduktion des Verteilungsvolumens, den die Beschränkung auf das Stromgebiet der injizierten Arterie bedeutet, unterlegen.

Aus dem regionalen Gefäßnetz treten die intraarteriell verabfolgten Heilmittel in die Gewebsflüssigkeit über, sofern sie nicht über arterio-venöse Anastomosen in den venösen Blutschenkel abströmen. Der Substanzübertritt in die Gewebe, der an die Durchdringung der Kapillarwände geknüpft ist, erweitert die therapeutischen Möglichkeiten über die Gefäßbahn hinaus. Der extravasale Raum wird Speicherungs- und Wirkungsbereich zugleich.

> Die Besonderheiten der intraarteriellen Stoffzufuhr — weitgehende Beschränkung der Wirkung auf das regionale Stromgebiet und selektive Konzentrationserhöhung in dem zugehörigen Gewebsbezirk — sind an eine Injektion unmittelbar in die zum Krankheitsherd führende Versorgungsarterie gebunden. Nur unter dieser Voraussetzung wird die nutritive Endstrombahn direkt und in ausreichender Konzentration erreicht.

Das geht u. a. ganz klar aus Untersuchungen von Widmer über die *Bedeutung des Injektionsortes* hervor: Infusionen von Na^{24} in die A. femoralis superficialis ergaben bei der Messung der Radioaktivität des Fußes eine durchschnittlich 2,7mal höhere Konzentration, als nach intravenöser Infusion der gleichen Menge. Wurde dagegen die Infusion in die versehentlich punktierte A. femoralis profunda vorgenommen, war eine Konzentrationserhöhung des injizierten Na^{24} gegenüber der intravenösen Applikation im Fußbereich nicht nachweisbar, weil es den peripheren Extremitätenanteil nur auf dem Umwege über den Gesamtkreislauf erreicht (Abb. 1).

Aber nicht nur Fehlinjektionen, sondern auch abweichende hämodynamische Reaktionen können die Veranlassung dafür sein, daß nach der Injektion in eine Extremitätenarterie nicht die erwarteten pharmako-dynamischen Wirkungen, sondern *paradoxe periphere Reaktionen* mit akuter oder chronischer Ischämie oder Hypoxämie an der betreffenden Gliedmaße eintreten. Das trifft namentlich für die intraarterielle Verwendung einiger Vasodilatantien zu; sie können sich aufgrund abweichender Strömungsverhältnisse (av-Anastomosen) als Versager erweisen. Einschlägige Beobachtungen wurden mehrfach als Einwand gegen die intraarterielle Therapie angeführt (s. Kap. 6).

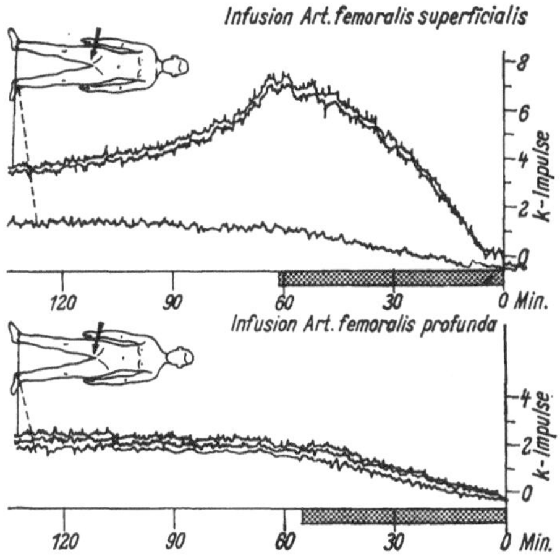

Abb. 1. Einfluß des Applikationsortes auf den Konzentrationsverlauf in der Peripherie. 49j. Mann mit Stenose der rechten A. poplitea und Verschluß der rechten A. tibialis posterior. Aktivitätskurven nach Infusion eines Gammastrahlers in eine Arterie der rechten Leistenbeuge: 10 $Na^{24}Cl$ in 45 ml isotoner Kochsalzlösung innerhalb von 20 Minuten (schwarzer) Balken), registriert 60 Min. lang über einen Szintillationsdetektor

a) Infusion in die A. femoralis superficialis führt mit steilem Anstieg zu selektiver Erhöhung der Aktivität im ipsilataralen Fuß, während über dem Fuß der Gegenseite nur eine geringe Aktivitätssteigerung festzustellen ist; b) Infusion in die A. femoralis profunda ergibt keinen typischen Aktivitätsanstieg, die Aktivität blebt in beiden Füßen gleich niedrig. Erklärung: durch *Urografin*-Injektion ließ sich zeigen, daß die Nadelspitze in der A. femoralis profunda statt in der A. femoralis superficialis communis lag (nach L. K. WIDMER)

Zum Nachweis der nach intraarteriellen Injektionen vasoaktiver Pharmaka auftretenden hämodynamischen Veränderungen hat KAPPERT eine Thermodilutionsmethode eingeführt. Danach sind die beobachteten paradoxen Reaktionen Ausdruck eines Kurzschlußmechanismus, der teils auf zumeist angeborenen arteriovenösen Anastomosen, wie sie vornehmlich in der Haut vorhanden sind, teils auf ihnen hämodynamisch ähnlichen Gefäßbildungen der arteriellen Strombahn beruht.

Zum funktionellen Nachweis des *Shunt-Mechanismus* injiziert KAPPERT 10—20 ml eisgekühlter physiologischer Kochsalzlösung (+ 0,5 ° C) in das arterielle Stammgefäß. Dadurch wird ein „Kältepaket“ erzeugt, dessen weiteres Verhalten sich durch Einlegen einer Thermistorsonde in die venöse Abflußbahn der gleichen Extremität verfolgen läßt. Die provozierte Blutabkühlung ist nicht mehr nachweisbar, wenn innerhalb der Kapillaren mit ihrer verlangsamten Blutströmung eine völlige Erwärmung erfolgt. Tritt das Kältepaket jedoch durch einen Kurzschlußmechanismus (av-Anastomosen) in den venösen Schenkel über, dann ist die vorübergehend eingetretene Blutabkühlung noch nachweisbar. Um die Wirkungsweise von gefäßerweiternden Mitteln in hämodynamischer Beziehung zu prüfen, wendet KAPPERT das Thermodilutionsverfahren vor und nach intraarterieller Injektion von Vasodilatantien an (Thermodilutions-Vasodilatantien-Test).

An den oberen Gliedmaßen sind es vornehmlich klinisch latente, arterio-venöse Anastomosen oder Gefäßknäuel, deren „Aktivierung“ durch den injizierten Vasodilatator zur Shunt-Erscheinung, d. h. zu einem vorzeitigen Übertritt der gefäßaktiven Substanz in die venöse Abflußbahn führt, so daß in der Folge jede akrale Gefäßerweiterung ausbleibt. Hämodynamisch gleichartig kann sich ein Verschluß der A. brachialis auswirken, wenn ihre vermehrt in den Umgehungskreislauf eingeschaltenen Muskeläste mit ihren muskelkräftigen Arteriolen und weiten Kapillarschlingen — „Riesenkapillaren" — nach Vasodilatantienzufuhr wie arterio-venöse „bridges" wirken. Auch hier bleiben demzufolge die erwarteten gefäßerweiternden Effekte in der bei den Gefäßkranken meist ohnehin minderdurchbluteten Peripherie aus oder lösen „paradoxe" Reaktionen aus.

An den unteren Gliedmaßen machen gleichfalls inaktive, vornehmlich pathologische Kurzschlüsse zwischen arteriellen und venösen Gefäßen, auch in Form von Angiombildungen (MALAN), die gezielte intraarterielle Injektion mitunter praktisch unwirksam. Dasselbe gilt für unbeabsichtigte Einspritzungen in die A. femoralis profunda, die mit ihren Verzweigungen die kräftige Oberschenkelmuskulatur versorgt. In ihrem Bereich treten intraarteriell injizierte Stoffe unter dem Einfluß eines Vasodilatators auf die venöse Seite über, so daß paradoxe Reaktionen in der Peripherie durchaus möglich sind. Andererseits ist dieser Gefäßweg für die intraarterielle Injektionstherapie unentbehrlich, um gefäßaktive oder chemotherapeutisch wirksame Mittel bei akuten oder chronischen Verschlüssen im Femoralis-Poplitea-Bereich dem distalen Extremitätenanteil zuzuleiten. Dabei muß in Kauf genommen werden, daß es bei der Verwendung gefäßerweiternder Pharmaka zur Weitstellung der Arteriolen unter Umständen zu einer Shunt-Wirkung kommt, die die Peripherie im Sinne des *„Borrowing-Lending"*-Phänomens in einer Mangeldurchblutung beläßt oder sogar die Durchblutungsnot verstärkt.

Die durch klinische Erfahrungen gestützten Untersuchungsergebnisse von KAPPERT zeigen die gefäßbedingten Grenzen, die der intraarteriellen Therapie selbst bei einwandfreier Injektion in das Hauptversorgungsgebiet einzelner Gliedmaßen gezogen sind:

> Durch die Eröffnung von Shunt-Mechanismen sowie durch den Eintritt „paradoxer" Reaktionen mit dadurch bedingter peripherer Ischämie kann die mit der intraarteriellen Injektion angestrebte pharmakologische Wirkung vereitelt werden.

Die sich daraus ergebenden Wirkungseinschränkungen sind jedoch nicht allzu häufig. KAPPERT selbst schätzt die Häufigkeit peripherer Ischämien aufgrund paradoxer Reaktionen auf weniger als 1 %. Gleichwohl sind diese möglichen Einschränkungen des intraarteriellen Behandlungsweges bei der Indikationsstellung wie bei der Durchführung intraarterieller Injektionen und Infusionen in Gliedmaßengefäße zweifellos zu beachten. Da auf die speziellen Bedingungen der Verwendung gefäßerweiternder Pharmaka bei peripheren arteriellen Durchblutungsstörungen und Verschlußkrankheiten später (Kap. 6) ausführlich eingegangen wird, sei hier nur hervorgehoben, daß die von KAPPERT auch experimentell erzeugten und untersuchten Hämometakinesien durch langsame intraarterielle Injektionen und namentlich durch intraarterielle Langzeit-Infusionen „überspielt" werden können. Infolgedessen ist der Infusionsmethode mit Vasodilatantien der Vorzug geben.

Von den erörterten hämodynamischen Abweichungen abgesehen, läßt der unbehinderte intraarterielle Antransport geeigneter pharmakologisch wirksamer Stoffe zu den Gefäßen und zum Endstromgebiet eine dem abgegrenzten arteriellen Versorgungsbereich entsprechend niedrige Dosierung zu. Sie kann gleichwohl therapeutisch völlig ausreichend sein, so daß trotz hoher regionaler Substanzkonzentration die der intravenösen Verabfolgung von Arzneimitteln gesetzte Verträglichkeitsgrenze nicht erreicht oder gar überschritten wird. Außerdem wird das Auftreten von Nebenerscheinungen weitgehend eingeschränkt, da das intraarteriell zugeführte Mittel oft seinen optimalen pharmakologischen Einfluß in einem begrenzten Wirkungsbereich entfaltet und nur in verhältnismäßig geringem Umfang in den allgemeinen Kreislauf gelangt. Besonders wichtig sind diese Tatsachen bei der Verwendung von Mitteln geringer therapeutischer Breite oder großer Toxizität.

Die Verdünnung, die eine in Strömungsrichtung des arteriellen Blutes zugeführte Arzneimittellösung durch das Blutvolumen (V) des injizierten Gefäßes erfährt, ist gering.

Bereits MONIZ wies angiographisch nach, daß Kontrastmittellösungen sich im freiströmenden Blut mit dem Gefäßinhalt nur in geringem Maße vermischen und infolgedessen die Gefäßverzweigungen nahezu unverdünnt passieren.

Die Konzentration am Wirkungsort des Mittels (C) läßt sich definieren aus der Größe der Dosis (D) und deren Verhältnis zum Blutverteilungsvolumen (V). Die einfache Formel $C = \frac{D}{V}$ besagt mithin, daß eine bestimmte Dosis eine relativ hohe Konzentration des intraarteriell zugeführten Mittels nach sich zieht. Stets ist die Konzentration am Ort größer als die Konzentration im übrigen Körper: $C_{(\text{Lokal})} > C_{(\text{Körper})}$. Wäre das nicht der Fall, so entfiele die Voraussetzung für die intraarterielle Verabfolgung!

Im arteriellen Strombahngebiet besteht eine Abhängigkeit der erreichbaren Konzentration außer von der Größe der verabfolgten Dosis auch von der Art des verwendeten Pharmakons, dessen Angriffsort und Halbwertszeit dabei eine besondere Rolle spielen. Von Bedeutung sind ferner die Ausdehnung des nutritiven Stromgebietes und die Zuführungsgeschwindigkeit der Lösung bei der Injektion oder Infusion.

Der pharmakologische Effekt ist demzufolge in erster Linie von der am Erfolgsorgan erreichten Konzentration, aber auch von der Anflutungsgeschwindigkeit, dem Anstiegsgrad abhängig, der die Konzentrationszunahme in der Zeiteinheit ausdrückt.

Eine Konzentrationssteigerung im Wirkungsbereich läßt sich mithin durch Erhöhung der Dosis und Injektionsgeschwindigkeit, durch die Art des Heilmittels sowie durch Kleinhaltung des Verteilungsvolumens, z. B. durch Injektion in die A. poplitea anstelle der A. femoralis, erzielen. Auf diese Weise läßt sich auch ganz grob abschätzen, welche Menge eines Medikamentes erforderlich ist, um in einem bestimmten Endstromgebiet die gleiche oder womöglich größere Wirkung als durch intravenöse Injektion zu erzielen. Für die A. brachialis würde das etwa $^1/_{10}$ der Dosis sein, die nötig wäre, um die gleiche Substanzkonzentration im gesamten Kreislauf zu erreichen.

Die unter verschiedenen Bedingungen in den unteren Gliedmaßen erreichbare Substratkonzentration ermittelte WIDMER durch Untersuchungen an gefäßgesunden Personen und Patienten mit Gefäßverschlüssen mit markiertem Na^{24}. Na^{24} eignet sich für diese Messungen besonders gut, weil es rasch aus der Blutbahn in den Extrazellularraum übertritt. Außerdem besitzt es eine verhältnismäßig kurze Halbwertszeit, die etwa der therapeutisch verwendeter Antibiotika entspricht. Die am Wirkungsort vorhandene Radioaktivität wurde während eines Zeitraumes von 90 Minuten gemessen.

Die WIDMER'schen Untersuchungen hatten folgendes Ergebnis (Abb. 2): Bei Injektionen in die A. femoralis superficialis kam es nach einem steilen Anstieg mit hohem Gipfel innerhalb von 60 Minuten zu einer Angleichung der an beiden Füßen gemessenen Werte. C_T ist also nur eine verhältnismäßig kurze Zeit höher als C_K, aber der Unterschied während dieser Zeitspanne ist beträchtlich.

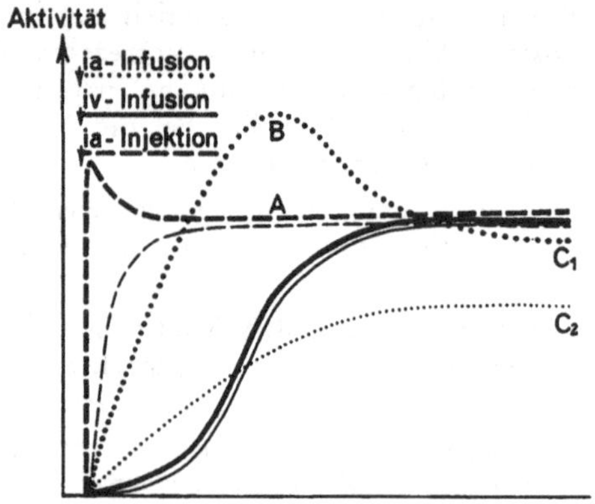

Abb. 2. Aktivitätskurven nach Zuführung von $Na^{24}Cl$ (nach L. K. WIDMER)

Die übereinander projizierten Aktivitätskurven in Abhängigkeit von der Zeit:

ausgezogene Linie : intravenöse Infusion
unterbrochene „ : intraarterielle Injektion
punktierte „ : intraarterielle Infusion

(Die dünneren Linien geben die Werte an dem nichtinjizierten Bein an)

Bei der intraart. Injektion folgte innerhalb von 60 Minuten einem hohen Gipfel der Ausgleich der Werte beider Füße (Kurve A)

Bei der 60 Minuten dauernden intraart. Infusion erfolgte ein Anstieg auf ein Vierfaches der nichtinjizierten Gegenseite und ein exponentieller Abfall (Kurve B), bei dem die Aktivität nach 2 Stunden nach der Infusion deutlich höher ist als am anderen Fuß (Kurven C 1 und C 2)

Bei einer 60 Minuten lang durchgeführten Infusion in die A. femoralis superficialis stieg die Radioaktivität im Fußbereich auf das 4fache der Gegenseite an. Es erfolgte ein exponentieller Abfall mit noch deutlich erhöhter Isotopenkonzentration im infundierten Bein bis zu zwei Stunden nach Infusionsende.

Infusionen in die A. poplitea erbrachten eine durchschnittlich höhere Konzentration als die intrafemorale und eine sechsfach höhere als die vergleichsweise intravenös durchgeführte Infusion.

Ziehen wir das Fazit aus diesen Untersuchungen, so führt die intraarterielle Injektion gemäß der raschen Einlaufgeschwindigkeit der Pharmaka zu einem im Vergleich mit der intravenösen Applikationsform sehr hohen Konzentrationsanstieg.
Der Konzentrationsabfall erfolgt gleichfalls relativ schnell.

Der rasche Durchgang durch das Gefäßbett, der es gar nicht zu einer wesentlichen Diffusion des Mittels in den extravasalen Raum kommen läßt, ist offenbar der Hauptgrund für die gemessene hohe Blutkonzentration. Umgekehrt liegen die Dinge bei der *intraarteriellen Infusion.* Die kontinuierliche Zuführung mit geringer Einlaufgeschwindigkeit bewirkt eine weniger steil ansteigende, dafür aber anhaltendere Konzentration, die einen längeren Kontakt des Mittels sowohl in den Gefäßen wie im Extrazellulärraum verbürgt. Der Kurvenabfall ist entsprechend verzögert. Die günstigsten Vorbedingungen in dieser Hinsicht bietet die kontinuierliche regionale Perfusion des Gewebes mit Hilfe von Infusionspumpen.

Den entscheidenden Unterschied zwischen allgemeiner intravenöser und gezielter intraarterieller Stoffzuführung hatte SHAFFER bereits 1947 in eindrucksvoller Weise aufgezeigt. Die rasch eintretende hohe Konzentration, die auf intraarteriellem Wege im Versorgungsgebiet der injizierten Schlagader erzielt wird, wies er mit Hilfe radioaktiven Phosphors nach (Abb. 3).

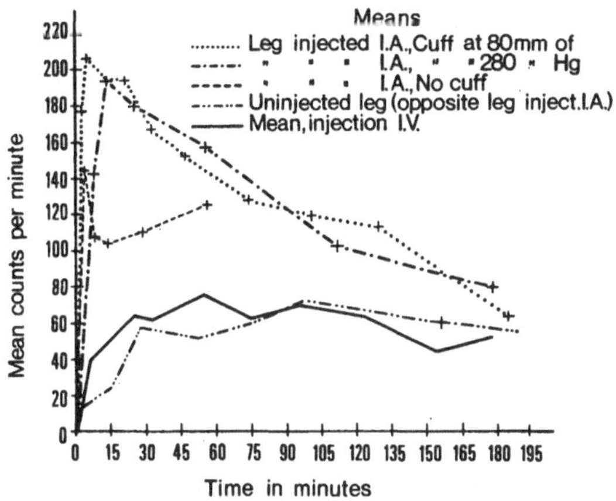

Abb. 3. Nachweis radioaktiven Phosphors nach i. a. Injektionen in die A. femoralis und Drosselung des Blutabflusses in verschiedenem Grade mit Messungen am injizierten Bein im Vergleich zur i. v. Injektion und zu den an dem nichtinjizierten Glied gemessenen (nach SSHAFFER)

Während bei intravenöser Gabe die Konzentration der markierten Substanz in dem untersuchten Bein den Höchstwert von 70 Impulsen im GEIGER-MÜLLERschen Zählrohr erst nach einer Stunde erreichte, war bei intraarterieller Applikation der gleichen Menge — $^{4}/_{10}$ Millicurie P^{32} in 10 ml physiologischer Kochsalzlösung — bereits nach einer Minute ein Höchstwert von 200 Impulsen festzustellen! Diese Konzentration sank nur langsam ab und erreichte erst nach drei Stunden den im übrigen Körper bestehenden Normalspiegel.

Aus SHAFFER's Untersuchungen geht hervor, daß sich intraarteriell zugeführte Substanzen, sofern sie speicherfähig sind, zunächst im Stromgebiet der infundierten großen Arterien ablagern und erst im Verlaufe von Stunden gleichmäßig über den gesamten Körper verteilen. SHAFFER selbst folgerte daraus, daß nach dem Übergang intraarteriell injizierter Mittel in den allgemeinen Kreislauf weder mit nennenswerten therapeutischen noch toxischen Nebenwirkungen zu rechnen sei. Das gilt jedoch nur für Stoffe, die im Bereich der Endstrombahn in großem Umfang entweder verbraucht oder gespeichert werden. Nur unter dieser Voraussetzung wird man unbedenklich mit verhältnismäßig hohen Konzentrationen oder Quantitäten den intraarteriellen Weg beschreiten dürfen, ohne Gefahr zu laufen, unerwünschte Nebenwirkungen und Allgemeinschädigungen zu erhalten. Zu solchen Nebenwirkungen gehören vor allem Reaktionen seitens des Herzens, des Atemzentrums und des Kreislaufs. Dazu kommen toxische Schädigungen empfindlicher Gewebe, wie z. B. des Knochenmarks.

Mit solchen Gefahren ist besonders bei der Verwendung zentral angreifender Mittel, zu denen viele Gefäßmedikamente zählen, zu rechnen. So ist u. a. vom *Acetylcholin* bekannt, daß es intravenös gegeben zu ernsten Folgeerscheinungen führen kann, weil es rasch zu den nervösen Zentren gelangt. Das war einer der Gründe, der SINGER 1947 veranlaßte, *Acetylcholin* in die Beinschlagadern zu injizieren, um so den im Gewebe leicht zerstörbaren Wirkstoff unter Vermeidung von Allgemeinwirkungen schnell und unverändert an den vorgesehenen Angriffsort zu bringen. Nachteilige Störungen blieben danach völlig aus, weil *Acetylcholin* bereits im Kapillargebiet abgebaut, d. h. unwirksam gemacht wird. Ähnliche Beobachtungen gibt es für das *Hydergin* und die von ihm bewirkte Blutdrucksenkung (ZUKSCHWERDT).

Die Frage, ob einer *Injektion oder Infusion* bei der intraarteriellen Therapie der Vorzug zu geben ist, läßt sich nicht in dem einen oder anderen Sinne beantworten. Die Auffassungen gehen hierüber erheblich auseinander. Der intraarteriellen Injektion haftet ohne Frage der Nachteil der nur verhältnismäßig kurzdauernden Einwirkung des Mittels auf das Erfolgsorgan an. Der Erreichung einer relativ hohen Konzentration steht ein rascher Wirkungsabfall gegenüber. Beides hat Vor- und Nachteile. Die rasch eintretende hohe Konzentration kann praktisch wirksamer sein, weshalb sie von LOOSE bevorzugt wird. Wenn z. B. eine bakterizide Wirkung angestrebt wird, ist das sicher zutreffend. Das gilt möglicherweise auch für Vasodilatantien, weil intraarteriell injizierte Lösungen nachweislich in die akralen Stromgebiete gelangen, während bei der intraarteriellen Infusion nach SCHOOP vorwiegend die proximalen Gefäßgebiete durchströmt werden.

Nach MALORNY kommt vor allem dem *Angriffsort* des gefäßaktiven Stoffes und damit der *Wahl des Mittels* eine entscheidende Bedeutung zu. Greift das verwendete vasodilatierende Pharmakon nicht, wie etwa das nur kurz wirksame Papaverin an der Gefäßmuskulatur, sondern an den Rezeptoren an, dann kann auch die intraarterielle Injektion infolge der Blockierung der sympathischen Rezeptoren von verhältnismäßig lang anhaltender Wirkung sein. Dazu kommt, daß die Injektion zusätzlich zu der rein pharmakologischen Auswirkung einen *Permeabilitätseffekt* auf die Gefäßwand ausübt (S. 13), der bei der Infusion ausbleibt (QUADBECK). Beide Umstände könnten erklären, daß sich LOOSE die Injektion in häufiger Anwendung bei peripheren Durchblutungsstörungen besser als die Infusion bewährt hat.

Die *hohe Konzentration des intraarteriell injizierten Mittels* am Ort seiner Wirkung pflegt andererseits mit stärkeren chemischen *Nebenwirkungen* und vor allem mit verstärkten *Schmerzreaktionen* verbunden zu sein, was bei der langsamen Substanzapplikation *durch Infusion nicht* der Fall ist. Zu bedenken ist schließlich, daß eine täglich oder gar mehrmals täglich vorgenommene Injektionstherapie mit vielfachen Punktionen und entsprechend häufigen Reizwirkungen verknüpft ist.

Im allgemeinen wird der Infusion der Vorzug vor der Injektion gegeben. Auch kleinere Wirkstoffmengen in der Zeiteinheit ergeben eine hohe Gesamtdosis.

Liegen die Vorteile der intraarteriellen Injektion in der kurzfristigen Auswirkung des injizierten hochdosierten Arzneimittels, so besitzt die intraarterielle Infusion den Vorzug der längeren Einwirkungsdauer und der hohen Gesamtdosis bei geringerer Gesamtmenge pro Zeiteinheit. Die Infusion gewährleistet jedoch nicht nur einen längeren und gleichmäßigeren Kontakt des Medikamentes am Einwirkungsort, sondern schränkt auch mögliche Schädigungen durch Übertritt der injizierten Mittel in den großen Kreislauf stark ein.

Namentlich Pharmaka mit kurzer Halbwertszeit werden ihrer besseren Wirkungsweise wegen nach WIDMER besser infundiert als injiziert. Von der Wirksamkeit her gesehen, wird man sich deshalb in erster Linie von der Reaktionskinetik des gewählten Medikamentes leiten lassen, da in dieser Beziehung ohne Frage Unterschiede zwischen den beiden Zuführungsarten bestehen. Was den Stoffübergang in den Körperkreislauf anbetrifft, so kann dieser dadurch noch weiter vermindert werden, daß die Infusionsgeschwindigkeit der Umsetzungszeit des intraarteriell verabfolgten Mittels angepaßt wird. Es bleibt dann nur wenig für den Abfluß in venöse Bahnen übrig. Durch Langzeit-Infusionen oder intermittierende Infusionen kann die Gesamtdosis so nahezu beliebig erhöht werden. Das ist z. B. für die Zytostatika-Anwendung, deren optimale Wirkungen einen langdauernden Kontakt mit den Krebszellen zur Voraussetzung haben, besonders bedeutsam.

Auch für die heute völlig unentbehrlichen, intraarteriell zugeführten Diagnostika ist die Technik der Infusionsmethode von großer Bedeutung geworden.

3. Örtliche und allgemeine Auswirkungen

Die Auswirkungen der intraarteriellen Zuführungsweise beginnen bereits mit der Arterienpunktion. Die Wandeigenschaften arterieller Gefäße sind der Grund, daß jeder Einstich einen kurzdauernden, bisweilen schmerzhaften Gefäßkrampf hervorruft. Diese Gefäßverengungsreaktion stellt eine unmittelbare Folge der Erregung konstriktorischer Fasern des Gefäßnervengeflechtes und der Irritation der Gefäßmuskulatur dar. Sie ist von einer anhaltenden reaktiven Erweiterung der peripheren arteriellen Strombahn gefolgt.

Der gleichen Art ist die Reaktion des Gefäßrohres auf die Injektion. Sie bedeutet einen erheblichen chemischen Reiz für die Gefäßwand, der sich in einer Verengung der von Arterien, Kapillaren und Venen gebildeten Endstrombahn auswirkt. Auch diese Kontraktion wird von einer reflektorischen Gefäßerweiterung abgelöst. Sie beruht gleichfalls auf der Ausschaltung vasokonstriktorischer Nerveneinflüsse und drückt sich in einer Mehrdurchblutung des Gewebes aus. Die reaktive, auch als Sympathektomie-Effekt bezeichnete Hyperämie mit gesteigerter Permeabilität der Gefäßwand tritt auch nach der Verabfolgung von Mitteln ein, die an sich keine gefäßerweiternde Wirkung besitzen; sie greift zudem mitunter auf die Strombahn des nicht behandelten Gliedes über (SINGER).

Nach den 1965 durchgeführten Untersuchungen von DEMBOWSKI, JUNKER und BUHL mit Wärmeleitsonden wird bei Gesunden die während einer arteriellen Drosselung entstandene Durchblutungsschuld in der kurzen Phase der reaktiven Hyperämie in etwa ausgeglichen, nur selten geringfügig überkompensiert. Bei Kranken mit arteriellen Durchblutungsstörungen bleibt dagegen regelmäßig ein Defizit zurück, und auch nach venöser Stauung, auf die der Gefäßgesunde mit einer reaktiven Hyperämie antwortet, kehrt die Durchblutung nach Lösen der Staubinde zwar zum früheren Ruhewert zurück, eine Hyperämie bleibt aber aus.

Bleibt die reaktive Gefäßerweiterung infolge eines zu starken Reizes oder bei übermäßiger Erregbarkeit der Gefäßnerven aus, dann kann der initiale Gefäßkrampf fortbestehen. Drosselung des arteriellen Zuflusses und Verlangsamung der Strömung im Kapillargebiet sind die unmittelbare Folge dieses Ereignisses; sie führen zur Dauerstase. Gefäßkrampf und Versiegen der Blutzufuhr zur Peripherie galten lange Zeit (STÖR u. a.) als die Ursache der nach versehentlicher intraarterieller Injektion von Kurznarkosemitteln auftretenden schweren Gewebsschäden. Nach neueren Untersuchungen hält der Arterienspasmus jedoch nicht lange genug an, um zum Gewebetod zu führen. Größere pathognomonische Bedeutung wird deshalb der chemischen Schädigung des subendothelialen Gewebes und der inneren Mediaschichten zugeschrieben (S. 91). Schäden, die sich auf die ganze Länge des injizierten Gefäßrohres erstrecken, sind in erster Linie für den entstehenden schweren Kapillarschaden mit häufig nachfolgender Thrombosierung der Arterie verantwortlich zu machen (WEISS und FISCHER, GABKA).

Gefäßerweiternd wirkt sich auch die Durchströmung der Kapillaren mit der injizierten Lösung aus. Die örtlich-regionale Einwirkung auf die Gefäßwände zieht Stoffwechselstörungen nach sich, in deren Folge vasoaktive Stoffe freigesetzt werden. Diese gefäßwirksamen Stoffe bilden die Grundursache für den bei nicht wenigen intraarteriellen Injektionen in verschieden starkem Grade auftretenden *Injektionsschmerz* (ODERMATT). Dieser auf die Injektion in die Arterie folgende „initiale Gefäßschmerz“ kann als Gradmesser sowohl für die individuelle Reaktionsbereitschaft wie für die Verträglichkeit des verwendeten Medikamentes angesehen werden.

Eine Einspritzung von Lösungen, die heftige Schmerzen und starke Gefäßreaktionen auslösen, muß sofort abgebrochen werden.

Die dem Spasmus folgende reaktive Strombahnerweiterung stellt schließlich eine allgemeine humorale *Umstimmungsreaktion* im Sinne der vegetativen Gesamtumschaltung von HOFF dar. Ganz unabhängig von der beabsichtigten therapeutischen Wirkung des intraarteriell eingespritzten Mittels bedeutet jede intraarterielle Injektion einen „Stoß“ in den Gewebsstoffwechsel, der sich um so stärker auswirkt, je größer der chemische Reiz ist, den das Gewebe trifft. Schon LÉRICHE, einer der ersten, der intraarterielle Injektionen bei Gliedmaßeneiterungen vornahm, schrieb seine Erfolge weniger der antiseptischen Wirkung der verabfolgten Lösungen, als der allgemeinen Gewebsumstimmung zu. Auch für die Auswirkungen der intraarteriellen Insufflation gasförmiger Stoffe — O_2, CO_2 — nimmt man u. a. eine

Umstimmungsreaktion an, bei der sich ebenfalls nicht selten die erwähnte „konsensuelle“ Mitreaktion der Gefäße der nicht insufflierten Gliedmaße zeigt.

Der intraarteriellen Injektion kolloidal gelöster Stoffe wird eine nachhaltige Beeinflussung der Gefäßendothelzellen im Sinne der Kolloidtherapie, also eine allgemeine Steigerung der Abwehrkräfte, zugeschrieben. Die Vakzinetherapie BORELLI's könnte hierher gehören, ebenso die vor der Sulfonamid- und Penizillinaera gebräuchliche Injektion von Seren, Farbstoffen und Chromquecksilber zur Beeinflussung von Gliedmaßeninfektionen.

Die Anführung allgemeiner Auswirkungen intraarterieller Einspritzungen wäre unvollständig, würde in diesem Zusammenhang nicht auch auf *psychische Einflüsse* hingewiesen. Sie spielen für den therapeutischen Effekt sicher eine bedeutsame Rolle. So wie jede Form der Pharmakotherapie eine gewisse symptomatische Wirkung verrät, so auch die intraarterielle Heilmittelzuführung. Das mag nicht zuletzt mit der aufgewandten subtilen Technik und dem sorgfältigen aseptischen Vorgehen zusammenhängen. Zusammen mit dem „Glauben an das Medikament“ treten suggestive Wirkungen auf, und dies um so mehr, als die fast jeder Injektion folgenden Reaktionen wie Hauterwärmung, Rötung des Gliedes, Nachlassen des Schweregefühls den günstigen subjektiven Eindruck verstärken.

4. Pharmakologische Effekte

Die eigentlichen, vom Behandler beabsichtigten pharmakologischen Auswirkungen der regionalen intraarteriellen Therapie werden jeweils von der Wahl des Heilmittels bestimmt. Angriffsort, Wirkungsweise und Reaktionskinetik sind dabei ebenso von Bedeutung wie Menge, Zusammensetzung und Konzentration der injizierten Lösung.

Auch das Milieu, in dem sich die pharmakologische Wirkung vollzieht, der Funktionszustand der Organe und Gewebe, die von der injizierten Substanz erreicht werden, ferner die Gefäßbeschaffenheit, der Durchblutungsgrad und viele andere Umstände beeinflussen den Erfolg der Behandlung. Die Wirkungsbedingungen sind mithin stets komplexer Art.

Außer den pharmakologischen Effekten ist mit Auswirkungen auf den Gewebsstoffwechsel zu rechnen. Je nach Art und Verhalten der verwendeten Pharmaka kommen Einflüsse auf den Sauerstoffaustausch, die Fermentaktivität, die Permeabilität, die Substrat-Utilisation und andere Vorgänge im arteriellen Stromgebiet infrage. Stoffwechselfördernd wirken sich vornehmlich intraarteriell injizierte Adenosine (Nukleoside, Nukleotide) aus; Einflüsse auf die O_2-Utilisation und den Muskelstoffwechsel sind nachweisbar. Eindeutige Stoffwechselwirkungen übt auch *Actihaemyl* aus, das bei intraarterieller, intraaortaler und intravenöser Zuführung als Sauerstoff-Utilisator wirkt, indem es die Glukosepassage und die O_2-Aufnahme durch die Zellen steigert, dadurch zur Beschleunigung von Demarkationsprozessen beiträgt und Hypoxie-Zeichen schwinden läßt (DREYDORFF).

Zumindest die intraarterielle Verabfolgung gefäßaktiver Pharmaka zieht außer der erwarteten gefäßerweiternden Wirkung einen *Permeabilitätseffekt* auf die Gefäßwand nach sich. Diese Wirkung kann therapeutisch durchaus von Bedeutung sein (S. 36). Um Aufschluß über die pharmakologische Wirkung intraarteriell zugeführter Pharmaka zu erhalten, sind neben den hämodynamischen, zumeist indirekten Meßmethoden, wie sie von ROESCH, HESS, LINKE u. a. zur Beurteilung herangezogen werden, auch Stoffwechseluntersuchungen und Prüfungen des Stoffaustausches geeignet. Sie sind insbesondere beim Vergleich der Auswirkungen verschiedener Darreichungsformen von Wert. Das ist deshalb wichtig, weil unter den pharmakologischen Gesichtspunkten, unter denen die intraarterielle Einspritzungsbehandlung gesehen werden muß, die Vermeidung möglicher Schädigungen und Gefahren obenan steht. Um sie zu vermeiden, ist nicht nur eine einwandfreie Injektionstechnik, sondern auch die Verwendung ausschließlich gewebefreundlicher Mittel mit eindeutiger intravasaler Verträglichkeit Voraussetzung.

An der Verträglichkeitsgrenze sind die Schranken für die intraarterielle Therapie aufgerichtet!

An erster Stelle ist Unschädlichkeit der injizierten Lösung für das Gefäß zu verlangen. Intravenös gebräuchliche Medikamente, deren Injektion Phlebitiden oder ähnliche Reizerscheinungen nach sich ziehen, sind von vornherein ungeeignet. Aber auch intravenös verträgliche Heilmittel sind nicht ohne weiteres als intraarteriell ungefährlich anzusehen; das geht aus den bisweilen sehr heftigen Gefäßreaktionen nach Verwendung derartiger Stoffe hervor. Intravenöse Verträglichkeit eines Heilmittels ist mithin entgegen verbreiteten Ansichten nicht gleichbedeutend mit der Eignung für intraarterielle Zuführung. Wie die Substanz selbst, so müssen auch Lösungsmittel und Lösungsvermittler einer genauen Prüfung unterworfen werden.

Um sich vor gefäßschädigenden Auswirkungen nicht zuverlässig gewebefreundlicher Substanzen oder Lösungsmittel zu schützen, ist eine experimentelle Prüfung der Gewebsverträglichkeit aller Stoffe zu fordern, deren intraarterielle Verabfolgung beabsichtigt ist. Von der *Deutschen Gesellschaft für Innere Medizin* ist dementsprechend die Forderung erhoben worden, alle intravenös und intraarteriell zu applizierenden Arzneimittel zu testen. An der Durchführung derartiger Kontrollen sind infolgedessen zunächst Herstellerfirmen und klinische Pharmakologen interessiert. Teste dieser Art wurden bereits für zahlreiche Mittel hinsichtlich der Konzentration ihrer Lösungen wie hinsichtlich der Einwirkungsdauer angestellt. Größte Zurückhaltung ist namentlich hypertonen Lösungen gegenüber geboten. Infusionen mit 40 %iger Glukoselösung z. B. führen zu irreparablen Schädigungen der Gefäßwände, während Konzentrationen bis zu 20 % nach GOTTLOB und ZIMMER noch keine Wandveränderungen nach sich ziehen.

Das Hauptproblem der intraarteriellen Einspritzungsbehandlung dürfte die Vermeidung schädigender Allgemeinwirkungen bilden. Der Übertritt in den Körperkreislauf, der zu solchen Schädigungen führen kann, ist nur vermeidbar, wenn Stoffe zugeführt werden, die in dem regionalen arteriellen Stromgebiet entweder völlig aufgebraucht oder in einem Umfange gespeichert werden, daß sie höchstens ganz allmählich wieder in die Blutbahn gelangen. Da die therapeutische Zielsetzung jedoch vornehmlich Stoffe in wässriger Lösung verwendet, bleibt es nicht aus, daß diese das Kapillarbett ungehindert passieren, in den Extrazellulärraum diffundieren und von hier aus über den venösen Schenkel in den Gesamtkreislauf gelangen.

Entgiftend wirkt sich auch die Verdünnung durch den Gesamtkreislauf aus. Der Substanzübertritt in den großen Kreislauf läßt sich ferner durch Verlangsamung der intraarteriellen Zuführung — *langsame Injektion oder Langzeit-Infusion* — erreichen. Und schließlich kann man nachteilige Neben- und Allgemeinwirkungen bis zu einem gewissen Grade durch die Drosselung des venösen Blutabflusses nach der intraarteriellen Injektion mit nur ganz allmählicher Freigabe des Abstromes begegnen. Am weitesten geht hier die regionale Perfusionstherapie, die das arterielle Stromgebiet einer Körperregion oder eines Organsystems durch pneumatische Tourniquêts aus dem großen Kreislauf ausschaltet und mit Hilfe der extrakorporalen Zirkulation mit der Heilmittellösung isoliert durchströmt. Aber selbst dieses ingeniöse Verfahren schützt nicht vor einer Undichtigkeit des Systems, einem Leckwerden, mit Übertritt einer exakt zu berechnenden Menge in den Gesamtkreislauf. Solange man zur Perfusion Zytostatika mit großer Toxizität verwenden muß, bedeutet dieses Leckwerden einen großen Nachteil.

5. Anzeigestellung und Anwendungsbereiche

Die genaue Kenntnis der Grundlagen und Grenzen der intraarteriellen Heilmittelverwendung bildet die Voraussetzung für eine breite, gefahrlose und dann um so aussichtsreichere Anwendung dieser Therapieform. Praktisch erstreckt sich ihre Anwendungsbreite auf den gesamten peripheren Kreislauf, d. h. alle Stromgebiete jenseits des Herzens, als der Zentrale des Blutkreislaufs. Es gibt infolgedessen nur wenige Gebiete der arteriellen Blutbahn, in die noch nicht aus diagnostischen oder therapeutischen Gründen injiziert worden wäre. Hauptanwendungsgebiet ist jedoch nach wie vor die Körperperipherie, in erster Linie das System der gut zugänglichen Gliedmaßengefäße.

Trotz zunehmender Ausdehnung der Anwendungsgebiete ist die intraarterielle Therapie stets eine Zusatzbehandlung geblieben. Diese Anzeigen für ihre Anwendung beruhen vornehmlich auf der Möglichkeit, die therapeutische Wirksamkeit eines Mittels durch diese Verabfolgungsweise steigern oder seine Toxizität herabsetzen zu können.

a) Anzeigestellung

Ganz allgemein erscheint die gezielte intraarterielle Arzneimittelzuführung dann indiziert, wenn durch sie mit Sicherheit in einem begrenzten Strombahnbezirk eine hohe Konzentration des Mittels und damit eine entsprechend große Wirksamkeit erzielt werden kann.

Absolute Indikationen gibt es nur wenige, so die Beseitigung eines Gefäßkrampfes nach versehentlicher intraarterieller Injektion eines unverträglichen Medikamentes. *Relative Indikationen* mit dem Ziel, die pharmakologische Wirksamkeit eines Heilmittels in einer bestimmten Körperregion zu beschleunigen oder in örtlich sonst nicht erreichbarer Konzentration einzusetzen, gibt es in großer Zahl; die meisten Anwendungsbereiche gehören hierher.

Sie sind es in erster Linie, die zu einer intraarteriellen Applikation berechtigen, da sie maßgebliche Vorteile gegenüber anderen Applikationsformen aufweisen.

Kontraindikationen liegen, von ungeeigneten und schädigenden Medikamenten abgesehen, bei brüchigen Gefäßen, Entzündungserscheinungen im Punktionsbereich, Phlebitiden, arterieller Thrombose und bei Blutungsneigung vor. Auch bei gleichzeitiger Antikoagulantientherapie bzw. einer Fibrinolyse sind intraarterielle Injektionen kontraindiziert, da mit der Gefahr von Nachblutungen am Injektionsort gerechnet werden muß.

b) Anwendungsbereiche

Dem Umfang der Anwendungsmöglichkeiten der Methode entspricht die Vielzahl der für intraarterielle Verwendung angegebenen Heilmittel, auf die im Zusammenhang mit den speziellen Behandlungszielen näher eingegangen werden wird. Hier seien nur die Arzneimittel für die drei wichtigsten Anwendungsgebiete genannt.

Sulfonamide und Antibiotika. Ihr Wirkungsoptimum wird außer von den Eigenschaften der Grundsubstanz von den Umwandlungen bestimmt, die sie im Organismus erfahren. Abbauvorgänge und Eiweißbindungsvermögen vor allem beeinflussen Aktivität und Toxizität, Diffusion und Elimination dieser Mittel, bei denen vor anderen die Kombination mehrerer Stoffe der gleichen oder ähnlicher Wirkungsweise möglicherweise bessere Ergebnisse erreichen läßt.

Da Resistenzbestimmungen der Erreger vielfach nicht rechtzeitig möglich sind, hat die Anwendung der Breitspektrum-Antibiotika besondere Bedeutung erlangt.

Gruppe der vasoaktiven Pharmaka. Die gefäßerweiternden Stoffe sind in ihrer Wirkungsweise — auch im Hinblick auf ihre intraarterielle Verwendung — bereits gut erforscht. Von den drei Behandlungszielen bei peripheren Durchblutungsstörungen — **Erhöhung des Strömungsdruckes, Herabsetzung des Gefäßtonus und Erweiterung der Endstrombahn** — ist die Strombahnerweiterung die wichtigste. Sie wird vornehmlich durch gefäßerweiternde Stoffe örtlicher Angriffsweise herbeigeführt. Ihre intraarterielle Zuführung, die — ohne eine physikalische Zusatztherapie auszuschließen — bewußt auf einen Teil des Blutkreislaufes beschränkt wird und den allgemeinen Gefäßprozeß als Systemerkrankung demzufolge unberücksichtigt läßt (LINKE), macht es möglich, sie in hoher Konzentration in fast jedem gewünschten Strombahngebiet und bei Vorhandensein eines ausreichenden Umgehungskreislaufes — auch distal eines Arterienverschlusses zur Wirkung kommen zu lassen. Die intraarterielle Anwendung von Vasodilatantien ist deshalb heute neben der chirurgisch-operativen Therapie (Eingriffe an der Arterie selbst, By-pass-Operationen, Gefäßplastiken) als unbestritten aussichtsvolel Behandlungsmöglichkeit bei peripheren arteriellen Durchblutungsstörungen und vornehmlich bei Verschlußkrankheiten dieser Genese weit verbreitet (Kap. 6). Voraussetzung ist freilich, daß das ischämische Gewebe von den zugeführten Pharmaka auch erreicht wird.

Vasodilatantien bewirken eine Weitstellung der Umgehungsgefäße und der noch erweiterungsfähigen Arterien und Arteriolen. Dadurch wird das Stromvolumen vergrößert und die Minderdurchblutung von Haut und Muskulatur gebessert. Den Reiz zur *„Öffnung der Tür zum Kollateralkreislauf“* (SINGER) bildet die Zunahme der Strömungsgeschwindigkeit infolge des erhöhten Druckgefälles (RATSCHOW, SCHOOP).

Dem Absinken des peripheren Blutdrucks folgt bei unverändertem zentralen Druck eine Steigerung des Blutflusses. Nach kurzen Abständen wiederholte Infusionen gefäßerweiternder Mittel bewirken geradezu ein Gefäßtraining (HESS, SCHOOP, FROST). Die Behandlungsaussichten sind nach allgemeinem Urteil um so größer, je günstiger die Vorbedingungen für die Ausbildung eines Umgehungskreislaufes sind. Die intraarterielle Verabfolgung gefäßerweiternder und dadurch die Strömungsgeschwindigkeit steigernder Gefäßpharmaka kommt auch bei „lokaler Hypotonie“ in Frage, wie sie nach LINKE im Verlauf akut einsetzender hämodynamischer Störungen mit Blutdruckabfall und Verringerung des Herzzeitvolumens eintreten kann und infolge erheblicher peripherakraler Minderdurchblutung zu Nekrosen und Gangrän zu führen vermag.

Literatur

BARGMANN, W.: Über die Struktur der Blutkapillaren. Dtsch. med. Wschr. **83**, 1704 (1958).

BARTH, E.: Über die Wirkung und die therapeutischen Erfolge mit Diäthylaminoäthanol (Dehydasal) bei peripheren Durchblutungsstörungen und artverwandten Leiden. Dtsch. Ges. Wes. **5**, 1288 (1950).

BLEICHRÖDER, F.: Intraarterielle Therapie. Berl. klin. Wschr. **32**, 1503 (1912).

BRUNNER, G.: Die Besserung der Durchblutungsstörungen nach Arteriographie mit Uroselektan. Zbl. Chir. **88**, 1737 (1963).

DEMBROWBKI, U., F. K. JUNKER, H. BUHL: Zschr. Kreisl. Forschg. **54**, 717 (1965).

DIN, G. M.: Brit. med. Journ. 4544 (1948).

DOMAGK, G.: Pathologische Anatomie und Chemotherapie der Infektionskrankheiten. Thieme, Stuttgart 1947.

DUÉ, G.: Die intraarterielle Therapie in der Chirurgie. Ein neues Infusionsgerät. Wien. klin. Wschr. **68**, 562 (1955).

FIOLLE, J. u. P. FIOLLE: Essais d'hematose artificielle et d'angeio therapie arterielle. Marseille méd. **16**, 597 (1914).

GASPERONI, G.: Blutdruckschwankungen bei intraarterieller Anwendung verschiedener Substanzen. Giorn. chir. med. 421 (1950).

HADORN, W.: Über Versuche mit intraarterieller Calciumtherapie, mit besonderer Berücksichtigung der arteriellen Durchblutungsstörungen. Schweiz. med. Wschr. **77**, Nr. 1/2 (1947).

HAMMERSEN, F.: Zur Problematik terminaler Strombahnen. Med. Welt 20, 691 (1969).

HERBST, R.: Wien. med. Wschr. **96**, H. 14/15 (1946).

HESS, H.: Med. Welt **16**, 771 (1965).

HESS, H.: Die obliterierenden Gefäßerkrankungen. Urban & Schwarzenberg, München—Berlin 1959.

HUET, P. u. D. BARGETON: Presse med. **44**, 677 (1936).

HUET, P. und D. BARGETON: Sur quelques effets des injection intraarterielle. Presse med. **44**, 677 (1936).

ILLIG, S.: Der terminale Strombahn. Springer, Berlin/Göttingen/Heidelberg 1961.

—, Die Endstrombahn im Spiegel moderner Forschung. Mediz. Welt **17**, 1685 (1966).

KAPPERT, A.: Leitfaden und Atlas der Angiologie. 3. Aufl. (Lit.). Hans Huber, Bern und Stuttgart 1966.

—, Untersuchungen über den Wirkungsmechanismus der intraarteriellen Therapie. Dtsch. med. Wschr. **91**, 1369 (1966).

—, Die Anwendung der Thermodilutionsmethode in der Angiologie. Mediz. Welt **17**, 1336 (1966).

—, Neuere Erkenntnisse auf dem Gebiet der Gefäßkrankheiten. Praxis **54**, 1425 (1965).

—, Die Diagnose arterieller Erkrankungen der Extremitäten. Praxis **52**, 1266 (1963).

—, Die Behandlung der peripheren Durchblutungsstörungen. Praxis **36**, 421 (1947).

KAPPERT, A. u. E. FREY: Angiologische Untersuchungen mit der Thermodilutionsmethode. Zschr. f. Kreisl. Forsch. **54**, 384 (1965).

Kappert, A.: D. med. Wschr. **91**, 1369 (1966) u. Med. Welt **17**, 1336 (1966).

Kappert, A.: „Praxis". Schweiz. Rundsch. f. Med. **36**, 421 (1947).

—, Helvet. med. Acta **15**, 25 (1948) und **15**, 78 (1949).

Linder, P.: Periphere Gefäßstörungen und ihre Behandlung. Therapiewoche **13**, 942 (1963).

Linke, H.: Kritische Betrachtungen zur Pharmakotherapie arterieller Durchblutungsstörungen im Gliedmaßenbereich. Dtsch. Ges. Wes. **20**, 1505 (1965).

—, Extremitätengangrän bei lokaler Hypotonie. Münch. med. Wschr. **109**, 861 (1967).

Malan u. Enria: Terapia endoarteriosa. Vlg. Minerva Medica S. A., Turin 1947.

Mandl, F.: Wien. med. Wschr. **99**, 309 (1949).

Mörl, F.: Intraarterielle Injektion. Med. Klinik **46**, 386 (1951).

Mühlberghuber, K.: Wien. med. Wschr. **99**, 543 (1949).

Odermatt, W.: Bruns Beitr. klin. Chir. **127**, 1 (1923).

Plisan: Die intraarterielle Arzneimittel-Applikation als therapeutische und prophylaktische Methode. Chir. Mitteilg. Grekov (Russ.) **68**, I (1948).

Ratschow, M.: Grundlagen zur Therapie der peripheren Durchblutungsstörungen. Dtsch. Ges. Wes. **5**, 1533 (1950).

—, Genese und Therapie der Angioneuropathien. Med. Kongress Berlin. November 1949.

—, Angiologie. Thieme, Stuttgart 1959.

Ratschow, M. u. G. Linker: Angiologie. Münch. med. Wschr. **98**, 1580 (1956).

Rendano, C.: Intraarterielle Eupaverininjektion zur Behandlung trophischer Störungen an den Extremitäten infolge Gefäßerkrankungen. Policlinico H. 12 (1941); Ref. Zbl. Chir. **68**, 1420 (1943).

Ritter, U.: Zur Grundlage der intravenösen Novocainbehandlung. Dtsch. Ges. Wes. **4**, 813 (1949).

Rothlin, E.: Arch. f. exp. Path. **144**, 197 (1929).

Rösch, H.: Grundlagen intraarterieller Injektionen und Infusionen und ihre Auswirkungen auf die periphere Durchblutung. Arch. klin. Chir. **308**, 835 (1964).

Römer, K. H.: Die Brachialgie. Dtsch. Ges. Wes. **5**, 1168 (1950).

Shaffer, J. O.: Intra-Arterial Penicillin in the Surgical Treatment of Infections of the extremities. Surgery (Am.) **21**, 692 (1947) und Brit. Med. J. **4538**, 1940 (1947).

Siegmund, H.: Bemerkungen zur pathologischen Anatomie und Pathologie der Gefäßwandveränderungen bei peripheren Durchblutungsstörungen. Oehnhausener Ärztevereinskurs 1936. Steinkopff, Dresden.

Singer, R.: Beitrag zur Behandlung von Durchblutungsstörungen des arteriellen Gefäßsystems. Wien. klin. Wschr. **53**, 462 (1940).

—, Über die Behandlung von arteriellen Durchblutungsstörungen mit Acetylcholin, Priscol, Eupaverin (intraarteriell verabreicht). Wien. klin. Wschr. **59**, 514 (1947).

—, Neue Erfahrungen mit intraarteriell anwendbaren Heilmitteln bei peripheren arteriellen Durchblutungsstörungen. Wien. med. Wschr. **100**, 469 (1950).

Schmidt, W.: Die Vasographie mit Uroselectan, eine Methode zur röntgenologischen Darstellung und Funktionsprüfung des peripheren Kreislaufes. Autorreferat nach Chirurg **2**, 652 (1930).

Schoop, W.: Die Wirkung intraarterieller ATP-Infusionen auf die Hautdurchblutung beim Verschluß von Beinarterien. Med. Welt **2**, 750 (1963).

—, Angiologie-Fibel. Thieme, Stuttgart 1964.

Steindl, H.: Zur Wertung der Behandlungsverfahren in der Therapie arterieller Gefäßerkrankungen an den unteren Extremitäten. Wien. med. Wschr. **99**, 530 (1949).

Unger, E.: Bemerkungen zur intraarteriellen Therapie. Berl. klin. Wschr. 1504 (1919).

Vogler, E.: Angiographische Beiträge zur Entstehung von Gefäßerkrankungen und Durchblutungsstörungen unter besonderer Berücksichtigung der terminalen

Strombahn. Fortschr. Röntgenstr. **81**, 479 (1954).

WATZKA, M.: Über Gefäßsperren und arterio-venöse Anastomosen beim Menschen. Zschr. ärztl. Fortbldg. 40, 5 (1943).

WIDMER, L. K.: Die Bedeutung des Injektionsortes bei intraarterieller Therapie. Klin. Wschr. 109 (1965).

WIDMER, L. K. u. H. STAUB: Messung der Gliedmaßendurchblutung mit Na 24 zur Technik des build-up. Bull. schweiz. Akad. med. Wiss. **19**, 223 (1963).

WIDMER, L. K. u. H. STAUB: Blutdruck in stenosierten Arterien. Zschr. Kreisl. Forschg. **51**, 975 (1962).

WIDMER, L. K. u. J. P. MEYER u. H. STAUB: Intraarterielle Langzeitinfusionen bei Gliedmaßenarterienverschluß. Cardiologica (Basel) 40, 223 (1962).

ZUKSCHWERDT, L.: Diabetes und Chirurgie. Chir. Praxis **1**, 3 (1957).

II. Physiologie und Pathophysiologie der arteriellen Strombahn

Von HEINZ HEIDRICH, Berlin

Physiologie und Pathophysiologie der peripheren arteriellen Durchblutung sind als zentrales Thema kreislaufanalytischer Erörterungen im deutschsprachigen Schrifttum von WETZLER und SINN; GAUER; SCHOOP; MARX und BOLLINGER, in der anglo-amerikanischen Literatur von BARCROFT und FOLKOW, HEYMANS und NEIL, behandelt worden.

Hier soll nur soweit auf sie eingegangen werden, als die Kenntnis hämodynamischer Grundlagen für das Verständnis einer intraarteriellen Therapie notwendig erscheint.

Auf die Darstellung rein theoretischer und teilweise noch in Diskussion stehender Probleme wird dabei bewußt verzichtet.

Das Kreislaufsystem erfüllt zwei wesentliche Aufgaben: Es dient einerseits der Aufrechterhaltung des lokalen Gewebsstoffwechsels der verschiedenen Organe, andererseits zentral gesteuerten und übergeordneten Regulationsmechanismen. Daraus folgt, daß die Kreislauffunktion sowohl von lokalen als auch zentralen Faktoren allein oder gemeinsam beeinflußt werden kann, um die Durchblutungsgröße dem kontinuierlich wechselnden Bedarf anzupassen. Daß bereits primär erhebliche Durchblutungsunterschiede zwischen den einzelnen Gefäßprovenienzen bestehen, wird durch eine Übersicht von GAUER deutlich (Abb. 4).

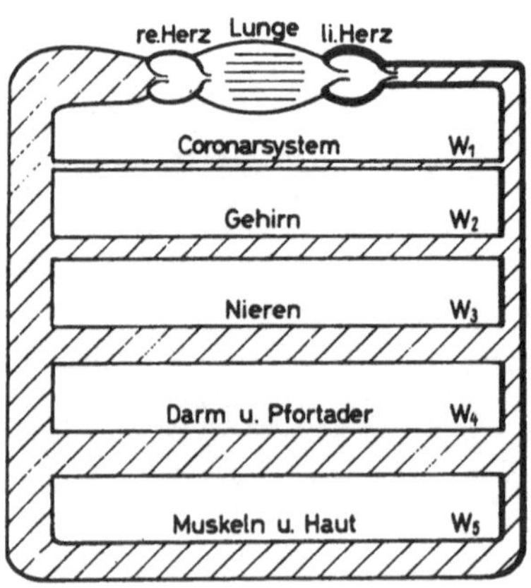

HMV %	I cm³/min	W dyn·sec·cm⁻⁵	
100	5 000		
5	250	32000	
15	750	10600	
25	1250	6400	1600
30	1500	5300	
25	1250	6400	

Abb. 4. Verteilung des Herzminutenvolumens auf die verschiedenen Organsysteme und Größenordnung der relativen Strömungswiderstände (nach GAUER)

Das arterielle Strombahngebiet ist innerhalb des Kreislaufsystems für den Transport des Blutvolumens vom Herzen zu den einzelnen Organen verantwortlich. Dabei übernehmen die einzelnen Gefäßabschnitte in Abhängigkeit von ihrem morphologischen Aufbau unterschiedliche Aufgaben. Man unterscheidet nach FOLKOW (Abb. 5):

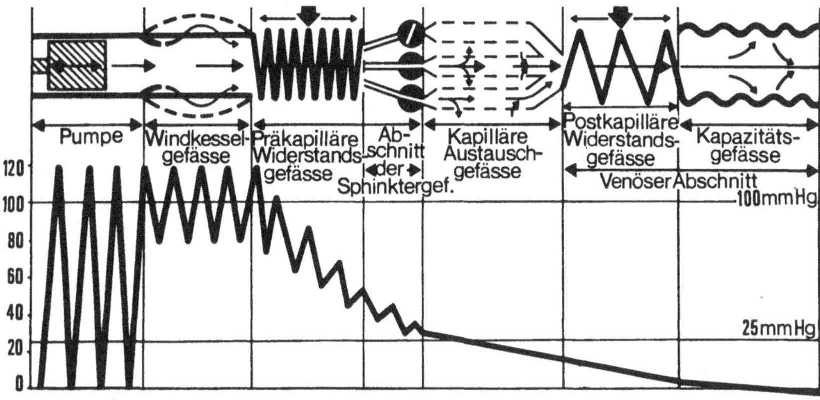

Abb. 5. Morphologisch-funktionelle Einteilung des Gefäßsystems unter Berücksichtigung der Blutdruckverhältnisse (nach FOLKOW)

1. *Elastische Windkesselgefäße* (Aorta), die die Transformation des vom Herzen rhythmisch ausgestoßenen Blutes in eine gleichförmige Strömung übernehmen.

2. *Präkapilläre Widerstandsgefäße* (muskuläre Verteilerarterien, Arteriolen). Ihnen kommt die Aufrechterhaltung des peripheren Widerstandes, d. h. einer konstanten arteriovenösen Druckdifferenz zu. Sie werden entscheidend von lokalen und unterschiedlich stark von nervösen Regulationsmechanismen beeinflußt.

3. *Präkapilläre Sphinktergefäße* bestimmen als Anteil der peripheren Widerstandsgefäße wesentlich die Anzahl der durchströmten Kapillaren und damit das Ausmaß der Diffusionsgröße.

4. *Austauschgefäße* (Kapillaren), in denen durch Diffusion, Filtration und Absorption der Zellstoffwechsel unterhalten wird.

5. *Postkapilläre Widerstandsgefäße* (Venolen), die der Aufrechterhaltung des Kapillardruckes und damit der Flüssigkeitsverteilung zwischen intra- und extravaskulärem Raum dienen. Ihr Anteil am Gesamtwiderstand ist gering.

6. *Kapazitätsgefäße* (Venen), mit einer Speicherfunktion bei Blutvolumenverschiebungen. Sie greifen in die Regulation des Herzminutenvolumens ein.

7. *Shuntgefäße* (a-v-Anastomosen), mit denen unter Umgehung der kapillären Austauschgefäße die Blutvolumenverteilung, zum Beispiel bei der Temperaturregulation, variiert werden kann.

1. Mechanismen der peripheren Durchblutungsregulation

Obgleich es oft außerordentlich schwierig ist, den Einfluß einzelner Faktoren auf die periphere Durchblutung genau zu definieren und von dem anderer abzugrenzen, lassen sich lokale und zentrale Regulationsmechanismen differenzieren.

Die Durchblutungsgröße eines Kreislaufabschnittes resultiert aus dem Verhalten des proximal-distalen Druckgefälles und des peripheren Gefäßwiderstandes. Der Druckgradient zwischen Arterien und Venen wird durch die Herztätigkeit aufrechterhalten. Nimmt die Herzleistung (Druck- und Volumenarbeit) bei akuter oder chronischer Myokardinsuffizienz, gemessen am Herzzeitvolumen, ab, wird eine Abnahme der Extremitätendurchblutung gesehen, die erst nach kardialer Rekompensation wieder normalisiert wird.

Der periphere Widerstand, der als Quotient aus dem Verhältnis von Druck zu Stromstärke definiert ist, wird durch das Verhalten der Arteriolen (präkapilläre Widerstandsgefäße und Sphinktergefäße) bestimmt. Er wird weitgehend autoregulativ, d. h. vom lokalen intravasalen Druck gesteuert. Ein Druckanstieg führt zu einer Drosselung des Stromvolumens, eine Druckabnahme zu einem Anstieg des Volumens (Reichel). Auf diese Weise wird eine weitgehend konstante Organdurchblutung erreicht.

Setzt man voraus, daß die Herzarbeit pro Zeiteinheit gleichbleibt, so sind Änderungen der peripheren Durchblutungsgröße Folge einer Zu- bzw. Abnahme der peripheren Gefäßweite, die durch eine aktive und passive Gefäßwandspannung sowie den transmuralen Druck gesteuert wird.

Nach einer Übersichtsarbeit von Bollinger setzt sich der Gefäßtonus (aktive Wandspannung) aus einem myogenen, dem glatten Gefäßmuskel eigenen Tonus und einem sympathischen vasokonstriktorischen Tonus zusammen. Die passive Wandspannung ist eine Eigenschaft der elastischen Gefäßfaseranteile, die die aktiven Wandtonusänderungen dämpfen. Als intramuraler Druck ist die Druckdifferenz zwischen intra- und extravasalem Raum definiert, der der Wandspannung entgegenwirkt und das Gefäß zu erweitern sucht.

Änderungen der peripheren Gefäßweite sind durch lokale und zentrale Einflüsse möglich.

Unter den peripher-lokalen Regulationsmechanismen spielen metabolische, nervale und thermoregulatorische Momente eine Rolle. Fast alle sauren Stoffwechselmetaboliten, wie sie bei der Arbeitshyperämie entstehen, wirken lokal vasodilatierend (Reichel). Ähnliches wurde von Barcroft für Bradykinin postuliert. CO_2 kann lokal eine Erhöhung der Durchblutungsgröße auslösen. Lokale Schmerzrezeptoren sind in der Lage, in der Umgebung des Schmerzreizes über C-Fasern eine Gefäßdilatation zu veranlassen *(Axonreflex)*. Bei Änderung der Umgebungstemperatur kommt es durch thermische Reizung der Warm-Kaltrezeptoren zu einer lokalen Vasodilatation bzw. Vasokonstriktion, zunächst im Bereich der Haut, bei ausreichender Dauer auch im Bereich der Muskulatur.

Die zentrale Regulation des Kreislaufs erfolgt auf neuralem und humoralem Weg. Kortex und bulbäres Vasomotorenzentrum, die neben peripher-lokalen Axonreflexen den Gefäßtonus (Vasodilatation-Vasokonstriktion) bestimmen, sind über Pressorezeptoren (Aortenbogen, Karotissinus, Pulmonalarterien, rechter und linker Vorhof, linker Ventrikel), Chemorezeptoren (Aortenbogen, Karotissinus), Sauerstoff und Kohlendioxyd beeinflußbar. Weiter sind adrenergische und cholinergische Nervenfasern an der Regulation von Vasodilatation und Vasokonstriktion beteiligt. Vasokonstriktorische Fasern gehören zum adrenergischen (Überträgersubstanz: Noradrenalin und Adrenalin), vasodilatierende Fasern zum cholinergischen (Überträgersubstanz: Acetylcholin) System. Der Wirkungsmechanismus einiger cholinergisch wirkender Pharmaka, speziell des Azetylcholins, bei der intraarteriellen Therapie peripherer Gefäßerkrankungen wird damit verständlich.

1948 hat AHLQUIST die Existenz zweier verschiedenartiger Rezeptorentypen für die arteriellen Gefäßwände postuliert, die auf Katecholamine unterschiedlich reagieren: α- und β-Rezeptoren. Diese Rezeptoren spielen für das Verhältnis von Muskel- und Hautdurchblutung eine wichtige Rolle. Nach GOODMAN und GILMAN besitzen die Hautgefäße nur α-Rezeptoren, die Muskelgefäße α- und β-Rezeptoren. Katecholamine, wie Noradrenalin, die nur α-Rezeptoren beeinflussen, lösen eine Verminderung der Hautdurchblutung aus. Isoproterenol führt als β-Rezeptorenstimulator zu einer Muskelgefäßerweiterung. Andere Katecholamine, wie Adrenalin, beeinflussen sowohl α- als auch β-Rezeptoren. Weiter ist bekannt, daß α-Rezeptoren durch vasokonstriktorische, also adrenergische Nervenfasern erregt, β-Rezeptoren aber weder durch das sympathische noch parasympathische Nervensystem stimuliert werden können (GOODMAN, GILMAN).

Im Gesamtregelmechanismus der peripheren Durchblutung sind schließlich noch rein humorale (Angiotensin, Katecholamine, Bradykinin, Acetylcholin, Histamin), endokrine (Insulin, Thyroxin, Corticosteroide) und rheologische (Viskosität des Blutes) Faktoren wichtig.

Klinisch ist von Bedeutung, daß sich die Haut- und Muskeldurchblutung der Extremitäten unter bestimmten Bedingungen gegensinnig verhalten kann. Bei Muskelarbeit kann die Muskeldurchblutung unter gleichzeitiger Verminderung der Hautdurchblutung zunehmen, bei passiver Erwärmung wird die Hautdurchblutung erhöht, und es nimmt die Muskeldurchblutung initial ab. Später kann der passiven Erwärmung auch eine Erhöhung der Muskeldurchblutung folgen.

Unter physiologischen Bedingungen wird die Hautdurchblutung im Bereich akraler Abschnitte durch Änderung des sympathischen vasokonstriktorischen Tonus reguliert. Für den Bereich des Unterarmes nimmt man eine vorwiegend aktive Erweiterung der Hautgefäße unter Freisetzung von Bradykinin an (FOX und HILTON). Für die Innervation von Muskelgefäßen sind sympathische und vasokonstriktorische Nervenbahnen wichtig.

2. Durchblutungsgrößen

Wesentlicher Parameter der klinisch wichtigen Durchblutungsgröße ist das Stromzeitvolumen, das in ml Blut/100 ml Gewebe/Minute definiert ist.

Es kann durch eine Reihe apparativer Untersuchungsmethoden bestimmt werden, die auf unterschiedlichen physikalischen Prinzipien beruhen (Tab. 1). Praktisch wichtig

Tabelle 1. Klinisch gebräuchliche Untersuchungsmethoden zur quantitativen Bestimmung der peripheren Durchblutungsgröße

1. Venenverschlußplethysmographie
2. Gewebsclearance-Bestimmung mit radioaktiven Substanzen (Na^{24}, $Xenon^{133}$)
3. Venenverschluß-Rheographie
4. Wärmeleitsonden
5. Indikatorverdünnungsmethoden (Farbstoffverdünnungsmethode, Thermodilutionsverfahren, Röntgendensiometrie)
6. Elektromagnetische Strömungsmessung
7. Ultraschallmethode zur Bestimmung der Strömungsgeschwindigkeit

sind für klinische und experimentelle Untersuchungen am Menschen zur Zeit die Venenverschlußplethysmographie und die Bestimmung der Muskelclearance mit radioaktiv-markierten Substanzen (Xenon^{131}, Na^{24}). Sie erlauben quantitative Aussagen über die Gesamtdurchblutung einer Extremität. Eine Differenzierung von Haut- und Muskeldurchblutung wird durch Bestimmung der Hauttemperatur mit Thermoelementen, wie der HENSEL'schen Wärmeleitsonde, erreicht.

Zwei Durchflußgrößen sind von besonderer praktischer Bedeutung (BOLLINGER): Die Durchblutung unter Ruhebedingungen und der maximal mögliche Durchfluß (maximale Vasodilatation).

Die Ruhedurchblutung ist ein Maß für die Größe des lokalen Gefäßwiderstandes. Sie beträgt normalerweise bei gefäßgesunden Personen an der Wade zwischen 1—3 ml/100 ml/min, am Unterarm 2—5 ml/100 ml/min (BOLLINGER).

Eine maximal mögliche Vasodilatation wird nach ischämischer Arbeit erreicht und gilt nach FOLKOW als Ausdruck der „Durchblutungsreserve" eines Gefäßversorgungsgebietes. Nach Arbeitsbelastung kann die maximale Durchblutungsgröße an der Wade auf das 15- bis 20fache des Ruhewertes ansteigen, erreicht aber schon etwa 20 sec bis 30 sec nach Arbeitsende wieder Werte in der Größenordnung der Ruhedurchblutung.

Der maximal möglichen Vasodilatation nach Arbeitsbelastung ist die reaktive Mehrdurchblutung nach definierter arterieller Drosselung vergleichbar. Die Durchblutungszunahme durch Drosselung ist quantitativ kleiner als nach Arbeit, für die praktische Beurteilung aber bedeutungsvoller geworden. Normwerte sind kürzlich von BOLLINGER in einer Monographie zusammengestellt worden (Tab. 2).

Welche Mechanismen für die Zunahme der Durchblutungsgröße nach Muskelarbeit und arterieller Drosselung verantwortlich sind, ist bislang noch nicht hinreichend bekannt. Man nimmt an, daß durch die Muskeltätigkeit lokal vasodilatierende Substanzen freigesetzt oder vasokonstringierende Substanzen abgebaut werden.

Eine der Arbeitsbelastung und Drosselung ähnliche Zunahme der Durchblutungsgröße wird auch nach intraarterieller Injektion oder Infusion bestimmter Vasodilatantien und nach intraarterieller Gas-Insufflation bei gefäßgesunden und -kranken Personen gesehen. HESS gibt in Übereinstimmung mit BOLLINGER an, daß maximale Steigerungen durch ATP zu beobachten sind, die aber nur außerordentlich kurz, d. h. für die Dauer der Infusion nachweisbar waren.

3. Entwicklung arterieller Kollateralen

Kollateralen sind Gefäßverbindungen zwischen einzelnen Seitenästen größerer Arterien.

Nach SCHORN lassen sich unter Berücksichtigung anatomisch-funktioneller Gesichtspunkte zwei Gruppen arterieller Kollateralen unterscheiden: präexistente und neugebildete Gefäßverbindungen.

Präexistente Kollateralen werden auch als primäre oder native Kollateralen bezeichnet, die stets vorhanden sind, sich unter besonderen Bedingungen in das Kreislaufsystem einschalten und je nach Bedarf in zwei Richtungen durchströmt werden können. Sie sind in der Lage, druckpassiv innerhalb weniger Minuten funktionsfähig zu sein und deshalb für die Kompensation akuter arterieller Verschlüsse entscheidend.

Primärkollateralen werden besonders rasch bei Verschlüssen im Bereich der A. femoralis, iliaca, carotis externa und der Mesenterialarterien wirksam *(funktionelle Kollateraldilatation* SCHOOP). Experimentell wurde nachgewiesen, daß Nutritionsreflexe die funktionelle Kollateralenerweiterung auslösen (THULESIUS). Bleibt die funktionelle Kollateraldilatation ausreichend lang bestehen, entwickeln sich aus den Primärkollateralen Sekundärkollateralen mit morphologisch nachweisbarem Gefäßwandumbau (Endothelverdickung, Bindegewebs- und Muskelfaserzunahme), Lumenzunahme und Längenwachstum (*Organische Kollateraldilatation,* SCHOOP).

Hämodynamisch ist die Ausbildung der Sekundärkollateralen ausschließlich von der Strömungsgeschwindigkeit in den Nativ-Kollateralen, d. h. dem Druckgradienten zwischen den Arterienanteilen proximal und distal eines Verschlusses abhängig (SCHOOP). Tierexperimentell konnte gezeigt werden, daß die Zunahme der intravasalen Strömungsgeschwindigkeit eine Erweiterung, die Abnahme eine organische Verengung der kollateralen Arterien hervorruft. Scherkräfte, die mit der Strömungsbeschleunigung auftreten, scheinen das Lumenwachstum zu induzieren. Sicher keine Rolle spielt in der Kollateralen-Entwicklung die Höhe des prästenotischen Druckes, da die Kollateralengröße abnimmt, wenn sie unterbunden werden und der Druck proximal der Ligatur zunimmt (SCHOOP). Auch das von den Kollateralen absolut geförderte Blutvolumen bleibt unwesentlich, weil die Wachstumstendenz mit Zunahme des kollateralen Durchflußvolumens sistiert. Die Entwicklung solcher Sekundärkollateralen durch Erhöhung der Strömungsgeschwindigkeit in den Primärkollateralen ist das therapeutische Ziel bei der Behandlung peripher arterieller Durchblutungsstörungen. Die Aussicht auf eine ausreichende Kollateralentwicklung ist bei Solitärverschlüssen größer als bei multiplen Obliterationen. Bei mehreren hintereinander gelegenen Arterienstenosen oder Verschlüssen, z. B. dem kombinierten Becken-Oberschenkel-Typ, nimmt die Ausbildung leistungsfähiger Kollateralen nach peripher ab, weil sich bereits nach dem ersten Strombahnhindernis das Druckgefälle und damit die Strömungsgeschwindigkeit erheblich vermindert hat.

4. Akuter Arterienverschluß

Der akute Arterienverschluß führt nach SCHOOP zu typischen hämodynamischen Veränderungen (Abb. 6):

Proximal des Verschlusses steigt der arterielle Druck für kurze Zeit geringfügig an und zwar systolisch mehr als diastolisch. Distal des Verschlusses fällt der Druck zunächst erheblich, systolisch mehr als diastolisch, ab und steigt erst wieder nach druckpassiver Eröffnung der Primärkollateralen an. Die funktionelle Kollateralenerweiterung kann bereits wenige Sekunden nach dem akuten Verschluß einsetzen, während sich die Sekundärkollateralen erst nach einigen Tagen ausbilden.

In Korrelation zu den arteriellen Druckverhältnissen nimmt die poststenotische Durchblutungsgröße erheblich bis auf etwa 20 % der Ruhedurchblutung vor Verschluß ab, steigt aber in Abhängigkeit von der funktionellen Leistungsfähigkeit der präformierten Kollateralen wieder an. Nach neueren Untersuchungen von BOLLINGER muß im Gegensatz zu früheren Auffassungen damit gerechnet werden, daß die maximale Leistungsfähigkeit eines Kollateralkreislaufes nach akutem Verschluß erst nach 1/2 bis 2 Jahren erreicht wird.

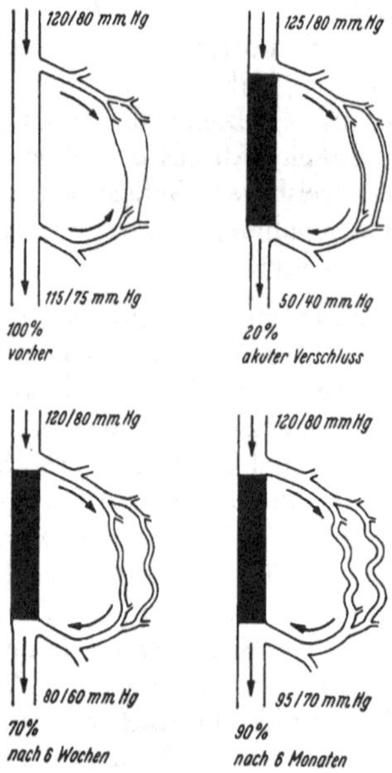

Abb. 6. Verhalten hämodynamischer Parameter und Entwicklung eines Kollateralkreislaufes nach akutem Arterienverschluß
Die Größe der poststenotischen Ruhedurchblutung ist prozentual auf den Wert vor Verschluß bezogen (aus: W. Schoop, Angiologie-Fibel. Georg Thieme Verlag 1964)

5. Arterienstenose

Die hämodynamische Bedeutung einer Arterienstenose hängt im wesentlichen von der Lumenweite im Stenosenbereich und dem Druckgradienten zwischen den Arterienanteilen proximal und distal der Stenose ab. Geringfügige Einengungen der Strombahn beeinträchtigen das Stromzeitvolumen kaum. Eine Stenose führt erst dann zu einer Minderung der Durchblutungsgröße, wenn das Lumen um etwa 60—80 % abgenommen hat und sich der Widerstand im Stenosenbereich dem poststenotischen peripheren Widerstand im Arteriolenbereich nähert (Rau; Widmer und Staub; Heberer, Rau und Löhr).

Ist die Stenosierung bis zu diesem kritischen Restlumen (40—20 % des Ursprungslumen) fortgeschritten, fällt poststenotisch zunächst der systolische, dann diastolische und damit der Mitteldruck ab. Dieser Druckabfall ist um so größer, je höher der Widerstand im Kollateralkreislauf bzw. dem Restlumen der stenosierten Arterie ist. Kompensatorisch folgt der Reduktion des Gefäßinnendruckes zunächst eine myogene Vasodilatation distal der Stenose und bei erhöhtem Ruheblutbedarf über Nutritionsreflexe (Hess) auch proximal der Stenose. Dadurch kann die Ruhedurchblutung anfangs noch weitgehend unauffällig sein, aber es ist das Durchflußvolumen nach maximal möglicher Vasodilatation (Durchblutungsreserve) vermindert (Bollinger). Die Länge einer arteriellen Stenose spielt dabei offenbar keine wesentliche Rolle (Widmer und Staub).

Kompensatorisch kommt es nach deutlicher Reduktion des poststenotischen Druckes sowohl zur Entwicklung eines Kollateralkreislaufs über Nativ-Kollateralen als auch zu einer peripheren Vasodilatation (Schoop) und Erhöhung der Sauerstoffutilisation. Bei nur langsamer Progredienz der Stenose kann ein gut entwickelter Kollateralkreislauf auch bei Belastung zu einer ausreichenden peripheren Durchblutung führen, so daß die Gefäßstenosen klinisch asymptomatisch bleiben. Ist die Kollateralenentwicklung dagegen nicht ausreichend, treten nach HILD bei Arbeit oder bereits in Ruhe Schmerzen als Ausdruck einer lokalen Gewebsischämie und damit einer lokalen Azidose auf.

6. Chronischer Arterienverschluß

Der chronische Arterienverschluß ist entweder das Endstadium einer progredienten Gefäßstenose und entsteht dann zumeist durch appositionelle Thrombosierung des Restlumens oder die Folge eines akuten Arterienverschlusses.

Seine hämodynamische Auswirkung wird entscheidend vom Ausmaß der bis dahin erfolgten Kollateralenentwicklung bestimmt, dessen Leistungsfähigkeit durch die Größe des plethysmographisch bestimmbaren Stromzeitvolumens objektiviert werden kann (Abb. 7).

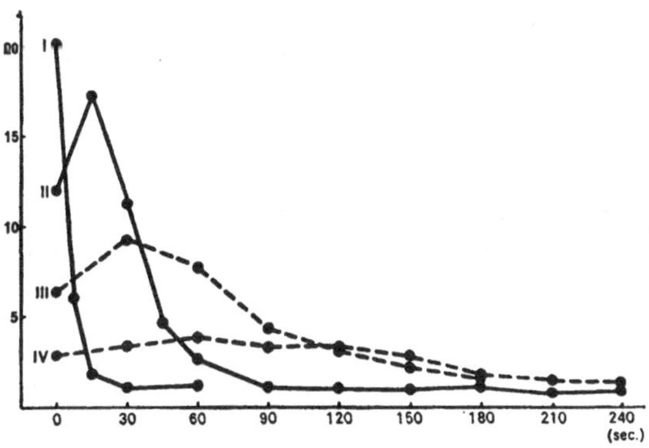

Abb. 7. Verhalten der reaktiven Hyperämie an der Wade nach 3 Minuten arterieller Drosselung bei verschiedenen Schweregraden arterieller Durchblutungsstörungen

I Gefäßgesunde Versuchsperson,

II Patient mit Verschluß der A. iliaca comm. im frühen Stadium II nach FONTAINE (lange freie Gehstrecke),

III Patient mit Verschluß der A. femoralis sup. im späten Stadium II (kurze freie Gehstrecke),

IV Patient mit Verschluß der A. fem. sup. und beginnender Gangrän an der Großzehe

(aus: A. BOLLINGER, Durchblutungsmessungen in der klinischen Angiologie. Huber-Verlag 1969).

Wie bei einem akuten Verschluß findet man distal der Obliteration eine Verminderung des systolischen und diastolischen Druckes mit kleiner Blutdruckamplitude und eine Verminderung der absoluten Durchblutungsgröße. Im Gegensatz zum akuten Verschluß nimmt jedoch in Relation zur Kollateralenentwicklung der periphere Widerstand in Ruhe allmählich zu, und man findet wieder eine Durchflußreserve, d. h. eine Erhöhung der Durchblutungsgröße nach arterieller Drosselung unter Arbeit. Dabei ist charakteristischerweise bei chronischen Arterienverschlüssen die Dauer der reaktiven Hyperämie gegenüber gesunden Personen erheblich verlängert, wohl um auf diese Weise die absolute Größe des Stromzeitvolumens zu erhöhen (BOLLINGER).

Sowohl der chronische Arterienverschluß als auch die arterielle Stenose können klinisch bei gut entwickeltem Kollateralkreislauf auch unter Belastung asymptomatisch bleiben. Ist die Kollateralenentwicklung dagegen nicht ausreichend, treten bei Arbeit oder bereits in Ruhe Schmerzen als Ausdruck einer lokalen Gewebsischämie auf.

Der Arbeits- bzw. Belastungsschmerz (Claudicatio intermittens, Dysbasia intermittens) kennzeichnet das FONTAINE-Stadium II arterieller Durchblutungsstörungen und ist Folge einer unzureichenden Durchblutungszunahme, die auch durch eine vermehrte Sauerstoff-Utilisation distal des Verschlusses bzw. der Stenose nicht kompensiert werden kann. Daß ein solcher Kompensationsmechanismus stattfindet, wurde durch Erhöhung der arteriovenöse Sauerstoffdifferenz distal von Femoral-Arterienverschlüssen nachgewiesen (HLAVOVA und Mitarb.).

Ruheschmerzen treten dann auf, wenn auch unter körperlichen Ruhebedingungen die periphere Sauerstoffversorgung, d. h. die Ruhedurchblutung unzureichend ist. Oft findet sich dabei eine Unterschreitung des kritischen poststenotischen Mitteldruckes unter 50 mm Hg, bei dem eine Kapillarperfusion nicht mehr ausreichend gewährleistet ist. Nach HILD und HILD und Mitarb., löst der Sauerstoffmangel eine Hemmung der Zellatmung mit Steigerung der anaeroben Glykolyse, vermehrter Laktat-Pyruvat-Bildung und schließlich eine lokale Azidose aus. Es kann eine Gewebsnekrose folgen FONTAINE-Staadium IV).

Für die Entstehung speziell der Hautnekrosen distal von Arterienverschlüssen oder Stenosen ist aber auch eine auf die Mangeldurchblutung erfolgte kompensatorische Vasokonstriktion der Hautgefäße verantwortlich. Die an sich sinnvolle Abnahme der Hautdurchblutung erfolgt zugunsten der Muskeldurchblutung und ist durch Vasodilatantien unter bestimmten Bedingungen zu durchbrechen.

Tabelle 2

Verhalten der reaktiven Hyperämie in den ersten 10-15" nach Lösen einer 3 Minuten dauernden arteriellen Drosselung in Abhängigkeit vom Schweregrad der arteriellen Durchblutungsstörung

Die angegebenen Werte wurden für die Wadenbereich bei Oberschenkelarterienverschlüssen ermittelt (aus: BOLLINGER, Durchblutungsmessungen in der klinischen Angiologie, 1969)

Schweregrad der Durchblutungsstörung	FONTAINE-Stadium	Größe der REAKT. HYPERÄMIE
leicht	Stadium I frühes Stadium II	10—15 ml/100 ml/min
mittelschwer	Stadium II	5—10 ml/100 ml/min
schwer bis sehr schwer	Spätes Stadium II, Stadium III und IV	1— 5 ml/100 ml/min

7. Arterielle Gefäßspasmen

Der arterielle Gefäßspasmus ist als ausschließlich funktionelle Gefäßstenosierung definiert, die durch eine Dauerkontraktion der glatten Gefäßmuskulatur zustande kommt, meist reversibel ist und in der Regel in umschriebenen Arterienbereichen auftritt.

Gefäßspasmen sind im Rahmen einer intraarteriellen Therapie deshalb von Interesse, weil sie vereinzelt während einer Arterienpunktion und häufiger nach versehentlicher Injektion gefäßunverträglicher Pharmaka möglich sind. Man nimmt an, daß in den akralen Arterien eine lokale Reizung vasokonstriktorischer Nervenfasern, an den muskulären Verteilerarterien dagegen ein myogene Reizung stattfindet (BOLLINGER und Mitarb.).

Als auslösende Faktoren eines funktionellen Gefäßverschlusses kommen additiv Änderungen des Gefäßinnendruckes, der Temperatur, der vasomotorischen Innervation und chemische Einflüsse in Frage (MARX). Bei langdauernden Gefäßspasmen sind Gewebsnekrosen möglich.

Klinisch werden arterielle Gefäßspasmen besonders im Bereich der peripheren Extremitätenanteile beim Morbus RAYNAUD, RAYNAUD-Syndrom, der Kälteagglutinationserkrankung, Kryoglobulinämie und dem Ergotismus beobachtet (BOLLINGER).

8. Pathophysiologie und klinische Folgerung

Die pathophysiologischen Grundlagen arterieller Gefäßobliterationen zwingen klinisch zu der Konsequenz, die absolute Durchblutungsgröße distal arterieller Gefäßstenosen bzw. Gefäßverschlüsse zu erhöhen. Das ist zweifellos am besten operativ durch Rekanalisation der obliterierten Arterie oder durch Anlegen eines Bypass möglich. Ein gefäßrekonstruktiver Eingriff sollte daher immer angestrebt werden. Bei akuten Verschlüssen und in einem Teil der chronischen arteriellen Verschlüsse gelingt es auch konservativ durch eine fibrinolytische Therapie die ursprüngliche Gefäßstrombahn wiederherzustellen. Darüber hinaus kann konservativ das periphere Stromzeitvolumen nur durch Entwicklung eines suffizienten Kollateralnetzes erhöht werden. Die vornehmlich lokale, d. h. intraarterielle Anwendung gefäßerweiternder Substanzen ist zumindest aus theoretischen Überlegungen geeignet, die Kollateralisation zu fördern. Intraarteriell injizierte Vasodilatantien mit kurzer Halbwertszeit vermindern lokal den peripheren Gefäßwiderstand ohne den zentralarteriellen Druck zu beeinflussen. Sie führen damit über eine Zunahme des prä-poststenotischen Druckgefälles zu einer Erhöhung der Strömungsgeschwindigkeit in den präformierten Primärkollateralen und lösen so die Entwicklung der Sekundärkollateralen aus. Dabei bleibt unwesentlich, ob bei Verschluß einer Extremitätenarterie durch Vasodilatantien eine Zunahme der Haut- oder Muskeldurchblutung erfolgt. Die Strömungsgeschwindigkeit in den Kollateralen nimmt in jedem Fall zu, weil die Kollateralen für beide Stromgebiete die zuführenden Arterien sind. Nach klinischen und experimentellen Beobachtungen ist wahrscheinlich, daß eine wiederholte und deutliche Zunahme der Strömungsgeschwindigkeit für das Lumenwachstum der Kollateralen ausreichend und wirksamer ist, als eine langdauernde, aber nur geringe (SCHOOP).

Literatur

AHLQUIST, R. P.: Amer. J. Physiol. **153**, 586 (1948).

BARCROFT, H.: The physiology of blood flow in the limbs. in: MARTIN, P., R. B. LYNN, J. H. DIIBLE, I. AIRD: Peripheral vascular disorders. Edinburgh-London, Livingstone, 1956.

BOLLINGER, A.: Angiologica **3**, 293 (1966).

BOLLINGER, A., B. VOGT, U. VERAGUT, Chr. SPYCHER u. R. HEGGLIN: Schweiz. med. Wschr. **97**, 693 (1967).

BOLLINGER, A.: Schweiz. med. Wschr. **97**, 439 (1967).

—, Periphere Zirkulation, in: W. SIEGENTHALER: Klinische Pathophysiologie. Thieme, Stuttgart 1970.

FOLKOW, B., C. HEYMANS u. E. NEIL: in: Handbook of Physiology. Section 2: Circulation **3**, 1787 (1965).

—, Scand. J. clin. Lab. Invest., Suppl. **99**, 211 (1967).

—, Triangel **8**, 70 (1967).

FOX, R. H. u. S. M. HILTON: J. Physiol. **142**, 219 (1958).

GAUER, H.: Kreislauf des Blutes, in: L. LANDOIS, H.-U. ROSEMANN: Lehrbuch der Physiologie des Menschen. Urban u. Schwarzenberg, München—Berlin 1960.

GOODMAN, L. S. u. A. GILMAN: The pharmacological basis of therapeutics. Mac Millan, New York 1966.

HEBERER, G., G. RAU u. H. H. LÖHR: Aorta und große Arterien. Springer, Berlin/Heidelberg/New York 1966.

HESS, H.: Die obliterierenden Gefäßerkrankungen. Urban u. Schwarzenberg, München 1959.

HILD, R.: Zur Pathophysiologie der arteriellen Verschlußkrankheit. Habil. Schrift, Heidelberg 1962.

HILD, R., Th. BRECHT u. H. ZOLG: Klin. Wschr. **44**, 44 (1966).

HLAVOVA, A., J. LINHART, I. PREROVSKY, V. GANZ u. A. FRONEK: Clin. Sci. **30**, 377 (1966).

MARX, H.: Pathologische Physiologie der Durchblutung, in: M. RATSCHOW: Angiologie. Thieme, Stuttgart 1959.

RAU, G.: Die Pathophysiologie der Stenoseströmung und ihre Bedeutung für Diagnose und Operationsindikation des chronischen Arterienverschlusses, in: H. KRAUSS: Kreislaufmessungen, Banaschewski, München 1962.

REICHEL, H.: Med. Welt **16**, 2079 (1965).

SCHOOP, W.: Physiologie der Durchblutung, in: RATSCHOW, M.: Angiologie. Thieme, Stuttgart 1959.

—, Verhd. dtsch. Ges. Kreislauff. **29**, 118 (1963).

—, Angiologie-Fibel. Thieme, Stuttgart 1964.

—, Med. Welt **18**, 621 (1967).

SCHORN, J.: Anatomische Grundlagen der Kollateralenentwicklung, in: Fortschritte der Angiologie, Kreislaufbücherei. Steinkopff, Darmstadt 1963.

TAGARIELLO, P. u. R. DOMINI: Experimentelle Grundlagen der Kollateralenentstehung. in: Fortschritte der Angiologie, Kreislaufbücherei. Steinkopff, Darmstadt 1963.

THULESIUS, O.: Acta physiol. Scand. **57**, Suppl. 199 (1962).

WEZLER, K. u. W. SINN: Das Strömungsgesetz des Blutkreislaufes. Aulendorf 1953.

WIDMER, L. K. u. H. STAUB: Z. Kreislaufforschung **51**, 975 (1962).

III. Die intraarterielle Pharmakologie

> Um therapeutisch wirksam werden zu können, muß das applizierte Heilmittel in ausreichender Menge und Konzentration an den Ort der beabsichtigten Wirkung gelangen.

Diese Voraussetzung trifft, sofern Fehlinjektionen vermieden werden, für die intraarterielle Heilmittelanwendung uneingeschränkt zu.

Die *Auswahl der Heilmittel* für die intraarterielle Therapie erfolgt vornehmlich im Hinblick auf die beabsichtigte Wirkung in der nutritiven Strombahn (kapilläre Austauschgefäße). Angriffsort und -ziel sind von vornherein begrenzt und festgelegt. Im wesentlichen sind es die arteriellen Gefäße selbst und die von ihnen versorgten Gewebe, die von den intraarteriell verabfolgten Heilmitteln erreicht werden. In dieser Hinsicht wird man allerdings nicht allzusehr differenzieren dürfen, denn für die meisten Substanzen sind komplexe Wirkungen zu vermuten. Das gilt selbst für gefäßaktive Pharmaka, die nur zu einem kleinen Teil direkt an den Gefäßen und der Gefäßmuskulatur angreifen wie Papaverin, Purinkörper, Nitrite, in überwiegendem Maße aber über das vegetative Nervensystem oder über Rezeptoren auf den Gefäßmuskel einwirken. Dadurch engen sich die Probleme, die sich bei der intraarteriellen wie bei jeder intravasalen Injektionstherapie in bezug auf Wirkungsbedingungen und Wirkungsweise der verwendeten Pharmaka ergeben, auf wenige Hauptfragen ein Es kommt vor allem an auf

1. ihr Verhalten in der Blutbahn,
2. ihre Verweildauer im Blut und Gewebe und
3. ihr weiteres Schicksal nach Passage des Kapillargebietes.

Die dabei meßbaren Vorgänge sind mit einer Vielzahl von Bedingungen und Abhängigkeiten verknüpft. Sie stehen einerseits in enger Beziehung zu den physiologischen Kräften und den pathologischen Veränderungen des peripheren Blutkreislaufes, des Gewebestoffwechsels und der Zelltätigkeit, andererseits hängen sie von der Teilchen- und Molekülgröße der injizierten Pharmaka ab.

Schwierigkeiten bei der Beurteilung der Wirkungsweise von Pharmaka entspringen vielfach dem Umstand, daß es sich nur selten um eine, sondern fast stets um eine ganze Anzahl qualitativ und quantitativ unterschiedlicher Wirkungen handelt. Unterschiede der Wirkungsart und der Wirkungsbreite ergeben sich ferner aus der Dosierung. Sie beruhen auf der individuellen Verschiedenheit des Einzelwesens sowie darauf, daß sich Zellen und Gewebe Substanzen gegenüber, die auf sie einen Einfluß ausüben, keineswegs passiv verhalten. Es kommt vielmehr weitgehend auf das Zellverhalten an, ob die Stoffe nur den Grenzflächen angelagert werden oder in sie eindringen können. In gewissen Grenzen vermögen die Körperzellen ihre Funktionslage auch zu verändern, sei es im Rahmen des physiologischen Geschehens, sei es unter pathologischen Einflüssen; sie werden dadurch empfänglicher oder auch widerstandsfähiger gegen herantretende Substanzen.

Auch innerhalb der örtlichen Gegebenheiten ist die Auswirkung der intraarteriell zugeführten Stoffe nicht einheitlich. So ist es z. B. nicht gleichgültig, in welches Gefäßgebiet injiziert wird. In den Gliedmaßen treffen die Mittel auf andere Diffusions- und Ausbreitungsbedingungen als Substanzen, die von der Halsschlagader aus dem Hirngewebe zugeleitet werden.

Von weittragender Bedeutung sind weiter Morphologie, Physiologie und Pathophysiologie der einzelnen Strombahnsegmente. Entsprechende Unterschiede treten je nach Wahl der Pharmaka und ihrer Angriffs- und Wirkungsweise auf.

Die Möglichkeit, Lösungen verschiedener Zusammensetzung und unterschiedlicher Wirkungsweise z. B. verschiedenartige Gefäßpharmaka oder ein rasch und ein langsamer wirkendes Mittel gemeinsam einzuspritzen, setzt voraus, daß sich die verwendeten Substanzen in ihrer Wirkung ergänzen und nicht aufheben; die gegenseitige Verträglichkeit muß gesichert sein. Das gilt weniger für die Kombination verschiedenartiger Stoffe, die getrennt nacheinander eingespritzt werden, als vielmehr für ihre gemeinsame Injektion.

Die sog. *„Mischspritze“* ist aus Gründen der Einfachheit und der Möglichkeit, auf diese Weise intensive und komplexe Wirkungen erzielen zu können, auch bei der intraarteriellen Pharmako-Therapie sehr beliebt. Sie sollte jedoch nur genommen werden, wenn die Verträglichkeit der Mittel miteinander sicher feststeht, denn die gemeinsame Injektion verschiedenartiger Stoffe kann auch Nachteile haben. Abgesehen davon, daß die gleichzeitige intraarterielle Applikation von Substanzen unterschiedlicher Wirkungsweise die pharmakologische und klinische Beurteilung erschwert, besteht die Gefahr der gegenseitigen Wirkungsbeeinträchtigung und des Auftretens von Unverträglichkeitserscheinungen, was u. a. möglicherweise bei der Kombination von Vasodilatantien und Antibiotika der Fall ist. Ein wesentlicher Nachteil ist ohne Frage in auftretenden *Inkompatibilitäten* zu sehen. Mitunter zeigen sich schon bei der Mischung zweier oder mehrerer Injektionslösungen in der gleichen Spritze Ausfällungen oder Trübungen als Ausdruck dafür, daß sich die Lösungen nicht miteinander vertragen. Allein schon der Einfluß eines Lösungsmittlers, eines Stabilisators, eine pH-Verschiebung kann zu chemischen Reaktionen und Inaktivierungen in der Mischspritze führen. Es gibt aber auch Inkompatibilitäten, die sich nicht durch Trübung oder Ausfällung bemerkbar machen. Um dadurch bedingte Nebenwirkungen zu vermeiden, sollte man von der Mischspritze nur dann Gebrauch machen, wenn die Verträglichkeit der Einzelsubstanzen bekannt ist. Es macht durchaus keine Schwierigkeiten, die vorgesehenen Arzneimittellösungen nacheinander mit getrennten Spritzen zu verabfolgen.

1. Wirkungsbedingungen

a) Der Stoffübergang in das Gewebe

Nach der intraarteriellen Injektion gelangen die Stoffe, ohne daß eine gleichmäßige Verteilung in der Blutbahn erfolgt, sehr rasch mit dem strömenden Blute in den Bereich der Endstrombahn. Nach arteriographischen Beobachtungen beträgt die für die Vermischung mit dem Blut und den Durchgang durch das Kapillarbett erforderliche Zeit bei wässrigen Lösungen nur Sekunden.

Bei der üblichen, meist langsam erfolgten intraarteriellen Injektion steht für die pharmakologische Auswirkung des injizierten Mittels jedoch zumeist eine wesentlich längere Zeit zur Verfügung, ebenso jenseits eines Gefäßverschlusses. Die Wirkungszeit ist auch dann verlängert, wenn spezielle Eigenschaften des verwendeten Arzneimittels, z. B. stärkere Haftung, dies mit sich bringen oder wenn besondere Voraussetzungen für eine längere Verweildauer in Blutbahn oder Gewebe durch Strömungswiderstände im arteriellen Bereich oder Drosselung des venösen Blutabflusses gegeben sind.

Bei intravenösen Injektionen wird die Verteilung der zugeführten Stoffe auf den Gesamtkreislauf durch die Größe des Blutvolumens und die Zirkulationsgeschwindigkeit bestimmt. Infolgedessen läßt sich das Verteilungsvolumen exakt berechnen, indem man die verabfolgte Menge durch die maximal erreichte Blutkonzentration teilt. Für intraarterielle Einspritzungen sind derartige Berechnungen zwar ebenfalls möglich, doch ist man auf Schätzungen angewiesen und kann nur sagen, welche Konzentrationsabnahme in der eingespritzten Lösung entsprechend der Ausdehnung des gewählten arteriellen Stromgebietes zu erwarten ist. In dieser Weise läßt sich die Größe der erforderlichen Dosis annähernd abschätzen.

Bei der intraarteriellen Therapie handelt es sich stets nur um ein begrenztes Strombett, infolgedessen verlangen Faktoren wie Blutisotonie und Lösungs-pH, die bei intravenösen Injektionen eine geringere Rolle spielen, bei intraarteriellen Injektionen unbedingt Berücksichtigung.

Der intraarterielle Antransport des Mittels zur Wirkungsstätte — die Anflutung im pharmakologischen Sprachgebrauch — unterliegt durch die Art der Beimischung des Pharmakons zum strömenden Blut, das in verschiedener Form als Vehikel benutzt wird, einschränkenden Bedingungen, die nicht ohne Rückwirkung auf die am Wirkungsort erreichbare Konzentration und Angriffskraft bleiben. So kann ein hoher Sauerstoffgehalt des arteriellen Blutes die Wirksamkeit von Stoffen, die wenig widerstandsfähig gegen Oxydationsvorgänge sind, stark herabmindern. Diese Frage wurde beispielsweise für das Adrenalin und seine Abkömmlinge untersucht; die Vermutung, daß das leicht oxydable Adrenalinmolekül durch den Sauerstoff des Blutes unmittelbar zerstört wird, bestätigte sich jedoch nicht.

Außer durch Oxydation werden Stoffe im Blut durch Reduktion, Deaminisierung oder Dekarboxylierung ganz oder teilweise abgebaut und dadurch unwirksam gemacht.

Grundverschieden davon verhält sich der auf Oxyhämoglobinbildung beruhende Sauerstofftransport in den roten Blutkörperchen. Das ist insofern von Bedeutung, als bei intraarterieller Sauerstoff-Insufflation keine chemische Verbindung des eingeblasenen Gases mit dem Hämoglobin des strömenden Blutes eintritt, der zugeführte Sauerstoff bleibt vielmehr als freies Blut-Gas-Gemisch im arteriellen System bis auf einen kleinen Anteil, der infolge erhöhten Druckes im Plasma in Lösung geht.

Nicht wenige Stoffe gehen mit den Eiweißkörpern des Blutes eine mehr oder weniger feste Bindung ein — nur jeweils ein kleiner Teil ist im Blutplasma gelöst; durch die Eiweißbindung vermindert sich zumeist die pharmakologische Wirkung. Mitunter entsteht aber auch erst in der Blutbahn, z. B. durch oxydative Spaltung, der eigentlich wirksame Stoff.

Unter Benutzung der Transportfunktion des Blutes als einer seiner wichtigsten Aufgaben gelangen intraarteriell zugeführte Heilmittel auf dem gleichen Wege wie Sauerstoff und Nahrungsstoffe in das Kapillargebiet und damit in die Gewebsflüssigkeit. Die intraarterielle Therapie beschreitet mithin einen durchaus physiologischen Weg. Aus diesem Grunde gelten für Mittel, die in chemisch-physikalischer Hinsicht den physiologisch im Organismus vorkommenden Stoffen entsprechen und wie diese verteilt und verbraucht werden, etwa dieselben Gesetzmäßigkeiten, die für den Ernährungsstrom des Blutes als Teilerscheinung des regelrechten Gas-, Stoff- und Flüssigkeitsaustausches zwischen Blut und Gewebe maßgebend sind.

Die Hauptrolle beim Austausch von Nahrungs- und Abbaustoffen zwischen Blutbahn und Gewebsflüssigkeit fällt den Blutkapillaren zu. Die ungeheuere Größe der Kapillaroberfläche steht in unmittelbarer Beziehung zum Ausmaß des Zell- und Gewebsstoffwechsels und paßt sich den wechselnden Bedürfnissen des Gewebes in funktioneller Beziehung an: die meisten Haargefäßschlingen sind unter körperlichen Ruhebedingungen geschlossen, bei Stoffwechselarbeit hingegen geöffnet, d. h. im Zustand der Tätigkeit. In tätigen Organen ist der Strömungsdruck gesteigert. Hierdurch, wie durch die „Öffnung" ruhender Kapillaren, wird eine größere Austauschfläche zwischen Blut und Gewebe geschaffen und die Flüssigkeitsbewegung erheblich gesteigert. Im Hinblick auf die Ziele der intraarteriellen Stoffzuführung können diese Verhältnisse durch die Erzeugung einer Hyperämie am Ort der beabsichtigten Wirkung oder durch Mittel wie *Hydergin,* die die arterio-venösen Anastomosen schließen, nachgeahmt werden (VOGLER).

Die Kapillaren erweitern sich jedoch auch aktiv. Ob diese auf Wandveränderungen beruhende Erweiterung durch die Tätigkeit der Adventitiazellen oder durch Quellung der Wandschichten zustande kommt, ist unentschieden. Sie wirkt sich aus in veränderter oder gesteigerter Durchlässigkeit für kristalloide oder kolloide Stoffe.

In manchen Organen und Körpergebieten kommt es ferner zu einer unterschiedlichen Kapillardurchlässigkeit in Abhängigkeit von den örtlichen Aufgaben oder Organfunktionen. Das gilt namentlich für die Eiweißdurchlässigkeit, die gerade bei der beabsichtigten Einwirkung von einem begrenzten arteriellen Stromgebiet aus von Bedeutung ist.

Träger des Stoff- und Flüssigkeitsaustausches mit dem Gewebe, den neben Osmose und Diffusion elektrischen Kräfte (Potentialdifferenzen) bewirken, ist der nicht korpuskuläre Anteil des Blutes, eine sauerstoffgesättigte Lösung von Eiweißkörpern und Salzen gesetzmäßiger Zusammensetzung. Diese Elektrolytlösung verläßt die Blutbahn und tritt im arteriellen Abschnitt des Kapillarbettes in die Gewebsflüssigkeit über. Im Zuge des Stoff- und Flüssigkeitswechsels gelangen Kohlensäure und Stoffwechselprodukte im Bereich des venösen Haargefäßanteiles in die Blutbahn zurück. Eine Steigerung des Strömungsdruckes führt zwangsläufig zur Erhöhung des dialytischen Flüssigkeitsausstromes. Deshalb liegt es nahe, die Infusionsgeschwindigkeit zu erhöhen. Die rasche Injektion führt zu einem entsprechend schnellen Durchgang mit kurzer Wirkungsdauer. Dabei ist mit einer nur geringen Diffusion der Stoffe in das Gewebe zu rechnen, denn je rascher und konzentrierter das Mittel das Gefäßbett passiert, desto weniger gelangt im ersten Umlauf aus dem intravasalen in den extrazellulären Raum. Außerdem wäre daran zu denken, den Flüssigkeitsausstrom und damit den Übergang echtgelöster Stoffe aus der Blutbahn in den Extrazellulärraum durch Verabfolgung blutdrucksteigernder Pharmaka zu fördern, doch hat diese Möglichkeit nur geringe Aussichten, da mit jeder stärkeren Flüssigkeitsbewegung Vorgänge verbunden sind, die das Gleichgewicht wieder herstellen.

In diesem Zusammenhang ist die Menge der eingespritzten Flüssigkeit nicht bedeutungslos. Rasch injizierte größere Flüssigkeitsmengen erhöhen den Strömungsdruck u. U. so stark, daß bestehende arterio-venöse Anastomosen eröffnet werden. Eine gewisse Druckerhöhung kann wertvoll sein bei niedrigem Blutdruck, der deshalb stets gemessen werden sollte, oder bei der Verwendung blutdrucksenkender Medikamente.

Leichter läßt sich ein stärkeres Konzentrationsgefälle zum Gewebe durch eine hohe intravasale Konzentration nach intraarterieller Applikation erreichen. Letzten Endes aber ist für das Ausmaß des Stoffwechselübertritts der jeweilige Grad der Kapillardurchlässigkeit maßgebend, und dieser verhält sich nicht nur den Stoffen gegenüber verschieden, sondern stellt selbst eine veränderliche Größe dar.

Folgen die osmoregulatorischen Austauschvorgänge im wesentlichen den Gesetzen von Diffusion und Osmose, so sind damit die Übergangsbedingungen vom Blut in das Gewebe noch keineswegs erschöpfend gekennzeichnet. Für Angriffsort und Wirkungsweise der in die Gewebsflüssigkeit gelangten Arzneimittel sind auch vitale Kräfte von großer Bedeutung. Diese bestimmen vielfach erst das Endschicksal, das intraarteriell zugeführte Stoffe teils bereits in der Blutbahn, teils erst im Extravasalraum erfahren. Daran, daß die auf dem Blutwege zugeführten Stoffe in der Blutbahn oder im Gewebe Umwandlungen unterliegen, Anlagerungsverbindungen eingehen oder von Zellen und Erregern aufgenommen und vernichtet werden, sind gezogen, daneben aber auch kristallinen Steroidhormonen.

Unter physiologischen Bedingungen diffundieren bekanntlich nur Kohlensäure, Harnstoff und Traubenzucker frei zwischen Blutbahn, Gewebsflüssigkeit und Zellprotoplasma. Austausch und Gegenaustausch in die Blutbahn injizierter echtgelöster Substanzen unterliegen den gleichen Bedingungen. In der Regel ist der Gehalt an gelösten Stoffen im Gewebe niedriger als im Blut, so daß ein osmotisches Gefälle zum Gewebe hin vorliegt.

Die Geschwindigkeit, mit der die Stoffe die Kapillarwand durchdringen und die Blutbahn verlassen, wird weitgehend von der Teilchengröße der Substanzen bestimmt. Die engsten Grenzen sind — bei ungeschädigter Kapillarwand — den kolloidal gelösten und vielen hochmolekularen Stoffen, in erster Linie den Eiweißkörpern, gezogen, daneben aber auch kristallinen Steroidhormonen.

Diese Abhängigkeit der Kapillardurchlässigkeit von der Molekülgröße kann sich in einer *Depotwirkung* ausdrücken. Dadurch ist es z. B. möglich, durch die Verwendung sog. Plasmaexpander als Trägerstoff für die eigentlichen Pharmaka die Abflutung des Mittels längere Zeit zu verzögern. Die Folge ist eine verlängerte Wirkungsdauer. Das trifft u. a. für die Koppelung von Acetylcholin mit *Rheomakrodex* (Dextran) oder *Periston N* zu. In diesem Zusammenhang ist die Frage nach möglichen Störungen der Kapillartätigkeit durch zu große Moleküle aufzuwerfen. Nach den bisher vorliegenden Erfahrungen (Lindner, Malorny) sind Molekulargewichte von 150 000 als obere Grenze der Verträglichkeit anzusehen.

Aber auch mit niedermolekularen Dextran-Präparaten sind therapeutische Wirkungen bestimmter Art zu erzielen. Hier ist das Sludge-Blood-Phänomen zu nennen. Es spielt nach neueren Untersuchungen (Galin) bei Schockzuständen eine wichtige, vielleicht entscheidende Rolle, weil es im Schock nachweislich durch Klumpung — „sludging“ — von Erythrozyten zu postkapillären Stasen und mikrozirkulatorisch bedingten Gewebsstoffwechselstörungen infolge Viskositätserhöhung und Herabsetzung der Suspensionsstabilität des Blutes kommen kann. Durch die intravenöse Zuführung niedermolekularen Dextranpräparate wie *Makrodex*, *Rheomacrodex* und *Infukoll M 40* — das kritische Molekulargewicht liegt bei 59 000 — ist es möglich, die Viskosität des Blutes herabzusetzen und die aufgetretene Mikrozirkulationsstörung in das Gegenteil zu verkehren. Namentlich *Rheomacrodex* ist auf Grund seiner Fähigkeit, das intravasale Flüssigkeitsvolumen infolge eines Volumeneffektes auf 133 % zu vermehren, als echter Plasmaexpander zu bezeichnen. Infolgedessen besteht durchaus die Möglichkeit, durch intraarterielle Zuführung der sog. Flußverbesserer, wie *Rheomacrodex* oder *Infukoll M 40* (Molekulargewicht 40 000), auch bei peripheren arteriellen Durchblutungsstörungen eine Art Anti-Sludge-Wirkung zu entfalten und die gestörte Zirkulation und Minderdurchblutung auf diese Weise zu verbessern.

Besondere Verhältnisse liegen für die bereits erwähnte intraarterielle Insufflation gasförmiger Stoffe (S. 114) vor. Das eingeblasene Gas bleibt in Bläschenform in den kleinen arteriellen Gefäßen hängen. Das Gefäß wird durch das Gas blockiert. Am Ort der dadurch bedingten Schädigung sammeln sich Stoffwechselprodukte mit gefäßerweiternden Eigenschaften an. Die Folge ist eine lokale Hyperämie. Diese Auswirkung ist bei der Insufflation von CO_2 infolge der größeren Löslichkeit dieses Gases wesentlich flüchtiger als nach O_2. Die klinische Wirkung gasförmiger Stoffe bei intraarterieller Insufflation wird in Kapitel 6 behandelt.

Noch ungeklärt ist die intraarterielle Verwendbarkeit von Stoffen (Blutextrakte, *Actihämyl)*, die die O_2-Utilisation verbessern. Mit den verfügbaren indirekten Objektivierungsmethoden ließen sich sichere hämodynamische Wirkungen nicht nachweisen (Kappert, Widmer). Malorny beobachtete im Tierversuch einen flüchtigen Blutdruckabfall. Vielleicht sollte man sich bei diesen Versuchen, Utilisatoren intraarteriell anzuwenden, der Vorstellungen und Versuche von Hüter (Kap. 10) erinnern und dem hypoxämischen Gewebe arterialisiertes Konservenblut auf dem Arterienwege zuleiten.

Von den erörterten physikalischen Gesetzmäßigkeiten der Kapillardurchlässigkeit gibt es Ausnahmen aus den verschiedensten Ursachen.

Abweichungen ergeben sich bereits daraus, daß die Permeabilitätsverhältnisse örtlich durchaus verschieden sind. Die Kapillardurchlässigkeit ist nicht in allen Organen oder Gefäßprovinzen gleich, sondern unterliegt verschiedentlich besonderen Bedingungen. Ausnahmen liegen namentlich an der Blut-Liquor- und an der Blut-Hirn-Schranke vor; sie spielen bei der intrakarotidiellen Injektion von Arzneimitteln eine wesentliche Rolle.

Unübersehbar sind die Permeabilitätsverhältnisse unter pathologischen Bedingungen. Wichtig ist vor allem, daß die Kapillaren für Kolloide durchgängig werden, sobald ihre Endothelien geschädigt sind, was im Verlauf bakterieller Entzündungen oder unter der Einwirkung von Kapillargiften unausweichlich der Fall ist. Künstlich herbeigeführte Kapillarwandschädigungen fördern gleichfalls den Übertritt kolloidal gelöster Stoffe aus der Blutbahn in das Gewebe. Dabei gelangen echtgelöste Substanzen in erhöhtem Maße in den Extrazellularraum.

Besondere Verhältnisse liegen hinsichtlich der Gefäßversorgung bösartiger Geschwülste vor. Die Eigenart der geschwulsteigenen Gefäße (S. 145) hat bei der selektiven Zytostatika-Therapie der Malignome Berücksichtigung gefunden (S. 146). Auch das Fehlen der Blut-Hirn-Schranke im Bereich der Gefäße bösartiger Hirngeschwülste blieb nicht unbeachtet (S. 161).

Nach Hoff und Lauwer (1926) ist z. B. Kongorot schon kurze Zeit nach intravenöser Injektion in der Umgebung entzündlicher Exsudate nachweisbar. Der gleiche Befund läßt sich an Hautquaddeln erheben, die durch intrakutane Einspritzung von Kochsalzlösung in Entzündungsgebieten gesetzt werden: nach intraarterieller Injektion von Kongorot färben sich die Quaddeln kräftig an. Und von ANITSCHKOFF und KUSNETZKOWSKY stammt die Beobachtung, daß aktive, durch örtliche Wärmeeinwirkung erzeugte Hyperämien bei gleichzeitiger intraarterieller Einspritzung kolloidaler Substanzen wie Trypanblau eine erheblich stärkere Speicherung im Hyperämiegebiet herbeiführen, die die Farbstoffablagerung nach einfacher Stauungshyperämie noch bedeutend übertrifft.

Demzufolge führt bereits eine durch Wärmeeinwirkung erzielte örtliche Mehrdurchblutung zum Austritt kolloidaler Stoffe aus den Gefäßen. In Entzündungsgebieten wird erst recht mit einem Übertritt therapeutisch wirksamer Kolloidlösungen — Seren, Vakzinen, Farbstoffe — zu rechnen sein.

Die Kapillarwände können ferner durch Blutleere, venöse Stauung und durch die Injektion kapillarschädigender Stoffe künstlich durchlässig gemacht werden. Ausgesprochene Kapillargifte wie Schwermetalle, Arsen und Chloroform kommen für die praktische Anwendung freilich nicht in Frage. Weniger schädigend und deshalb eher zur Koppelung mit der intraarteriellen Therapie geeignet ist Histamin. Auch Diuretika der Purinreihe erhöhen die Durchlässigkeit der Gefäßwand.

> Für die intraarterielle Injektionstherapie eignen sich unter physiologischen Bedingungen vor allem echt gelöste Substanzen. Ihr Durchtrittsvermögen durch die Kapillarwände wird bei Verwendung hypertonischer Lösungen erhöht. Gleichsinnig wirkt sich eine medikamentös herbeigeführte Erhöhung des arteriellen Druckes aus.

Für kolloidale Stoffe bildet die Kapillarwand hingegen eine Schranke, die nur unter pathologischen Bedingungen — entzündliche Hyperämie, Kapillarwandschädigung u. ä. — überwunden wird. Die Kapillarwanddurchlässigkeit kann künstlich gesteigert werden, z. B. durch Anlegen einer Blutleere oder einer venösen Stauung.

Das Erreichen der Gewebsräume nach Überwindung der Kapillarschranke bedeutet nicht, daß alle Gewebe gleichmäßig von den intraarteriell zugeführten Stoffen versorgt werden. Ausgenommen sind gefäßlose oder aus anderen Gründen minderdurchblutete Gewebsbezirke wie Nekrosen, Abszeßmembranen, Geschwürsflächen. Diese bereits von der Sulfonamidwirkung her bekannte Tatsache wird sehr deutlich in dem Ausfall der Versuche, die WIDMER und Mitarb. mit radioaktivem Natrium vornahmen: Aktivitätsmessungen im Sekret arterienverschlußbedingter, teils noch schmierig belegter, teils bereits gereinigter Geschwürsflächen ergaben, daß Na^{24} in ersteren erst viel später und geringer nachzuweisen war als in letzteren. Die Erklärung liegt nach DETTLI und STAUB in den Gesetzmäßigkeiten der Diffusion, deren Zeitbedarf in gut durchblutetem Gewebe wesentlich niedriger ist als in gefäßlosen Bezirken. Diese Beobachtungen sind namentlich für die Antibiotikatherapie von weittragender Bedeutung.

b) Die Absperrung des arteriellen Zuflusses

Intraarteriell zugeführte Stoffe verbreiten sich in dem gesamten Versorgungsgebiet der injizierten Arterie. Das gleiche ist — trotz fehlender Anflutung — auch nach Absperrung des arteriellen Zuflusses im „blutleer“ gemachten Gewebe der Fall. Den

Beweis hierfür erbrachte bereits die von BIER 1908 eingeführte „Venenanästhesie". Bei dieser Form der örtlichen Betäubung wird das Gewebe zwischen zwei Blutleerebinden von einer Vene aus anästhetisch gemacht. Diese Durchtränkungsanästhesie tritt praktisch augenblicklich ein, läßt aber nach Lösen der Blutleerebinden innerhalb weniger Minuten wieder nach, weshalb BIER die Notwendigkeit „einer sehr vollständigen Blutleere" betonte.

Aufgrund des geringen Blutrestes in dem „blutleer" gemachten Gliedmaßenabschnitt und des völlig unterbundenen Blutabflusses ist es bei dieser Anästhesieform möglich, mit einer überraschend geringen Menge des Betäubungsmittels — Höchstmenge nach BIER 80 ml einer 0,5 %igen *Novocain*lösung — auszukommen.

Für den raschen Übertritt verschiedener unter den Bedingungen der BIERschen Venenanästhesie intravenös injizierte Stoffe (*Novocain,* Farbstoffe, Antibiotika) in die Gewebsflüssigkeit hat RYWLIN (1963) kürzlich experimentelle Beweise geliefert. Er konnte feststellen, daß die Stoffe selbst in die geschlossene Gelenkhöhle eindringen und einen therapeutisch ausreichend hohen Gewebsspiegel erreichen.

> Wird die intraarterielle Stoffzuführung also mit einer Drosselung des arteriellen Blutzuflusses verbunden, hat dies den Vorzug, bereits mit verhältnismäßig geringen Mengen des gewählten Arzneimittels hohe therapeutische Wirkungen für die Dauer der Blutabsperrung erzielen zu können.

Das Gegenstück zur Venenanästhesie AUGUST BIERS ist die zu etwa der gleichen Zeit von GOYANES (1910) angegebene *„arterielle Anästhesie"*. Auch bei ihr erfolgt unter dem Einfluß der Blutabsperrung mittels Blutleerebinde eine rasche und vollständige Durchdringung des Gewebes mit dem intraarteriell eingespritzten Anästhetikum.

Schon ALM und MAUREL hatten bei Tieren Kokain in Arterien injiziert und die in deren Versorgungsgebiet auftretenden Lähmungen registriert.

Im Gegensatz zur venösen ist die arterielle Anästhesie nach HOTZ (1911) insofern eine „terminale", als das anästhetische Gebiet mit der Ausdehnung des von der Stammarterie versorgten Gliedabschnittes übereinstimmt. Das Betäubungsmittel verteilt sich wahrscheinlich gleichmäßig im Gewebe. Wie eigene Untersuchungen bestätigen, reicht die Anästhesie bis fast an die Blutleerebinde heran.

Für die auffällige Schnelligkeit und Vollständigkeit, mit der die arterielle Anästhesie eintritt, gibt es zwei Erklärungen: einmal könnte die *Novocain*lösung unmittelbar aus dem arteriellen Kapillarschenkel in die Gewebsflüssigkeit übertreten und sich in ihr durch Diffusion gleichmäßig ausbreiten.

Das ist jedoch unwahrscheinlich, weil der arterielle Blutstrom infolge der angelegten Blutleere in dem Gefäß vollkommen aufgehoben ist und auch die gewählte Konzentration der verwendeten Lösungen — ½- bis 1 %ig — zu niedrig erscheint, um ein genügendes Konzentrationsgefälle nach dem Gewebe hin als Voraussetzung für einen ausreichenden unmittelbaren Stoffübertritt zu schaffen. Deshalb liegt zum anderen die Annahme näher, daß die eingespritzten Stoffe das Kapillargebiet zunächst passieren und infolge der Eigentätigkeit der Kapillargefäße in die venösen Blutabflußbahnen gelangen. Von diesen aus werden sie dann aufgrund der mit der Gliedabschnürung verbundenen Rückstauung des Blutes im venösen Schenkel zum Übertritt in die Gewebsflüssigkeit gezwungen. Für die Rückläufigkeit der Blutbewegung und den dadurch herbeigeführten Flüssigkeitsaustritt im Kapillarniveau wurde bereits die „venöse Anästhesie" BIERS als Beispiel genannt.

Der Übertritt echt gelöster, in eine abgesperrte Arterie eingespritzter Stoffe in die Gewebsflüssigkeit dürfte demnach teils auf der selbstgesteuerten Tätigkeit der Endstromgefäße, teils auf der zugleich mit der Blutleere wirksam werdenden Rückstauung in den venösen Abflußbahnen beruhen, während die weitere Stoffverbreitung den Gesetzen von Diffusion und Osmose folgt.

Die naheliegende Frage, ob es zweckmäßig ist, therapeutische Einspritzungen in eine gedrosselte Schlagader vorzunehmen, ist verhältnismäßig einfach zu beantworten. Einerseits sind die Vorzüge der Injektion in ein „blutleer" gemachtes Gebiet — rasche Stoffverteilung im Gewebe, relativ niedrige Dosierung bei größtmöglicher Wirkung am Angriffsort — unbestreitbar. Andererseits ist damit zu rechnen, daß Lösungen, die in völlig vom arteriellen Blutzufluß abgeriegelte Gefäße eingebracht werden, eher zu Wandschädigungen führen, als das bei Injektionen in ein nicht gedrosseltes Gefäß der Fall ist. Deshalb empfiehlt es sich auch nicht, eine zur Punktion freigelegte Schlagader zu unterbinden.

So ist es verständlich, daß bei intraarteriellen Injektionen und Infusionen in die Schlagadern der Gliedmaßen von jeher Wert auf den ungehinderten Blutzufluß zur Peripherie gelegt wurde und noch gelegt wird. Dieser Einstellung kommt der Gedanke entgegen, daß es unphysiologisch wäre, die injizierten Stoffe dem arteriellen Stromgebiet nicht mit dem ernährenden Blutstrom ohne Unterbrechung der Blutversorgung des Gewebes zuzuleiten. Nur bei Einspritzung in die zuvor freigelegte Schlagader wird das Gefäß meist zur Erleichterung der Punktion angeschlungen und der Blutzufluß dadurch vorübergehend abgesperrt. Gibt man die Gefäßsperre gleich nach der Injektion wieder frei, dann wird die injizierte Lösung sofort von dem einsetzenden Blutstrom mitgenommen und in dem Versorgungsgebiet der Arterie verteilt, so daß sich dieses Vorgehen nicht nennenswert von einer perkutanen intraarteriellen Injektion in die ungedrosselte Schlagader unterscheidet.

> Besteht — etwa bei intraarterieller Langzeit-Infusion — die Absicht oder die Notwendigkeit, Blutleere anzuwenden, so ist deren **Dauer** unbedingt auf eine für das Gewebe erträgliche Zeit zu beschränken. Das gilt besonders für entzündete Gewebe mit seinen oft stark von der Norm abweichenden Stoffwechselanforderungen. Nach den Erfahrungen bei in Blutleere an den Extremitäten durchgeführten operativen Eingriffen stellen zwei Stunden die obere zulässige Grenze dar, jenseits deren mit irreversiblen hypoxämischen Schäden zu rechnen ist.

c) Die Drosselung des venösen Blutabflusses

Durch künstliche Rückstauung des venösen Blutabflusses läßt sich die Verweildauer intraarteriell verabfolgter Stoffe im Versorgungsgebiet der Schlagadern erheblich verlängern. Von dieser Möglichkeit wird nicht nur bei vasographischen Untersuchungen zur röntgenologischen Darstellung des Venensystems, sondern auch bei der intraarteriellen Heilmittelanwendung Gebrauch gemacht. Die Drosselung des venösen Blutabflusses vermag allerdings nicht zu verhindern, daß ein Teil der Stoffe über die tiefen Venen und die venösen Knochengefäße doch in zentraler Richtung abgeführt wird. Dieser Anteil ist jedoch nach den Beobachtungen Biers selbst bei stärkerer Stauung verhältnismäßig gering, da die Stauung auch „auf die tiefsten Venen —

wahrscheinlich hauptsächlich durch Vermittlung des gedrückten Hauptstammes — einwirkt", obwohl nachweisbar „kein größeres Hindernis für den venösen Rückstrom vorliegt".

Daß die Stoffausbreitung und -verteilung im Gewebe durch Stauungsvorgänge gebremst wird, ist nicht zu befürchten. Es hat sich vielmehr gezeigt, daß die Ausbreitung über den ganzen Stauungsbezirk erfolgt und zentralwärts bis dicht an die Staubinde heranreicht.

Gleichartige Auswirkungen auf die Ausbreitung und Verweildauer intraarteriell zugeführter Stoffe sind bei erhöhtem Gewebedruck aus anderen Ursachen — Stauungsödeme, venöse Abflußstörungen, Lymphstauungen — zu erwarten; sie erscheinen geeignet, den therapeutischen Erfolg zu unterstützen.

Als Stauungsfolgen treten bereits von Bier hervorgehobene Wirkungen schmerzstillender, durchblutungssteigernder und flüssigkeitsvermehrender Art ein, die nicht als nachteilig anzusehen sind. Ebensowenig stellt die der Stauung folgende, bei Durchblutungskranken nicht nachweisbare (Dembowski und Mitarb.) reaktive — arterielle — Hyperämie mit dadurch bewirkter Beschleunigung des Stoffaustausches zwischen Blut und Gewebe eine Kontraindikation gegen die Anwendung der venösen Stauung dar, denn zu diesem Zeitpunkt dürfte die pharmakologische Wirkung der intraarteriell verabfolgten Mittel bereits eingetreten sein.

Der Frage der Verweildauer bei künstlicher Drosselung des Blutabflusses ist Shaffer in vielen Untersuchungen nachgegangen; ihr Ergebnis ist überzeugend.

Shaffer bediente sich dazu vergleichender intravenöser und intraarterieller Einspritzungen von radioaktivem Phosphor (P^{32}, $^{4}/_{10}$ Millicurie in 10 ml physiologischer Kochsalzlösung) in die A. femoralis. Grad und Dauer der Phosphorablagerung im Gewebe wurden an drei verschiedenen Stellen des Fußes (Zehe, Mittelfuß und Fußrücken) mit dem Geiger-Müllerschen Zählrohr bestimmt. Messungen an gesunden Versuchspersonen ergaben bedeutende Unterschiede zwischen intraarterieller und intravenöser Verabreichung. Die nach intraarterieller Injektion am nichtinjizierten Bein erhaltenen Werte blieben im Durchschnitt stets und erheblich hinter den nach intravenöser Injektion erhobenen Durchschnittswerten zurück. Der größte Teil des arteriell zugeführten Phosphors wird danach im Stromgebiet der Schlagader zurückgehalten und gelangt nicht in den allgemeinen Kreislauf.

Umgekehrt lagen die nach i.a. Injektion am injizierten Bein gemessenen Werte für einen Zeitraum von drei Stunden weit über dem Durchschnitt der bei intravenöser Zuführung gewonnenen Zahlen. Bei nur leichter venöser Stauung (80 mm Hg) ergab sich bereits nach wenigen Minuten ein Höchstwert von über 200 Impulsen in der Minute, während die Konzentration des Stoffes nach intravenöser Injektion den Höchstwert von 70 Impulsen in der Minute erst nach einer Stunde erreichte. Im Stromgebiet der injizierten Arterie tritt also in allerkürzester Frist eine nur durch intraarterielle Zuführung erreichbare Höchstkonzentration auf, die erst nach drei Stunden auf die in den anderen Körperabschnitten gemessenen und während dieses Zeitraumes ziemlich gleichbleibenden Durchschnittswerte abfällt. Demnach ist die Verweildauer im arteriellen Versorgungsgebiet zeitlich keineswegs so begrenzt, wie allgemein angenommen wird.

Gleichzeitig prüfte Shaffer den Einfluß von venöser Stauung und von Blutleere auf Ausbreitung und Verweildauer der eingespritzten radioaktiven Substanz. Zwecks Blutrückstauung wurde vor der Injektion ein Blutdruckmesser angelegt, auf 80 mm Hg aufgeblasen und in dieser Höhe 10 Minuten lang erhalten. In anderen Versuchen wurde Blutleere durch Aufblasen der Manschette bis zu einem Druck von 280 mm Hg erzeugt. Nach i.a. Injektion bei gleichzeitiger venöser Stauung lagen die am injizierten Bein erhobenen Maximalwerte für die Dauer von 30 Minuten über dem Doppelten der Maximalwerte ohne Anwendung der Staumanschette. Sie fielen zu letzteren erst im Verlaufe von 90 Minuten ab. Durch Verminderung des venösen Blutabflusses läßt sich also eine wesentlich höhere Stoffkonzentration im arteriellen Stromgebiet erreichen als ohne sie. Blutleere von 10 Minuten Dauer ergab dagegen keine höhere Konzentration, auch erfuhr der Kurvenabfall keine Änderung. Demnach reicht die venöse Stauung zur Erzielung hoher Gewebskonzentrationen völlig aus; sie ergibt nach SHAFFER „wahrscheinlich sogar beständigere Resultate" als die Blutleere.

Ihrem Wesen nach kommt die Drosselung des venösen Rückflusses in erster Linie für die Verwendung von Pharmaka in Frage, die vom Extrazellularraum aus wirksam werden. Vasodilatantien mit vorzugsweise intravasaler Auswirkung auf die Gefäße selbst sind dafür weniger geeignet, es sei denn, sie werden mit zellwirksamen Mitteln kombiniert.

Der Abfluß der injizierten Stoffe wird durch die venöse Stauung nur verzögert, nicht verhindert. Nach Lösen der Staubinde erfolgt vielmehr ein um so schnellerer Übergang in den allgemeinen Kreislauf. Mithin schützt auch die venöse Stauung nicht vor Allgemeinwirkungen durch zentral angreifende oder toxisch wirkende Substanzen. Das ist wahrscheinlich der Grund dafür, daß die venöse Abflußdrosselung kaum noch zur Unterstützung der intraarteriellen Einspritzungsbehandlung herangezogen wird.

Dazu kommt der schon gegen BIER vorgebrachte Einwand, daß die Stauung die Gefahr der Gefäßwandthrombose berge.

Inzwischen ist die Weiterentwicklung dieser Therapieform durch das von KAINDL in die Behandlung der arteriellen Durchblutungsstörungen eingeführte Prinzip der Langzeit-Infusion andere Wege gegangen. Sie machen die venöse Rückstauung zur Verlängerung der Verweildauer der Stoffe im Gewebe überflüssig.

d) Kontinuierliche Stoffzufuhr

Kennzeichen einer sehr langsamen, über eine längere Zeit ausgedehnten intraarteriellen Injektion oder Infusion ist die gleichmäßig erfolgende Anflutung des Mittels. Die kontinuierliche Stoffzufuhr läßt eine Erhöhung der Gesamtdosis bei gleichbleibend niedriger Konzentration der injizierten Lösung zu. Das bedeutet nicht nur eine entsprechend größere, sondern auch eine anhaltendere therapeutische Einwirkung. In der Tat ist es mit Hilfe intraarterieller Infusionen möglich, die Dosierung auf Maximalwerte zu steigern wie bei keiner anderen Applikationsart. Trotzdem ist die Gefahr der Schädigung des Organismus gering, da aufgrund der gleichmäßig einstellbaren Infusionsgeschwindigkeit und der optimalen Konzentration Allgemeinreaktionen weitgehend vermieden werden. Das gilt vornehmlich für vasoaktive Stoffe. Der Halbwertzeit ihrer Wirkungsdauer entsprechend, kann die Einlaufgeschwindigkeit der Lösung dem Tempo des Medikamentenabbaues in der Blutbahn angepaßt werden. Auf diese Weise wird erreicht, daß die pharmakologischen Auswirkungen weitgehend auf das injizierte Endstromgebiet beschränkt bleiben.

> Für die Überlegenheit der intraarteriellen Infusion bei speziellen Indikationen der intravenösen und intraarteriellen Injektion wurden bereits die Untersuchungen angeführt, die WIDMER und Mitarb. mit radioaktivem Kochsalz anstellten.

Verwendet man Substanzen zur Infusion, die in der Blutbahn oder im Gewebe rasch umgesetzt oder verbraucht werden, dann läuft diese Art der Stoffzuführung auf den Vorgang des physiologischen Stoffaustausches auf dem Blutwege hinaus;

sie vermeidet einen allzu großen Übertritt der Substanzen in den Allgemeinkreislauf. Namentlich HESS hat sich in ausgedehnten Untersuchungen bemüht, vasoaktive Präparate zu finden, die, wie die Adenylverbindungen, diesen Voraussetzungen entsprechen und trotz maximal erweiternder Wirkung auf die Gefäße der regionalen Strombahn so rasch abgebaut werden, daß sie keine allgemeine Gefäßerweiterung nach sich ziehen und auch Störungen der Blutdrucksteuerung oder unerwünschte Einflüsse auf Herz- und Atmungsfunktion vermieden werden.

Besondere Bedeutung hat die kontinuierliche intraarterielle Infusion im Endarteriengebiet für die Krebstherapie erlangt, nachdem sich herausgestellt hatte, daß Krebszellen durch kurzfristige Einwirkung der gebräuchlichen Antimetaboliten selbst bei ganz massiver Dosierung nur unzureichend beeinflußt werden, zytostatische Erfolge vielmehr nur durch eine längere Zeit anhaltende Einflußnahme zu erreichen sind. Deshalb bietet sich die gezielte regionale Langzeitbehandlung nicht nur wegen der bis zu einem gewissen Grade möglichen Vermeidung des Überganges der toxischen Zytostatika in den Allgemeinkreislauf, sondern auch wegen des langdauernden Kontaktes der Substanzen mit den Geschwulstzellen an.

Bei der intraarteriellen Infusionsbehandlung pflegen, wie bereits erwähnt, die bei der Injektionstherapie fast unvermeidlichen schmerzhaften Gefäßreaktionen auszubleiben. Soweit sie überhaupt auftreten, erlauben sie einen gewissen Rückschluß auf die Reaktionsfähigkeit des injizierten Gefäßbezirkes.

2. Wirkungsbereiche

Den eigentlichen Wirkungsbereich der intraarteriellen Heilmittelanwendung bilden die Verzweigungen und Kollateralen der punktierten Arterie und der zugehörige Extravasalraum. An den Gefäßen selbst und in ihrem Versorgungsgebiet entfalten sich die Wirkungen der intraarteriell verabfolgten Mittel. Sie bleiben jedoch nicht auf diesen selektiven Strombahnbereich beschränkt, denn mit dem Übergang der eingespritzten Heilmittel in den großen Kreislauf kommt es über die beabsichtigte regionale Einflußnahme hinaus zu Neben- und Allgemeinwirkungen. Diese sind stets in Rechnung zu stellen, weil sie die Gefahr ungünstiger und mitunter nicht ungefährlicher Reaktionen bergen.

a) Reaktionsmöglichkeiten

Art und Ausmaß der eintretenden pharmakologischen Wirkungen hängen in erster Linie von der Art des verwendeten Pharmakon ab. Die eintretende Reaktion wird nicht allein durch die Konzentration des Mittels und die Größe der Dosis, sondern auch durch das Verhalten des Erfolgsorgans bestimmt. Das „Milieu“, in dem die Reaktion vor sich geht und zu einer Änderung der Funktion der reagierenden Zellen oder zu einer vorher nicht in diesem Maße vorhandenen Ansprechbarkeit auf den pharmakologischen Reiz führt, ist von nicht zu unterschätzender Bedeutung. Die Reaktionsfähigkeit des Erfolgsorgans wird gesteigert, abgeschwächt oder verändert. Seine Beeinflußbarkeit läuft damit letzten Endes auf eine Erregung oder eine Hemmung der Zelleistung hinaus.

Die zu erwartenden Reaktionsabläufe zwischen pharmakologischem Reiz und reagierendem Gewebsverband hat HAUSCHILD in nachstehendes Schema gebracht:

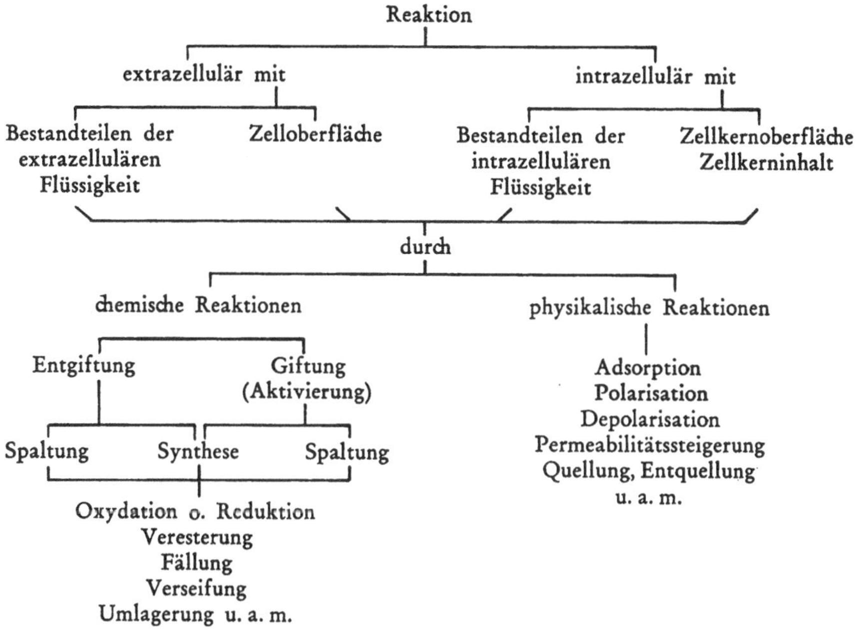

Die angeführten Reaktionen umschließen die möglichen Auswirkungen intraarteriell verabfolgter Pharmaka, nicht nur die therapeutisch beabsichtigten, sondern auch andere, unabhängig von der bekannten Wirkungsweise der gewählten Mittel auftretende Erscheinungen. Letztere mit Hilfe pharmakologischer Untersuchungsverfahren aufzuklären, wurde schon frühzeitig versucht; insbesondere interessierte die unterschiedliche Giftwirkung toxischer Substanzen bei intraarterieller oder intravenöser Verabfolgung.

b) Entgiftung und Giftung

Mit beiden Möglichkeiten ist zu rechnen, wenn die verwendeten Pharmaka in der arteriellen Strombahn chemische oder physikalisch-chemische Veränderungen erfahren, die ihre Toxizität steigern oder abschwächen.

Am nächsten liegt die Annahme von Abfangs- und *Entgiftungs*vorgängen mit dem Ergebnis einer geringeren Toxizität des Mittels. Zahlreiche Beobachtungen sprechen in diesem Sinne.

Schon GOYANES, v. OPPEL und namentlich GIRGOLAW bezeichneten es 1910 als einen Vorzug der arteriellen Anästhesie gegenüber der Venenanästhesie, daß die verwendeten Betäubungsmittel bei intraarterieller Verabreichung weniger giftig seien als bei intravenöser Einspritzung, und MAUREL wollte festgestellt haben, daß Kokainlösungen, die er bei Kaninchen statt in die Venen in die Arterie eingespritzt hatte, keine Zeichen von Vergiftung hervorriefen, während die Kontrolltiere bei intravenöser Applikation sofort verendeten.

BRAUN konnte die Beobachtungen allerdings nicht bestätigen; nach seiner Auffassung kommt es auf die Versuchsanordnung an: die Injektion in die gedrosselte Arterie sei weniger giftig als die in eine Vene mit ungehinderter Strömung und umgekehrt, so daß weniger die absolute Dosis als die Länge der Verweildauer des Giftes im Gewebe den Grad der dort stattfindenden Entgiftung und damit auch den Wirkungsgrad bestimmt.

Eine weitere Abhängigkeit besteht von der Ausdehnung des arteriellen Stromgebietes, in das injiziert wird; je größer das arterio-kapilläre Bett ist, in dem sich das Gift verteilt, desto geringer die Giftigkeit (v. OPPEL).

Solche Überlegungen haben u. a. für den *Zitratzusatz zu Blutkonserven* eine Rolle gespielt. Nach Versuchen von HEJHAL und FIRT führt intravenös injiziertes Zitratblut zu Spasmen in der Lungenstrombahn und zu Herzmuskelschäden, während bei intraarterieller Zitratinjektion eine gewisse Entgiftung erfolgt.

Besondere Aufmerksamkeit wurde der *Ermittlung der Dosis letalis minima toxischer Arzneimittel* bei intravenöser bzw. intraarterieller Injektion geschenkt. Die von EHRISMANN, KURODA, PACK, JORNS u. a. zu dieser Frage angestellten, größtenteils experimentellen Untersuchungen, über die in der 1. Auflage dieses Buches (1951) ausführlich berichtet wurde, ergaben eindeutige Hinweise auf Abfangs- und Entgiftungsvorgänge im Gewebe, von denen mit HEUBNER anzunehmen ist, daß sie außer auf einer Verdünnung des Giftes in der Gewebsflüssigkeit auf im einzelnen noch nicht zu übersehenden und für die verschiedenen Stoffe abweichenden chemischen Vorgängen wie fermentativer Abbau, Zerstörung labiler Moleküle, Auftreten neuer chemischer Verbindungen, Anlagerung an Eiweißstoffe u. ä. beruhen und dadurch zur Abschwächung der pharmakologischen Wirkung führen.

In jüngster Zeit wurde diese Frage erneut eingehend erörtert:

MHRQUARD und MEYER stellten in ihren *„experimentellen Studien zur intraarteriellen Infusion und Transfusion"* vergleichende Tierversuche über die Kreislaufwirkung von Adrenalin, Noradrenalin, Histamin und Acetylcholin bei intraarterieller und intravenöser Zuführung an. Schon vor ihnen hatte F. HESS geringere Blutdrucksteigerungen nach *Suprarenin*injektionen in die A. radialis oder die A. cubitalis als nach subkutanen und intravenösen Einspritzungen der gleichen Menge festgestellt; er sah diese Unterschiede als Ausdruck fehlender oder abgeschwächter Allgemeinreaktionen nach intraarterieller Adrenalininjektion an, ebenso das Ausbleiben der nach intravenöser Adrenalingaben auftretenden typischen Blutbildveränderungen. F. HESS vermutete bereits einen beschleunigten Adrenalinabbau in der arteriellen Strombahn, was von MARQUARD und MEYER experimentell bestätigt werden konnte. Ähnlich augenfällige Unterschiede in der Verträglichkeit bei intraarterieller bzw. intravenöser Injektion ermittelten MARQUARD und MEYER in Versuchen an Katzen für artfremdes, also toxisch wirkendes Blut sowie für Pferdeserum.

Die Praxis der intraarteriellen Einspritzungsbehandlung hat die in den experimentellen Studien MARQUARDS und MEYERS zum Ausdruck kommenden Besonderheiten des arteriellen Zuführungsweges in mehr als einer Hinsicht bestätigt. Die Abschwächung und Bindung, die intraarteriell zugeführten Heilmittel in dem Stromgebiet der Arterie erfahren, setzt die Gefahr des Auftretens schädigender Allgemeinwirkungen stark herab.

Das trifft vornehmlich für Mittel zu, die wegen ihrer zentral angreifenden Wirkungsweise intravenös nicht oder nur in einer verhältnismäßig niedrigen Dosierung Verwendung finden können, wie das u. a. für die in der Behandlung peripherer Durchblutungsstörungen viel verwendeten Acetylcholinpräparate gilt. Wie SNÁBL, FIALA und Polak für das Tetraäthylammoniumbromid (TEAB), so konnten wir in vergleichenden Untersuchungen für das Acetylcholin feststellen, daß die bei intravenöser Zuführung regelmäßig und in hohem Maße eintretende Blutdrucksenkung nach intraarterieller Injektion in die Beinschlagader so gut wie völlig ausbleibt. Die blutdrucksenkende Wirkung dieser und verwandter Mittel hängt mithin weitgehend von der Art ihrer Verabfolgung ab.

Als weiteres Beispiel sei die Prüfung der peripheren Gefäßdurchlässigkeit mit Hilfe der *Fluoreszenzprobe* angeführt, die übrigens ähnlich der arteriellen Anästhesie die vollständige Durchdringung des Gewebes mit dem intraarteriell zugeführten Farbstoff erweist. Sowohl bei intravenöser wie bei intraarterieller Zuführung tritt nach unseren Beobachtungen (Jorns und Paulus) im Licht einer Ultraviolettlampe (350 mu) eine gleichmäßige Fluoreszenz des Gewebes ein, nach intravenöser Injektion jedoch stets rascher und stärker — bereits nach 20—30 Sekunden — als nach intraarterieller Zuführung, wobei sie um so später und schwächer erscheint, je ausgeprägter die Gefäßwandveränderungen sind; thrombotisch oder sklerotisch bedingte Gefäßverschlüsse gehen mit Verzögerung der Fluoreszenzerscheinungen bis zum Fluoreszenzstop in Höhe des Strombahnhindernisses einher.

Der Leucht- oder Fluoresin-Test wurde von amerikanischen (Boyd, Lange, Neller) und französischen Forschern (Camus, Lemaire, Faulong) benutzt, um aus der eintretenden peripheren Gewebsfluoreszenz diagnostische Rückschlüsse auf die funktionelle Leistungsfähigkeit und Durchlässigkeit der arteriellen Gefäße zu ziehen. Während die Amerikaner die intravenöse Anwendung des völlig gewebsunschädlichen Farbstoffes bevorzugten und ihn wegen seiner gefäßerweiternden Wirkung auch therapeutisch verwandten, spritzten die Franzosen eine 5%ige Fluoresin-Natriumlösung in die Gliedmaßenarterien ein. Wie sie hat sich ferner Wengen der intraarteriellen Zuführung von Fluoresin bedient, um den stets unsicheren Faktor der Resorption bei anderen Einverleibungsarten auszuschließen. Bei ausreichender Gewebsdurchblutung ergibt die Leuchtprobe stets eine gleichmäßige Fluoreszenz des Gewebes, die durch kleine oberflächliche Hautkratzer noch deutlicher sichtbar gemacht werden kann. Schwere pathologische Gefäßveränderungen mit ungenügender Durchblutung des Gewebes lassen dagegen deutliche Ausfallserscheinungen erkennen.

Auch für den offenbar seltenen, für die intraarterielle Therapie aber bedeutsamen Vorgang der *Giftung* in der arteriellen Strombahn gibt es Beispiele, wie die Versuche von Winterberg mit Kampher zeigen, die nach Injektion in die A. carotis infolge seiner Einwirkung auf das Vasomotorenzentrum den Blutdruck stärker in die Höhe trieben, als die Einspritzung in die V. jugularis.

Andere Beispiele führen Marquard und Meyer (1957) an; sie beobachteten bei Versuchen mit Histamin, daß dessen blutdrucksenkende Wirkung durch die vorausgeschickte Verabfolgung eines Antihistaminikum nur bei intravenöser Gabe unterdrückt wird; nach intraarterieller Histamininjektion tritt nicht, wie erwartet, eine weitere Abschwächung der Histaminwirkung, sondern das Gegenteil, d. h. eine „Giftung“ ein. Ähnlich unterschiedlich verhält sich Azetylcholin bei intravenöser bzw. intraarterieller Zufuhr nach vorausgegangener Atropingabe.

c) Verhalten echtgelöster und kolloidal-gelöster Stoffe

Nach der raschen und vollständigen Durchdringung des regionalen Wirkungsbereiches gelangen intraarteriell zugeführte Substanzen in *wäßriger* Lösung, soweit sie nicht im Blut und Gewebe abgebaut und verbraucht werden — Acetylcholin z. B. wird im Blut durch Cholniesterase, Katecholanine werden durch Monoaminooxydasen gespalten —, in die venösen Abflußbahnen und schließlich zur Ausscheidung aus dem Körper.

Wesentlich anders verhalten sich *feste* und ***kolloidal gelöste*** Stoffe nach ihrer Einbringung in die arterielle Strombahn. Die Teilchen einer Suspension oder einer Kolloidlösung vermögen unter physiologischen Bedingungen die Kapillarwände weder von der Blutbahn aus noch vom Gewebe her in nennenswertem Maße zu durchdringen. Nur pathologische Verhältnisse ermöglichen ihren Übertritt in die Gewebsflüssigkeit, aus der sie dann wie Eiweißabbaustoffe und Stoffwechselprodukte teils auf dem Blut-, teils auf dem Lymphwege abtransportiert werden.

Zusammen mit ihrem Lösungsmittel werden die kolloidalen Stoffe an der Oberfläche von Zellen und Gewebsfasern niedergeschlagen oder von Speicherzellen aufgenommen. Abbaufähige eiweißhaltige Stoffe fallen bei diesem Vorgang fermentativen Verdauungsvorgängen in der speichernden Zelle anheim. Die Endprodukte werden von der Blutbahn aufgesogen und durch Nieren und Leber ausgeschieden.

d) Speicherungsvorgänge

Für die intrazelluläre Speicherung korpuskulärer und kolloidaler Substanzen, die die Strombahn verlassen, kommen in erster Linie folgende Stoffe in Betracht:

1. Dispersoid-Kolloide, zu denen die — gelegentlich auch intraarteriell verabfolgten — Gold- und Silberlösungen rechnen,
2. Molekül-Kolloide, wie die sauren kolloidgelösten Farbstoffe,
3. Micell-Kolloide, die die größte Gruppe bilden. Zu ihnen gehören außer Kristall-Suspensionen (z. B. Cortisone) und Eiweißkörpern auch Heparin, Insulin, Plasmaexpander auf Gelatinebasis wie *Plasmagel, Dextran,* ein Polysacharid, und Dextransulfat, Gummi arabicum, alle makromolekularen Kohlehydratverbindungen, ferner *Periston* und Polyvinylalkohol, also nicht wenige der gerade für die intraarterielle Injektions- und Infusionstherapie herangezogenen Mittel.

Inwieweit der embatische Effekt (Bennhold) der Serumeiweiße und kolloidaler Lösungen wie *Periston* und *Kollidon* die pharmakologische Wirkung intraarteriell gegebener hochmolekularer Stoffe beeinflußt, ist für die intraarterielle Injektions- und Infusionstherapie noch nicht ausreichend erforscht.

Geschwindigkeit und Ausmaß der Speicherungsvorgänge sind nach Janzco der Molekülgröße direkt proportional, d. h. hohes Molekulargewicht entspricht starker Speicherfähigkeit. Eine besonders große Neigung zur Speicherung ist in entzündlichen Geweben zu beobachten.

Nach neueren Untersuchungen läuft die Speicherung in zwei Phasen ab, von Janzco als Adsorptions- und Importphase bezeichnet.

In der ersten Phase erfolgt die Anlagerung und Anreicherung des Kolloids an der Oberfläche der Speicherzellen. Die Substanzen werden aus der kolloidalen Lösung in körniger Form in die Gewebsflüssigkeit ausgefällt (Homuth).

In der zweiten Phase folgt die vakuoläre Speicherung der an der Zelloberfläche haftenden Fremdsubstanzen in dem Innern der Zelle.

Auf das wechselnde Verhalten der Speicherzellen und ihren jeweiligen Funktionszustand, der in erster Linie den Beanspruchungen durch den Gewebsstoffwechsel angepaßt ist, haben verschiedene Umstände Einfluß. Unterschiede des Speicherungsgrades ergeben sich bereits aus Änderungen der Gewebsdurchblutung. Aktive Hyperämie bewirkt nicht nur eine Mehrzuführung von Kolloiden, sondern auch eine Mehrspeicherung. An ihrem Zustandekommen ist neben der erhöhten Durchlässigkeit der Gefäßwand der im aktiv hyperämisierten Gewebe erheblich gesteigerte Stoffwechsel ursächlich beteiligt. Die gleichen Vorbedingungen für ein Mehrangebot kolloidaler Stoffe auf dem Blutwege liegen in Entzündungsgebieten vor.

Das weitere Schicksal der gespeicherten Kolloide und der stapelnden Zellen ist aus der Physiologie und Pathologie des Speicherzellensystems hinreichend bekannt. Aufgenommene Substanzen, insbesondere eiweißhaltige Stoffe, werden intrazellulär verdaut, ihre Endprodukte ausgestoßen. Mit der Abgabe von Eiweißschlacken hängen Verschiebungen im Eiweißgehalt des Blutplasmas und Bildung von Antikörpern zusammen. Auch die für intraarterielle Injektionen und Infusionen benutzten Kolloide werden im Stromgebiet der Arterie aufgenommen und abgebaut. Sofern mit ihrer Verwendung eine unspezifische „Kolloidtherapie" zur Hebung der Abwehrkräfte des Körpers beabsichtigt ist, haben die Stoffe hier bereits das „Erfolgsorgan", die Endothelzellen der Endstrombahn, erreicht. Ähnlich ist die Empfehlung intraarterieller Zuführung von Antigenen zur Erzeugung einer örtlichen Immunität durch die Bildung von Schutzstoffen und Antikörpern zu deuten.

3. Wirkungsabfall

Alle Vorgänge, die zum Verschwinden eines Pharmakon aus dem Organismus beitragen, fallen unter den pharmakologischen Begriff der Elimination. In dem Maße, in dem der wirksame Stoff dem Erfolgsorgan entzogen und aus dem Körper eliminiert wird, tritt ein Wirkungsabfall ein. Das gilt auch für alle dem Körper auf intraarteriellem Wege zugeführten Pharmaka, denn es gibt in dieser Hinsicht keinen spezifischen Unterschied zwischen der intraarteriellen Verabfolgung von Arzneimitteln und anderen Applikationsarten. Infolgedessen spielt es auch keine Rolle, ob die Substanzen, die dem Organismus einverleibt wurden, ihrem Wirkungsbereich durch chemische Umwandlung in pharmakologisch unwirksame Stoffe, durch fermentativen Abbau oder durch Bindung an andere Stoffe, durch Eingehen indifferenter Verbindungen oder durch Ausscheidung in unveränderter oder umgewandelter Form durch exkretorische Organe entzogen werden. Alle diese Vorgänge laufen auf einen Wirkungsverlust hinaus; das gilt in derselben Weise für An- und Ablagerungsvorgänge.

Als Gradmesser für die eintretende Elimination gilt die Zeit, in der das verabfolgte Heilmittel seine pharmakologische Wirksamkeit zur Hälfte einbüßt. Die Zeitspanne, in der die Serumkonzentration des Stoffes um 50 % absinkt, wird als *Halbwertszeit* bezeichnet. Sie ist für die verschiedenen Substanzen von sehr unterschiedlicher Größe, so auch für die Chemotherapeutika, die bevorzugt für die intraarterielle Therapie Verwendung finden.

Sie beträgt für Penicillin 1/2 bis 3/4 Stunde,
für Streptomycin 2 1/2 Stunden,
für Chloramphenicol rund 4 Stunden,
für Tetracycline etwa 8 und
für Sulfonamide je nach Art der Verabreichung
zwischen 4 und 48 Stunden.

Für die intraarterielle Verwendung besitzen die Halbwertszeiten der zugeführten Arzneimittel besondere Bedeutung. Soweit sie bekannt sind, lassen sich aus ihnen Rückschlüsse auf Dauer und Ausmaß ihrer Einwirkung von der arteriellen Strombahn und vom extravasalen Raum aus ziehen. Der rasche Durchlauf intraarteriell injizierter Substanzen läßt einen nur sehr kurzen Kontakt im Endstrombahnbereich zu. Demzufolge ist die therapeutische Wirkung flüchtig und auch die Diffusion aus dem intravasalen in den extrazellulären Raum ist beschränkt. Am ehesten sind therapeutische Auswirkungen bei intraarterieller Zuführungsweise von Stoffen mit verhältnismäßig kurzer Halbwertszeit zu erwarten, also von Substanzen, die trotz ihres raschen Durchganges in einem verhältnismäßig hohen Grad abgebaut und verbraucht werden. Ein besonders günstiger Wirkungsgrad ist zu erreichen, wenn, und das gilt vor allem für die vasoaktiven Substanzen, die Injektionsdauer mit der Abbaugeschwindigkeit in möglichste Übereinstimmung gebracht werden kann.

Zumindest ist langsam zu injizieren, denn je rascher die Injektion erfolgt, desto rascher und konzentrierter vollzieht sich der Durchlauf der Medikamente durch das Gefäßbett und desto weniger diffundiert im ersten Umlauf aus dem intra- in den extravasalen Raum. Um die therapeutische Wirkung nicht nur voll auszunutzen, sondern noch zu verlängern, bietet sich die intraarterielle *Infusion* an. Sie hat neben der optimalen Einwirkungsmöglichkeit den Vorzug, daß so wenig wie möglich von der wirksamen Substanz in die Abflußbahnen gelangt und Nebenwirkungen infolgedessen weitgehend vermieden werden.

Die intraarterielle Verabreichung von Stoffen, deren Halbwertszeit beträchtlich länger ist als etwa die des Acetylcholins, des Na^{24} oder des Penicillins, legt es nahe, eine höhere Konzentration am Wirkungsort durch Verkleinerung des Strombahnvolumens, durch Steigerung der Dosis oder durch venösen Rückstau anzustreben. Das Verfahren der Wahl ist jedoch ohne Zweifel die Infusionstherapie. Die Gründe wurden schon eingehend (S. 10) erörtert.

Das gleiche Grundprinzip optimaler Einwirkungsmöglichkeiten bei möglichster Vermeidung schädigender Nebenwirkungen liegt bei der regionalen intraarteriellen *Perfusion* eines aus dem Körperkreislauf ausgeschalteten Stromgebietes vor. Durch den dabei benutzten extrakorporalen Kreislauf wird für eine längere Zeit ein ununterbrochener kontinuierlicher Durchlauf der intraarteriell zugeführten Zytostatika oder Antibiotika durch den isolierten Bezirk erreicht. Die Unvollkommenheit, die jedoch auch diesem aufwendigen Vorgehen innewohnt, besteht in unvermeidlichen Lecks des Maschinenkreislaufes. Sie sind nicht zu verhindern, weil sich das Durchströmungsgebiet nicht hundertprozentig isolieren läßt.

In denjenigen Körperregionen, die, wie die Strömungsgebiete der Gliedmaßen, in weit überwiegendem Maße für die intraarterielle Stoffzuführung herangezogen werden, befinden sich keine Ausscheidungsorgane. Die Eliminationsvorgänge beschränken sich in diesen Bereichen auf Abbau, Entgiftung, Umwandlung und Ablagerung in Speicherzellen. Infolgedessen wäre es durchaus begründet, in bezug auf die verwendeten Pharmaka und ihre in der Strombahn und im Gewebe eintretende Wirkungsminderung während des Durchganges durch das Endstromgebiet von einer *Halbwertszeit der Wirkungsdauer* zu sprechen und die Ausscheidungsvorgänge, zu denen es hier gar nicht erst kommt, unberücksichtigt zu lassen. Die Ermittlung dieser Halbwertszeit, die für viele Pharmaka, wie namentlich die Vasodilatantien, mit Hilfe indirekter Meßverfahren durchaus möglich ist, würde es gestatten, die Dosierung bei intraarterieller Zuführung dem Stoffaufbrauch entsprechend zu wählen oder, im Fall der Infusion, die Einlaufgeschwindigkeit der Lösung und deren Konzentration der Halbwertszeit des betreffenden Medikamentes anzupassen.

Die endgültige Elimination der eingespritzten Mittel durch Ausscheidungsvorgänge erfolgt erst, nachdem die Pharmaka die Endstrombahn passiert und — unverändert oder als Umwandlungsprodukte — über die venösen Abflußbahnen, zum Teil auch über Lymphabflußwege, in den Allgemeinkreislauf und damit in den Bereich der exkretorischen Organe gelangt sind.

Dieser Abstrom bedeutet für die intraarterielle Stoffzuführung keinen Wirkungsverlust, denn der gezielte und therapeutisch wirksame Kontakt mit dem Erfolgsorgan oder mit dem Krankheitsherd hört mit dem Verlassen der arteriellen Strombahn und des extrazellulären Raumes auf. Andererseits können die in den großen Kreislauf gelangten und nicht verbrauchten Stoffe vor ihrer endgültigen Ausscheidung in den regionalen Gefäßprovinzen noch anteilig wirksam werden. Bei manchen Heilmitteln, wie den Antibiotika, kann das von therapeutischem Wert sein; bei anderen sind auf diese Weise unerwünschte und unkontrollierte Wirkungen toxischer oder entgegengesetzter Art möglich, bevor das Pharmakon der Leber zugeführt und hier abgebaut oder schließlich durch die Nieren ausgeschieden wird.

Literatur

ADLER, H. u. F. REIMANN: Zschr. ger. u. exp. Med. **47**, 617 (1925).

AGGERWAL, S. P.: Untersuchungen über das Dosierungsverhältnis verschiedener Adenylverbindungen bei intraarterieller Infusion bei obliterierenden Gefäßerkrankungen. Diss. München 1959.

AMAN, E. u. W. LORBEK: Wien. med. Wschr. **112**, 177 (1962).

ANOCARDO, S. u. A. B. PELLEGRINO: Wien. med. Wschr. 177 (1962).

BEUTEL, A. u. O. KLEIN: Ref. Med. Klin. **32**, 899 (1936).

BIER, A.: Hyperämie als Heilmittel. Vogel, Leipzig 1907.

BIRGOLAW: Wratsch Nr. 43 (1910); Ref. Zbl. Chir. Nr. 46 (1911).

BROSIG, K.: Diss. Erfurt 1966.

CSJLARZ u. DONATH: Zbl. inn. Med. Nr. 13 (1900)

DENK, W.: Münch. med. Wschr. 437 (1934).

DRIESEN, W. u. W. RUMMEL: D. Dtsch. med. Wschr. **74**, 965 (1949).

EHRISMANN, O.: Arch. exp. Path. (D). 131, H. 3/4 (1928)

FELIX, K.: Die Physiologie der körpereigenen gefäßerweiternden Substanzen. Oehnhausener Ärztevereinskurs 1936. Steinkopff, Dresden.

FROST, T.: Diss. München 1958.

GOYANES: 3. spanischer Chirurg. Kongreß, 1910; Ref. Zbl. Chir. 1600 (1911).

—, Rev. cliniko de Madrid 1909, 1; Ref. Zbl. Chir. 791 (1909) und Dtsch. med. Wschr. **82**, 198 (1909).

HEIDELMANN, G.: Klinik d. Gegenw. II, 51 (1958).

HEINICKE, H.: Behandlung peripherer Durchblutungsstörungen im Stadium der Nekrose mit Periston „N". Münch. med. Wschr. **99**, 1308 (1957).

HENRIET, J.: Rev. méd. Suisse rom. **57**, 817 (1937); Ref. Z. Org. Chir. **87**, 87 (1938).

HEJHAL, L. u. P. FIRT: Dtsch. med. Wschr. 1072 (1957).

HESS, Fr. O.: Dtsch. med. Wschr. **48**, 29—30 (1923).

—, Arch. exp. Path. (D) **91**, 303 (1921).

HOFF, F. u. W. LAUWER: Z. exp. Med. **51**, 1 (1926).

HOMUTH, O.: Z. exp. Med. **55**, H. 3/4 (1927).

HOTZ: Beitr. klin. Chir. **76**, H. 3 (1911).

JAEGER, H.: Klinische Erfahrungen mit der intraarteriellen Injektion eines Vasodilatans. Dtsch. med. Journ. 76 (1956).

JUDMAIER, F.: Frostschäden und ihre Behandlung. Münch. med. Wschr. **94**, H. 5 (1952).

KAPPERT, A.: Untersuchungen über den Wirkungsmechanismus der intraarteriellen Therapie. Dtsch. med. Wschr. **91**, 1369 (1966).

KLEIN, O. u. K. GOTSCH: Z. exp. Med. **101**, 219 (1937).

KLEINE: Z. Hyg. usw. 36 (1901).

Kohlhardt: Verh. dtsch Ges. Chir. 2 (1901).

Kraus, H.: Arch. exp. Path. (D) **179**, H. 4/5 (1935).

Krummel, W. u. P. Popp: Praktische Erfahrungen mit der intraarteriellen Acetylcholintherapie bei peripheren Durchblutungsstörungen. Wien. med. Wschr. **101**, 855 (1951).

—, Die Behandlung nicht variköser Ulcera mit Acetylcholin intraarteriell. Wien. med. Wschr. **102**, 562 (1952).

Landgraf, O. u. F. Pruss: Erfahrungen bei der Behandlung peripherer Durchblutungsstörungen mit über 700 intraarteriellen Injektionen von Acetylcholin, Acetylcholin-Ronicol, Acetylcholin-Ronicol-Mestinon. Die Medizin 1477 (1955).

Lassen, N. A., O. A. Larsen, H. W. S. Sörensen, T. Hellböck, J. Dahn, R. Nilsen, H. Westling: Conservative treatment of gangrene using mineralcorticoid induced moderate hypertension. Lancet 606 (1968/I).

Läwen, A.: Pathologie und Therapie des peripheren Kreislaufes. Oehnhausener Ärztevereinskurs. Steinkopff, Dresden.

Letterer, E.: Z. exp. Med. **93**, 89 und 103 (1934).

—, Ärztl. Forschg. H. 9/10 (1948).

Löb, W.: Berl. klin. Wschr. 1504 (1912).

Marquardt, P. u. E. Meyer: Dtsch. med. Wschr. **82**, 1072 (1957).

Meier, R. u. R. Th. Meyer: Schweiz. med. Wschr. 1206 (1941).

Meyer: Fortschr. Therap. **15**, H. 4, 209; Ref. Dtsch. med. Wschr. H. 35 (1939).

Moniz, E.: Rev. neur. B. Air. **36**, 1122 und 1136; Ref. f. d. R. 41, H. 1, 114 (1930).

Nassetti: Policlinico Nr. 11 (1911); Ref. Zbl. Chir. 478 (1912).

Nusselt, H.: Chirurg **17/18**, 503 (1947).

Nyström, G.: Zbl. Chir. Nr. 46 (1918).

Oppel, W. A. v.: Wratsch Nr. 2 (1910); Ref. Zbl. Chir. 547 (1910).

—, Wratsch Nr. 19 (1909); Ref. Münch. med. Wschr. 1772 (1909).

Rintelen, G.: Zbl. Chir. **11**, 615 (1937).

Ritter, C.: Arch. klin. Chir. **138**, 381 (1925).

Rywlin, J. W.: Zbl. Chir. 1469 (1963).

Santos, R. Dos: Bull. Soc. nat. Chir. **59**, 35 (1933).

—, Surgery (Am.) **5**, 436 (1939).

—, Arch. ital. Chir. **51** (1938); Donati-Festschrift **2**, 764; Ref. Z. Org. Chir. 97, 170.

Singer, R.: Mitt. Grenzgeb. Med. u. Chir. **47**, 69 (1944).

—, Med. Klin. Nr. **38**, 25/26 (1943).

Snabl, P., F. Zdenek u. F. Polak: Zschr. ges. Inn. Med. 660 (1956).

Sunder-Plassmann, P.: Zbl. Chir. **65**, Nr. 17 (1938).

—, Chirurg **251**, 125 (1938).

Schmähl, D.: Med. Welt 805 (1966).

Schmitt, W.: Dtsch. med. Wschr. **74**, Nr. 46, 1392—1394 (1949).

Schütze, E.: Chirurg **19**, 314 (1947).

Schulemann, W.: Med. u. Chem. (1933).

—, Dtsch. Zahn- usw. Hk. **2**, H. 7 (1935).

—, Arch. exp. Path. (D.) **181**, 1 (1936).

Schwiegk, H.: Zbl. Chir. **70**, Nr. 45 (1943).

Thiele, P.: Die intraarterielle Therapie mit Acetylcholin „BC“ bei arteriosklerotischen peripheren Durchblutungsstörungen unter besonderer Berücksichtigung der ambulanten Dauerbehandlung. Dtsch. Ges. Wes. **13**, 998 (1958).

Truss, F.: Diss. Göttingen (1949).

Weissenbach u. Faulong: Revue de Rhumatisme **13**, 5 (1946).

Wengen, H. C.: Schweiz. med. Wschr. **77**, 763 (1947).

Wenzl, O.: Zbl. Chir. **76**, 1083 (1951).

Widmer, L. K.: Med. Welt **17**, 928 (1965).

Widmer, L. K., J. P. Meyer u. H. Staub: Cardiologia (Basel) 40 (1962).

Wiggers, C. J.: Ann. Heart. **33**, 633 (1947).

Wolff, H. u. G. Schaltenbrand: Zbl. Neurochir. Nr. 4, 233 (1939).

Wülfinghoff, W.: Dtsch. med. Wschr. Nr. **63**, 16, 566 (1938).

Zeman, W. u. H. Finke: Dtsch. med. Wschr. **76**, 1207 (1951).

Zukschwerdt, L.: Med. Welt **1**, 907 (1950).

IV. Technik und Methodik intraarterieller Injektionen und Infusionen

Die meisten Einwände gegen die Vornahme intraarterieller Injektionen und Infusionen zu therapeutischen Zwecken beruhen auf der Scheu vor technischen Schwierigkeiten sowie auf der Befürchtung, Schädigungen der Gefäße zu setzen und dadurch schwerwiegende Gefahren heraufzubeschwören.

Die geäußerten Bedenken sind, zumal bei unzureichender Technik und allzu weitherziger Anzeigestellung, durchaus nicht unbegründet! Deshalb sei hier ausdrücklich betont, daß die *intraarterielle Injektionsbehandlung nur in der Hand des Erfahrenen und technisch Geübten relativ gefahrlos und dem Kranken zumutbar ist.*

Voraussetzung für eine möglichst gefahrlose Heilmittelzuführung auf arteriellem Wege ist die Beherrschung der Technik der Arterienpunktion und -injektion. Außerdem ist die genaue Kenntnis möglicher Fehler und Zwischenfälle sowie ihrer Vermeidung oder Überwindung nötig. So ist vor allem unsichere Punktionstechnik und langes Suchen mit der Punktionsnadel, etwa bei schlecht tastbarer Beinschlagader, unbedingt zu widerraten; dazu sind die Gefahren der örtlichen Thrombosierung oder Blutung der entzündlichen Folgeerscheinungen nach versehentlicher periarterieller Injektion und der Nervenschädigung zu groß!

Einen *Überblick über die gebräuchlichen Punktions- und Injektionsstellen* gibt das Schema in Abbildung 8.

Die intraarterielle Einspritzung kann in die freigelegte Schlagader oder durch die Haut erfolgen. Welcher Weg gewählt wird, ist nicht Ansichts- oder Übungssache. Durch *Freilegung der Schlagader* wird die Vornahme der Arterienpunktion erleichtert, auch lassen sich Nebenverletzungen mit größerer Sicherheit vermeiden; die Ausführung ist jedoch stets mit einem operativen Eingriff und einer erhöhten Infektionsgefahr verbunden, die bei der perkutanen Punktion entfallen.

Dafür ist bei dem *perkutanen Vorgehen* die Möglichkeit größer, daß das Gefäß verfehlt, durchstoßen oder derart wandgeschädigt wird, daß Nachblutungen auftreten. Da die therapeutischen Einspritzungen im Gegensatz zu der rein diagnostischen Arteriographie in der Regel mehrfach wiederholt werden, ist für die intraarterielle Heilmittelanwendung die *perkutane Arterienpunktion und -injektion vorzuziehen.*

1. Die operative Freilegung

Der Eingriff wird zumeist in örtlicher Betäubung (2 %ige adrenalinfreie *Xylocain*lösung) vorgenommen. Prämedikation ist angezeigt. Selbst Kinder lassen sich in dieser Weise operieren, doch wird man gerade bei ihnen wie bei unruhigen Patienten die Allgemeinbetäubung, am besten in Form der Intubationsnarkose, vorziehen. Bei der Wahl der Betäubungsart ist ferner die Lage der Arterie, die dargestellt werden soll, sowie der Zweck der Freilegung zu berücksichtigen: eine einfache Punktion und Injektion ist zweifellos anders zu bewerten als die Einführung und Fixierung eines in die Arterie eingeschobenen Katheters, etwa in die A. lingualis zur Vornahme einer Zytostatika-Infusion.

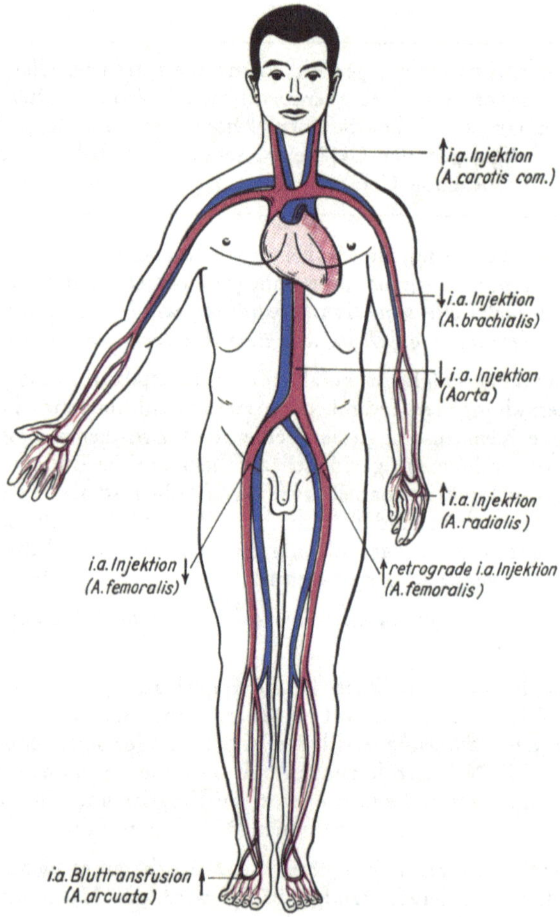

Abb. 8. Schematische Darstellung der Punktions- bzw. der Freilegungsstellen bei intraarteriellen Injektionen, Infusionen und Blutübertragungen

a) Freilegung der A. carotis communis und ihrer Teilungsstelle

Topographische Verhältnisse. Die A. carotis communis zieht aus der oberen Brustkorböffnung, auf der rechten Seite aus der A. anonyma (Truncus brachiocephalicus) auf der linken aus dem Aortenbogen entspringend, in der Gefäßscheide unter dem M. sternocleidomasteoideus kopfwärts. Etwa in Höhe des oberen Randes des Schildknorpels teilt sie sich in die A. carotis externa und interna (Abb. 9). Bei jugendlichen Menschen ist der Teilungswinkel spitz, beide Gefäße liegen eng aneinander. Bei Älteren weichen die Gefäße infolge zunehmender Elastizitätseinbuße mehr oder weniger auseinander. Dabei liegt die A. carotis interna lateral, um dann medianwärts hinter der A. carotis externa zu verlaufen. Ihrer tiefen Lage gemäß wird sie von allen drei Muskeln, die am Processus styloideus entspringen und nach vorn und median ziehen, bedeckt; von dem tiefsten von ihnen, dem M. stylopharyngycus, wird sie von lateral her überlagert. In ihrem ganzen Verlauf bis zum Schädel gibt sie keinen Ast ab.

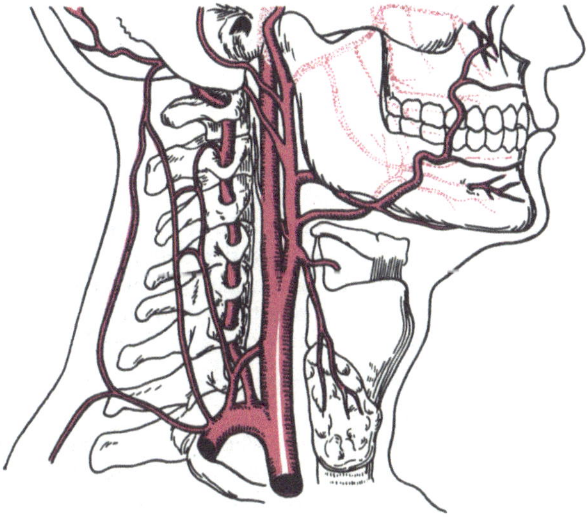

Abb. 9. Schematische Darstellung des Arterienverlaufes im Bereich des Halses

Die A. carotis externa reicht von der Teilungsstelle bis zur Regio retromandibularis, wo sie sich aufgliedert. Auf dem Wege dahin gibt sie eine große Zahl von Ästen ab, die, eingebettet in lockeres Bindegewebe, oberflächlich zur A. carotis interna gelegen sind, so daß die einzelnen Äste der Katheterisierung gut zugänglich sind. Die Unterscheidungsmerkmale sind mithin sehr deutlich zu erkennen:

> Die A. carotis interna liegt lateral und hinten; sie hat keine Äste. Die A. carotis externa ist vorn und medial gelegen und gibt von der Teilungsstelle an Äste ab.

Chirurgische Darstellung. Richtige Lagerung erleichtert den Eingriff wesentlich. Um das Gefäß gut zugänglich zu machen, wird ein Kissen unter die Schulter der gleichen Seite gelegt und der Kopf nach der entgegengesetzten Seite gedreht. Der Schnitt folgt dem gut tastbaren vorderen Rand des Kopfnickers; er beginnt in Höhe des Zungenbeines und endigt unterhalb der Höhe des Ringknorpels. Nach Durchtrennung von Haut, Platysma und oberflächlicher Halsfaszie wird der vordere Kopfnickerrand stark nach außen, der im unteren Wundwinkel schräg zum Kopfnicker verlaufende Musculus omohyoideus durch Wundhaken nach medial verzogen. Darauf wird die Gefäßscheide der A. carotis communis und der lateral von ihr gelegenen Vena jugularis interna eröffnet. Die Vene soll stets zuerst dargestellt und daraufhin mit einem Katgutfaden angeschlungen werden. Durch leichtes Emporziehen der V. jugularis mittels des Haltefadens stellt sich die A. carotis communis, tief in ihrer Gefäßloge liegend, gut dar. Zieht man beide Gefäße vorsichtig auseinander, so erscheint zwischen und hinter ihnen der starke N. vagus. Seine Reizung durch Quetschung oder Zerrung ist zu vermeiden; plötzlicher Atmungs- und Herzstillstand könnte die Folge sein.

Nachdem die Teilungsstelle freipräpariert ist, wird als erstes die Unterscheidung zwischen A. carotis externa und interna vorgenommen. Wenn das geschehen ist, kann die A. carotis externa mit zwei Haltefäden angeschlungen und die Punktion vorgenommen werden.

> Die Einspritzung erfolgt, je nachdem welches Versorgungsgebiet mit dem Arzneimittel beschickt werden soll, in die A. carotis communis, interna oder externa. Einfacher ist es, stets die A. carotis communis dicht unterhalb der Teilungsstelle zu punktieren und die Spitze der Punktionskanüle von hier aus in die A. interna oder externa vorzuschieben, wenn nur das eine oder andere Gebiet für die Einspritzung in Frage kommt.

Die Punktion selbst kann in verschiedener Weise vorgenommen werden. Das vorher mit einem Katgutfaden oder einem schmalen Bändchen angeschlungene Gefäß wird durch leichten Zug angehoben. Die Zügelung des Gefäßes erleichtert die Punktion und das Halten der Nadel bei der in Stromrichtung erfolgenden Injektion. Sie gestattet es außerdem, den arteriellen Blutstrom bereits während der Einspritzung und einige Minuten danach abzusperren, um den Zufluß der eingespritzten Lösung und deren Ausbreitung im Gewebe zu verlangsamen. Kurzdauernde Drosselung des arteriellen Blutzuflusses ist auch deshalb unerwünscht, weil die Hirngefäße nach den Untersuchungen von Moniz von allen arteriellen Stromgebieten des Körpers die größte Blutströmungsgeschwindigkeit aufweisen.

Die Einspritzungen können auch in die ungedrosselte Halsschlagader erfolgen. Um der Nadel bei diesem Vorgehen mehr Halt zu geben, führt sie Philippides nicht in die Wunde ein, sondern sticht sie etwa 2 cm unterhalb des unteren Wundwinkels schräg durch die Haut, bis ihre Spitze in der Wunde dicht an der Arterie sichtbar wird. Erst dann wird die Arterienwand punktiert. Der Vorteil dieser Methode liegt darin, daß die Kanüle durch die Weichteile in ihrer Lage gehalten wird. Außerdem ist es bei diesem Vorgehen möglich, selbst bei einem verhältnismäßig kleinen Hautschnitt die Nadel schräg in die Arterie einzuführen.

Infolge der Nachgiebigkeit der Arterienwand kommt es bei der Punktion der A. carotis communis mitunter vor, daß die Kanülenspitze die hintere Wand der Arterie durchstößt. Das kann man dadurch verhüten, daß man die vordere Arterienwand mit einer feinen Pinzette etwas oberhalb der Punktionsstelle festhält, so daß beim Einstechen der Nadel ein gewisser Gegendruck ausgeübt wird. Wird das Gefäß trotz dieser Vorsichtsmaßnahme durchstoßen, dann muß die Nadel Millimeter für Millimeter zurückgezogen werden. Liegt die Kanülenspitze richtig im Lumen der Arterie, wird hellrotes arterielles Blut herausspritzen. Der Stempel der aufgesetzten

Spritze wird synchron mit der Gefäßpulsation zurückgedrückt. Ist das nicht der Fall oder bleibt der rhythmische Blutaustritt aus, dann ist das ein Zeichen, daß die Kanüle auch jetzt noch nicht richtig liegt. Nur bei einwandfreier Lage der Kanüle darf die Injektion erfolgen!

Die Katheterisierung der A. carotis externa im Bereich der Teilungsstelle kann auf direktem und auf indirektem Wege vorgenommen werden.

Der *direkten* Kathetereinführung in die A. carotis externa dient die geschilderte Freilegung der Teilungsstelle. Eine bessere Übersicht und ein leichteres Einführen des Katheters aber ermöglicht die von SCHEUNEMANN und Mitarb. bevorzugte operative Darstellung der A. carotis externa von einem bogenförmigen horizontalen Hautschnitt aus. Der Schnitt verläuft etwa zwei Querfinger unterhalb des Kieferwinkels, beginnt über dem M. sternocleidomastoideus und zieht nach vorn in die Submandibularregion. Der Katheter wird entweder nach der SELDINGER-Technik (S. 78) oder nach SULLIVAN von einer stichförmigen Gefäßwandinzision an der Teilungsstelle aus eingeführt. Der Befestigung dient eine vorher angelegte Tabakbeutelnaht, der weitere Sicherheitsnähte hinzugefügt werden.

Die Erfahrung hat gezeigt, daß die direkte Katheterisierung dieser Art bei der Verwendung zytostatischer Stoffe nicht ungefährlich ist. Namentlich Katheterverlagerungen und Rückflüsse der infundierten Lösung kommen vor, weil der Katheter nicht ausreichend fixiert ist. DUFF und Mitarb. beobachteten bei 40 Fällen folgende Komplikationen: 11 örtliche Blutungen, 12 lokale Infektionen, 7 vorzeitige Katheterverlagerungen und 8 mal ein Aussickern der Infusionsflüssigkeit am Katheter (leakage).

Verschiedene Verfahren wurden ersonnen, um diesen Komplikationen zu entgehen. OETGEN und Mitarb. benutzen eine Silbermuffe mit Ösen zum Annähen des Katheters in der Wunde; SCHLEGEL verwendet einen über den Katheter gezogenen Kunststoffschlauch, dessen aufgespaltene Enden eingenäht werden.

Die *indirekte* Kathetereinführung geht diesen Schwierigkeiten aus dem Wege. Schon KLOPP und nach ihm SULLIVAN katheterisierten die A. carotis externa über die A. thyreoidea cranialis. EPPINGER veränderte die Technik, indem er den Katheter retrograd über die A. temporalis superficialis in die A. carotis externa einführte. Auch SCHEUNEMANN und Mitarb. verwenden die Methode, die in örtlicher Betäubung durchführbar ist und am besten von einem Hautschnitt aus erfolgt, der vor dem oberen Ansatz der Ohrmuschel liegt. Angiographische Studien von SCHOENMACKERS und SCHEUNEMANN sowie SCHEUNEMANN und SCHRUDDE ergaben jedoch, daß die Katheterisierung in dieser Weise bei älteren Patienten erschwert oder unmöglich sein kann. Gelingt sie aber, so läßt sich so auch eine isolierte Infusion der A. maxillaris durchführen.

Um bei der indirekten Katheterisierung eine Gewähr für sichere Fixation des Katheters zu haben, die durch die üblichen mehrfachen Umschlingen des Gefäßes nicht ausreichend gegeben ist, wurde von SCHEUNEMANN ein plastisches Verfahren entwickelt, bei dem der Stumpf der A. thyreoidea cranialis in den M. sternocleidomastoideus eingepflanzt wird.

Vor der Vornahme einer Infusion gewebsunverträglicher Lösungen, wie sie die Zytostatika-Therapie erforderlich macht, ist eine Lagekontrolle des in die A. carotis eingeführten Katheters durch einen Farbstoff-Test (S. 80) unbedingt angezeigt.

b) Freilegung der A. femoralis

Topographische Verhältnisse. Dicht unter dem Lig. inguinale wird die Arterie vom Cornu superius des Margo falciformis, distal davon nur von der Fascia lata bedeckt. Die V. femoralis liegt der Arterie medial dicht an, beide haben eine gemeinsame Gefäßscheide. Weiter distal tritt die Vena mehr und mehr hinter die Arterie.

In ihrem proximalen Verlaufsabschnitt gibt die A. femoralis mehrere Äste ab: nach ihrem Eintritt in die Fossa iliopectinea gehen die oberflächlich gelegenen Aa. epigastrica superficialis, circumflexa ilium superficialis und pudendae externae ab. Weiter distal gibt die A. femoralis ihren stärksten Ast, die A. femoris profunda, und die beiden Aa. femoris circumflexae ab (Abb. 10 und 11).

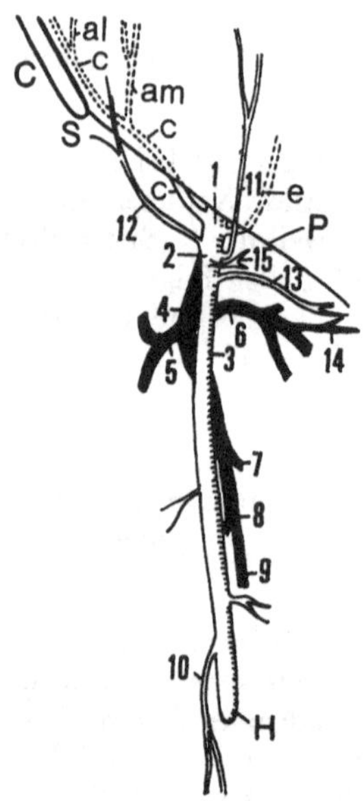

Abb. 10. Topographie der A. femoralis und ihrer Äste. Die A. femores profunda und ihre Äste sind dunkel gehalten (nach RAUBER-KOPSCH)

C	Crista iliaca,
H	Anfang der A. poplitea,
P	Lig. inguinale,
S	Spina iliaca anterior superior. c A. circumflexa ilium profunda
al	R. ascendens lateralis derselben,
am	Ramus ascendens medialis s. A. epigastrica lateralis (Varietät),
1	Endstück der A. iliaca externa,
2, 3	A. femoralis,
4	A. femoris profunda,
5	A. femoris circumflexa lateralis,
6	A. femoris circumflexa medialis,
7, 8, 9	A. perforans prima, secunda und tertia,
10	A. genus suprema,
11	A. epigastrica superficialis,
12	A. circumflexa ilica superficialis,
13, 15	Aa. pudendae extt. und Rr. inguinales (14 R. pudendus)

Chirurgische Darstellung. Die A. femoralis wird in einer Linie aufgesucht, die die Mitte des Lig. inguinale mit dem Epikondylus medialis femoris verbindet.

Die hohe Freilegung der A. femoralis erfolgt unmittelbar unterhalb des Leistenbandes. Dadurch läßt es sich am ehesten vermeiden, daß man mit den im unteren Abschnitt der Fossa ovalis einmündenden Venen und mit den an dieser Stelle austretenden Arterien in nachteilige Berührung kommt. Der Hautschnitt beginnt etwa fingerbreit oberhalb der Mitte des Leistenbandes und verläuft von hier aus 5—6 cm schräg nach innen und abwärts. Zunächst wird der untere Rand des Leistenbandes dargestellt, sodann das Fettgewebe auseinandergedrängt und die Fascia lata vorsichtig in der Schnittrichtung gespalten. Nach Eröffnung der Gefäßscheide zeigt sich die Arteria und an ihrer medialen Seite die V. femoralis (Abb. 12).

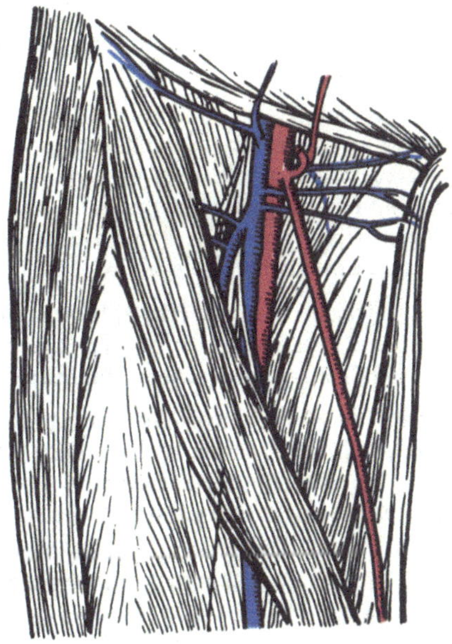

Abb. 11. Topographische Anatomie des Oberschenkels: Gefäß- und Nervenverlauf

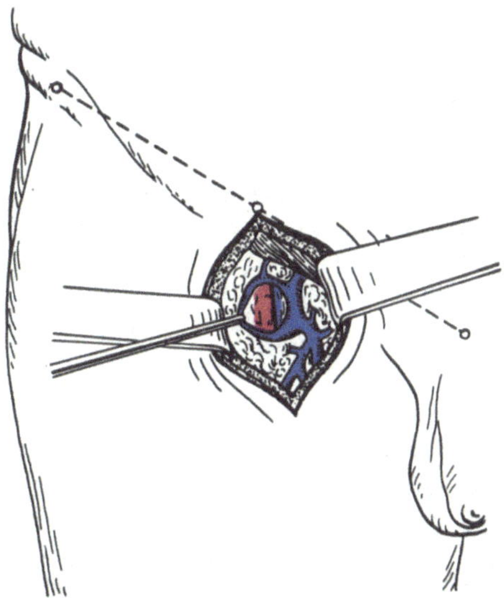

Abb. 12. Freilegung der A. femoralis unterhalb des Leistenbandes

> Zur Orientierung ist es wichtig, darauf zu achten, daß die V. femoralis medianwärts verläuft und die V. saphena magna im oberen Anteil in sie einmündet. Nicht weniger wichtig ist es, Venenverletzungen zu vermeiden, zumal in diesem Gebiet Gefäßanomalien keine Seltenheit sind.

Bei der Freilegung im weiter distalen Verlauf des Gefäßes beginnt der etwa 6 cm lange Hautschnitt genau an der Grenze zwischen oberen und mittleren Oberschenkeldrittel am Innenrand des M. sartorius, der genau darzustellen und nach außen zu verziehen ist. Die Verlaufsrichtung der Muskelfasern läßt eine sichere Orientierung zu; nur die Fasern des M. sartorius ziehen schräg nach medial und distal.

Nach Spaltung des tiefen Blattes der Fascia lata liegen die Gefäße frei. Am lateralen Rand der A. femoralis liegt der N. saphenus; die V. femoralis ist tibial und hinter der Arterie gelegen.

Zur Freilegung der A. femoralis im unteren Drittel durch einen Schnitt, der an der Grenze zwischen mittleren und unteren Oberschenkeldrittel beginnt, muß der Adduktorenkanal eröffnet werden. Zu diesem Zweck wird die laterale Begrenzung des Schneidermuskels dargestellt und der Muskel selbst stumpf medialwärts verzogen, so daß nur noch das Dach des Muskelkanals vorsichtig gespalten zu werden braucht, um das hier gelegene Gefäßbündel sichtbar zu machen.

Das Aufsuchen der A. femoralis im Adduktorenkanal kommt nur dann in Frage, wenn die Freilegung im oberen Drittel oder in der Mitte des Oberschenkels aus äußeren Gründen — Narben, Hautveränderungen — nicht möglich ist.

Besteht die Absicht, nach der Injektion Blutleere oder venöse Stauung anzuwenden, wird die Freilegung der Schlagadern der oberen oder unteren Gliedmaßen zweckmäßig an einer Stelle ausgeführt, die es erlaubt, noch oberhalb des Operationsgebietes Schlauch oder Binde anzulegen.

Zur Arterienpunktion werden nur scharf und kurz angeschliffene, dünne Kanülen von 0,8 bis 1,2 mm Stärke benutzt. Die Länge soll für die größeren Schlagadern 8 cm, für die kleineren 5 cm betragen. Das Einstechen erfolgt schräg in Richtung der Blutströmung. Infolge der Nachgiebigkeit der Gefäßwände wird die hintere Wand der Schlagadern leicht durchstoßen. Deshalb darf die Nadelspitze nur ganz allmählich vorgeschoben werden. Wird die Arterie trotzdem durchstoßen, dann muß die Nadel Millimeter für Millimeter zurückgezogen werden, bis die richtige Lage erreicht ist. Liegt die Kanüle sicher in der Gefäßlichtung, dann spritzt hellrotes arterielles Blut im rhythmischen Strahl heraus. Bei bereits aufgesetzter Spritze wird der Stempel, der leicht gehen soll, synchron mit der Gefäßpulsation zurückgedrückt, der Spritzenraum füllt sich mit Blut. Anderenfalls liegt die Nadel nicht im Gefäßlumen.

> Die Injektion darf erst vorgenommen werden, wenn man sich von der richtigen Lage der Kanüle in der Gefäßlichtung überzeugt hat.

Der Arterienkatheterismus, der vornehmlich die Indikation für die operative Arterienfreilegung abgibt, und das hierfür bevorzugt verwendete SELDINGER-Verfahren werden in einem gesonderten Abschnitt (S. 81) behandelt, auf den hier verwiesen sei.

2. Die perkutane Punktion und Injektion

Den Schrittmacher für den Ausbau der perkutanen Punktionstechnik bildete die Arteriographie. Durch Fortfall des zur Freilegung notwendigen operativen Apparates fand sie eine bedeutend häufigere Anwendung als vorher. Die gleiche Methode ist für arterielle Heilmitteleinspritzungen geeignet, die sich oft ohne Anästhesie oder in oberflächlicher örtlicher Betäubung durchführen lassen.

Die benötigten Hilfsmittel bestehen — abgesehen von Notfallsituationen — aus

1. einem steril abgedeckten kleinen Instrumententisch,
2. mehreren sterilen 5- bis 10-ml-Rekordspritzen mit zügig und leicht gehendem Stempel und dazu passenden Ansatzschläuchen,
3. 70 %igem Alkohol oder einer anderen Desinfektionslösung,
4. einer Kornzange in Desinfektionslösung,
5. sterilen Mulltupfern und
6. einer Serie von Kanülen verschiedener Länge und Stärke (nähere Angaben bei den einzelnen Punktionsarten).

Weniger umständlich ist die Verwendung eines *Einweg-Instrumentariums.*

a) Punktion der A. carotis communis

Zur Punktion wird stets die A. carotis communis gewählt. Die Gefahr eines vorübergehenden oder dauernden Verschlusses dieses Gefäßes durch eine Blutung in die Gefäßwandschichten ist bei dem verhältnismäßig großkalibrigen Querschnitt der A. communis nicht so groß wie etwa bei der direkten Punktion der A. carotis interna. Aber schon ein nur vorübergehender Verschluß der A. carotis interna kann außerordentlich folgenschwer sein. Bei unruhigen Kranken und bei Kindern ist deshalb in der Regel Allgemeinbetäubung (Intubationsnarkose!) angezeigt, denn die Punktion der A. carotis communis gestaltet sich wesentlich schwieriger als die Punktion anderer großer Arterien.

Da das Gefäß leicht ausweicht, ist bei der Lagerung des Kranken auf eine leichte Dorsalflexion des Kopfes zu achten. Durch das Unterlegen von Kissen unter die Schultern wird der Kopf in eine geringgradige Hängelage gebracht und nach der entgegengesetzten Seite gedreht. Bei dieser Lagerung spannt sich die Halsschlagader gut an, und der Gefäßstrang läßt sich dementsprechend deutlich tasten.

Um ein seitliches Ausweichen zu verhindern, wird das Gefäß mit Zeige- und Mittelfinger der linken Hand festgehalten. Bei der nun folgenden örtlichen Betäubung sind auch die tieferen Gewebsschichten zu durchtränken.

Der Einstich der Punktionsnadel erfolgt an der Stelle, an der die Pulsation der Arterie am deutlichsten zu fühlen ist. Das ist meist etwa fingerbreit unterhalb des oberen Schildknorpelrandes oder 2—3 Querfinger oberhalb des Schlüsselbeines der Fall. Von SHIMITZU wurde empfohlen, die Nadel genau senkrecht einzustechen. Mit PHILIPPIDES u. a. ziehe ich es vor, die Hohlnadel leicht schräg nach oben in Richtung des Gefäßverlaufes in die Haut einzustechen. Die Wunde in der Gefäßwand ist bei schräger Durchbohrung des Gefäßes nicht nur kleiner, sondern legt sich nach Herausziehen der Nadel auch leichter wieder zusammen. Zunächst wird die Nadel nur so weit an das Gefäß herangeführt, daß ihre Spitze die Wand eben berührt.
Dabei werden kräftige Pulsationen wahrgenommen (Abb. 13).

Das Auftreten der Pulsation kann als Bestätigung dafür angesehen werden, daß die Kanüle richtig liegt. Erst wenn auf diese Weise die Kanülenlage lokalisiert ist, wird die bereits mit der Spritze versehene Nadel mit einem kurzen Ruck in das Gefäß eingestochen.

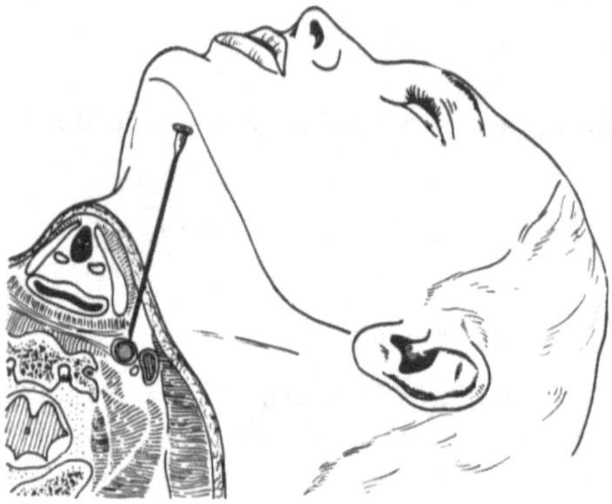

Abb. 13. Schematische Darstellung der geschlossenen Punktion der A. carotis cmmunis bei stark retroflektiertem Kopf nach J. Gabka

Die möglichen Folgeerscheinungen gliedern sich in

a) Komplikationen durch die Punktion
   1. Bluterguß in die Halsweichteile
   2. Reizung des sympathischen Nervengeflechtes der Gefäßwände und des Glomus caroticum mit nachfolgenden Kreislaufreaktionen
   3. postpunktionelle Thrombosen
   4. Gefäßverschlüsse nach Gefäßwandverletzung mit intramuralem Hämatom

b) Komplikationen durch den Injektionsvorgang
   1. intramurale Arzneimittelinjektion
   2. Embolien

c) Komplikationen in Abhängigkeit von der Art des injizierten Arzneimittels
   1. Kreislaufstörungen
   2. Überempfindlichkeitsreaktionen

Für die perkutane Arteriographie der Gehirngefäße hat Shimitzu ein brauchbares Verfahren entwickelt. Wolf, Schaltenbrand, Darms, Behrmann u. a. haben seine Methode übernommen, Brobell, Buchtale und Gerlach Verbesserungen vorgeschlagen, die nach Wende auch für die intrakarotidielle Injektionstherapie von Nutzen sind.

In die von Buchtale und Gerlach für die Karotispunktion angegebene Kanüle von 1,0—1,2 mm Durchmesser wird ein stumpfes Mandrin eingeführt, sobald die Spitze der Nadel, erkennbar an der Blutpulsation, eindeutig im Gefäßlumen liegt (Abb. 14). Die mit dem Mandrin versehene Kanüle kann man dann gefahrlos in die A. carotis interna, in latero-kranialer Richtung, vorschieben, falls beabsichtigt ist, lediglich das Versorgungsgebiet dieses Gefäßes mit dem Heilmittel zu beschicken. Das Vorschieben der Nadel gelingt bei einiger Übung leicht; Gefäßwandverletzun-

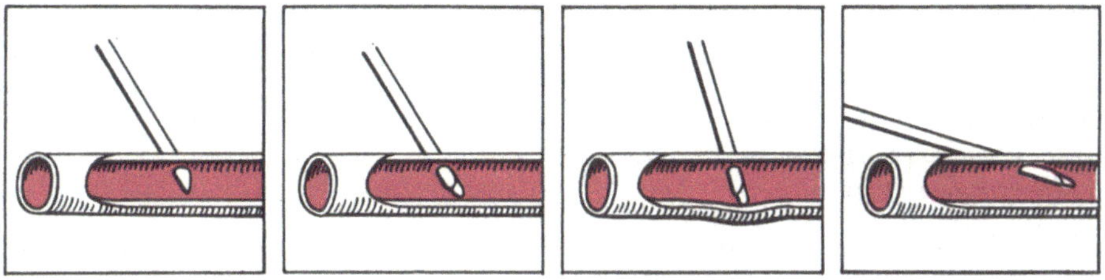

Abb. 14. Darstellung des Vorganges bei der Arterienpunktion bei Benutzung eines Mandrins nach BUCHTALA u. GERLACH

gen sind bei liegendem Mandrin nicht zu befürchten. Zur Überprüfung der Nadellage wird das Vorspritzen von 5—10 ml einer physiologischen Kochsalzlösung angeraten. Liegt die Nadel richtig in der A. carotis interna, dann bildet sich infolge einer Kontraktion der A. frontalis medialis für kurze Zeit ein umschriebener Abblassungsbezirk der Haut über dem medialen Anteil der Orbita aus. Bei der Nadellage in der A. externa und auch in der A. carotis communis geben die Kranken nach Injektion der Kochsalzlösung gewöhnlich ein Kältegefühl in der Wangenschleimhaut, an den Zähnen und an der Zunge an. Ein positiver „Frontalis-Test" ist nach WENDE für die Lage der Injektionskanüle in der A. carotis interna beweisend.

Aus dem Pulsieren der Kanüle kann auf die genaue Lage geschlossen werden (Abb. 15).

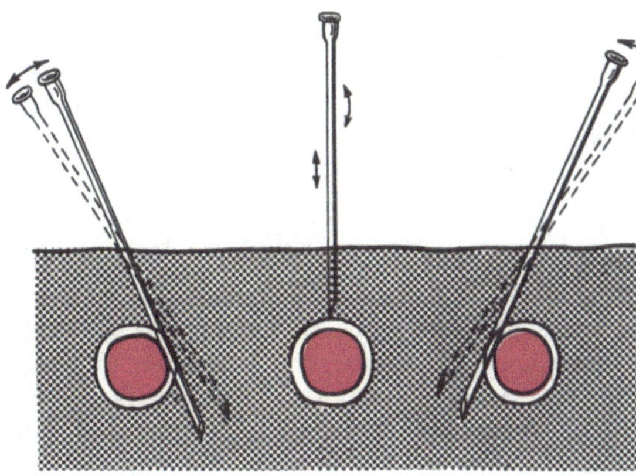

Abb. 15. Kanülenbewegung bei der Arterienpunktion

Auch eine isolierte Injektion in die A. carotis externa ist möglich, indem die Injektionskanüle zur Bifurkation und von hieraus weiter, in medio-kranialer Richtung, bis in die A. carotis externa hinein vorgeschoben wird.

Nach der Entfernung der Kanüle, die in der Richtung des Einstiches herausgezogen werden soll, wird die Arterienpunktionsstelle für die Dauer von 5 Minuten komprimiert, um Nachblutungen zu vermeiden. Die angegebene Kompressionsdauer ist in jedem Falle exakt einzuhalten, da bereits kleine Nachblutungen erhebliche Beschwerden verursachen und größere zu Atembehinderungen führen können, so daß u. U. ein Luftröhrenschnitt notwendig wird. Außer der Hämatombildung in den Weichteilen des Halses sind postpunktionelle Thrombosen und Reizzustände des sympathischen Gefäßnervengeflechtes und des Glomus caroticum mit nachfolgenden Kreislaufreaktionen möglich.

Für die Punktion der A. carotis communis kann auch eine Kunststoffkanüle *(Braunüle)* Verwendung finden, da sie mit einem Infusionssystem versehen werden kann. Das System steht in verschiedenen Ausführungen zur Verfügung; die Anwendungsweise hat Gabka genau beschrieben.

b) Punktion der A. vertebralis

Neuerdings ist eine sichere und angeblich gefahrlose Technik der perkutanen Vertebralis-Punktion und -Injektion von Richter und Lietz entwickelt und bekanntgegeben worden. Da die direkte ventrale Punktion der A. vertebralis am Hals technisch kompliziert ist, werden zumeist, zumindest für die Kontrastmitteldarstellung der Aa. vertebrales, indirekte Methoden vorgezogen, für die es drei Möglichkeiten gibt (Abb. 16):

1. Einführen eines Katheters analog dem Herzkatheterismus von der rechten A. brachialis aus bis in die A. subclavia mit nachfolgender Füllung der Aa. carotis und der rechten A. vertebralis nach Radner,
2. direkte Punktion der A. subclavia und Injektion mit Darstellung der Hirnarterien nach Shimitzu,
3. die sog. Brachialarteriographie mit Überdruckinjektion nach Gould, Peyton, French. Die Technik ist folgende: Nach Punktion der rechten A. brachialis im oberen Drittel erfolgt die Injektion unter Druck direkt in die Arterie. Es füllt sich der ganze proximale Gefäßabschnitt einschließlich der rechten A. carotis und der rechten A. vertebralis, damit auch der unpaarig angelegten A. basilaris nebst A. cerebri post. Von der linken A. brachialis aus läßt sich nur die A. vertebralis füllen. Für diese indirekte Methode muß man sich bei der Injektion eines Überdruckgerätes bedienen.

c) Punktion der A. subclavia

Die A. subclavia wird in der Mohrenheimschen Grube dicht unterhalb des Schlüsselbeines aufgesucht. Um das Gefäß anzuspannen, wird der Arm vor der Punktion in Abspreizstellung gebracht und ein leichter Zug nach unten ausgeübt. Unter die Schulter kommt ein Kissen, so daß der nach der entgegengesetzten Seite gedrehte Kopf leicht herabhängt. Bei fettleibigen Kranken kann die Arterie schwer zu tasten sein. Die Punktion soll nur versucht werden, wenn sich die Lage des Gefäßes palpatorisch mit Sicherheit feststellen läßt. Philippides hat in einigen Fällen *Veritol®* intravenös gegeben, um sich das Auffinden des Gefäßes zu erleichtern. Die *Veritol*-injektion bewirkt durch Blutdruckerhöhung eine verstärkte Pulsation und Spannung der Gefäßwand.

In die A. subclavia muß die Nadel in senkrechter Richtung eingestochen werden, um den anatomischen Gegebenheiten Rechnung zu tragen: Die A. subclavia entspringt rechts aus der A. anonyma (Truncus brachiocephalicus), links unmittelbar aus dem

Aortenbogen. Ihr Ursprung liegt mithin innerhalb der Brusthöhle. Sie zieht zunächst hinter dem Sternoklavikulargelenk kranialwärts, verläuft dann in einem der Pleurakuppel entsprechenden, aufwärts konvexen Bogen hinter dem Ansatz des M. scalenus anterior zum Sulcus arteriae subclaviae der ersten Rippe und über diese hinweg zur Klavikula, um hinter dieser ohne scharfe Grenze in die A. axillaris überzugehen.

Chirurgischerseits werden dementsprechend drei Strecken unterschieden:

1. eine mediale Strecke vor Eintritt der A. subclavia in die Scalenuslücke,
2. eine laterale Strecke nach Durchtritt der Arterie durch die Scalenuslücke und
3. eine infraklavikuläre Strecke, die unterhalb des Schlüsselbeines beginnt.

Von anatomischer Seite wird die Arterie in ihrem Verlauf unterhalb des Schlüsselbeines bzw. distalwärts der ersten Rippe bereits als A. axillaris bezeichnet. Im Bereich der MOHRENHEIMschen Grube, von der aus die perkutane Punktion vorgenommen wird, trifft man mithin eigentlich auf den proximalen Anteil der A. axillaris, die hier bereits eine schräg-distale Verlaufsrichtung aufweist (Abb. 16). Infolgedessen ist eine Einführung der Kanüle in der Richtung des Gefäßverlaufes wie etwa bei der A. carotis communis nicht möglich. Die Nadel muß vielmehr senkrecht, allenfalls mit einer geringen Hinwendung der Nadelspitze in Richtung auf die obere Begrenzung der Achselhöhle, in die Arterie eingestochen werden, wenn sich bei Wandberührung der Kanülenspitze deutliche Mitpulsation gezeigt hat.

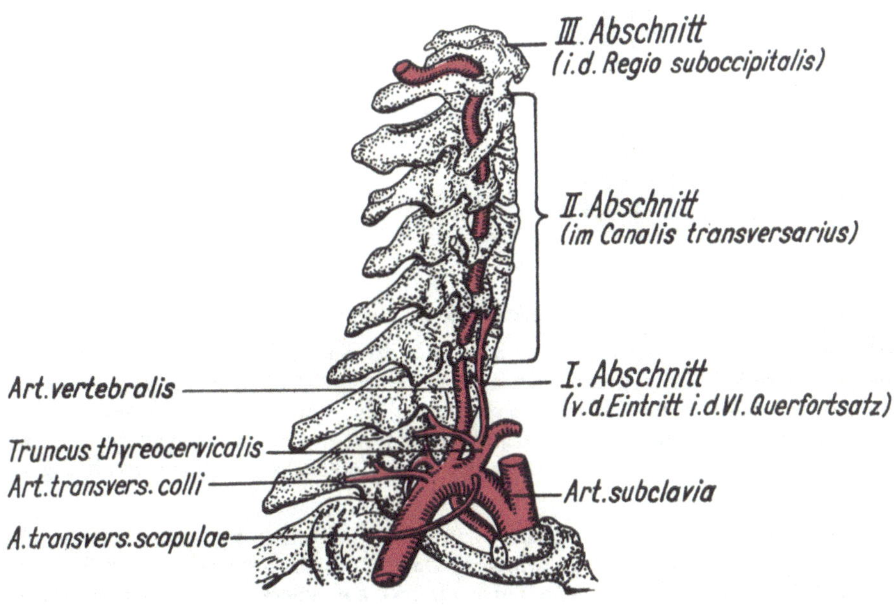

Abb. 16: Verlauf und Verästelung der A. subclavia und ihre Beziehungen zu den Aa. axillaris und vertebralis (nach SIMONS-MÖLLER-BUSSE)

d) Punktion der A. axillaris

Um in die A. axillaris in der Achselgrube einzuspritzen, wird der Arm des liegenden Kranken über den Kopf nach oben gehalten. Mit den Fingern der linken Hand, die in 3 cm Abstand und mit leichtem Druck, dem Gefäßverlauf entsprechend, auf die Haut aufgesetzt werden, wird das Gefäß festgehalten. Mit der rechten Hand wird die Hohlnadel in leicht schräger Richtung oberarmwärts eingeführt.

Da die A. axillaris inmitten der dicht gebündelten Nervenstämme — N. medianus, N. ulnaris und Nn. cutanei antebrachii und brachii medialis — verläuft (Abb. 17), ist es zur Vermeidung von Nervenverletzungen und Fehlinjektionen wichtig, daß die Punktion nur bei gut tastbarer und durch Fingerdruck fixierter Arterie vorgenommen wird.

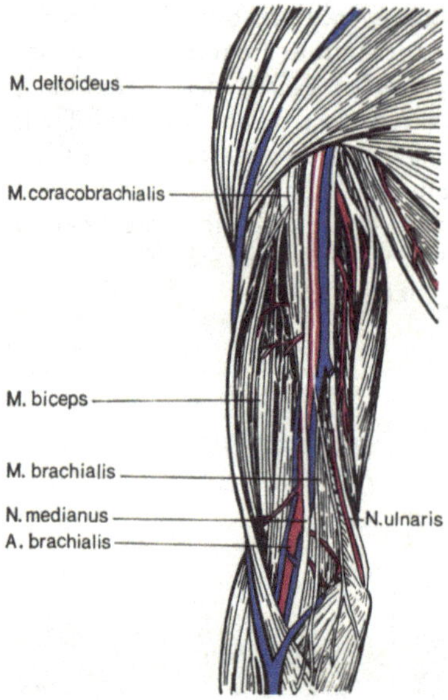

Abb 17. Schematische Darstellung des Verlaufes der A. axillaris und A. brachialis

e) Punktion der A. brachialis

Mit gleicher Technik wird die A. brachialis im Sulcus bicipitalis auf der Innenseite des rechtwinklig abgespreizten und auf einem Tischchen gelagerten Oberarmes aufgesucht. Nach meinen Erfahrungen gelingt die Punktion am leichtesten, wenn man sich dabei von der gegenüberliegenden Seite über den Oberkörper des Kranken herüberbeugt und aus dieser Stellung die Nadel schräg zur Strömungsrichtung des Blutes in die mit zwei Fingern fixierte Arterie einsticht.

Die Einspritzung in die A. brachialis kann auch unmittelbar vor ihrer Teilungsstelle, dicht oberhalb der Ellenbeuge, erfolgen. Dazu soll der Kranke zurückgelehnt auf einem Stuhl sitzen und der Arm durchgestreckt auf einem Kissen gelagert werden. Das Durchtasten und Auffinden des Gefäßes ist bei dieser Lage jedoch nicht immer so leicht, wie die Punktion in den weiter proximal gelegenen Verlaufsabschnitten und kommt deshalb für perkutane Heilmitteleinspritzungen weniger in Frage. Die gleiche Einschränkung gilt für weiter distal gewählte Punktionsstellen.

Indikationen für perkutane Injektionen sowohl in die A. axillaris wie in die A. brachialis werden jetzt häufiger als früher gestellt, nachdem die intraarterielle Antibiotika-Behandlung größere Verbreitung erlangt hat. Deshalb sei hier folgendes betont:

> Die perkutane Injektionstherapie an den oberen Gliedmaßen ist aus noch näher zu erörternden Gründen nur aus strenger Anzeigestellung und unter Verwendung sicher gut verträglicher Heilmittel zulässig.
> Wie die schrecklichen Folgen versehentlicher Einspritzungen von Kurznarkosemittel in die A. brachialis gezeigt haben, beantworten die Armschlagadern die intraarterielle Injektion leicht mit hochgradigen Verengerungszuständen und Gefäßwandschäden.

In seltenen Fällen ist die chirurgische Freilegung der A. brachialis — wie in Abb. 18 dargestellt — erforderlich.

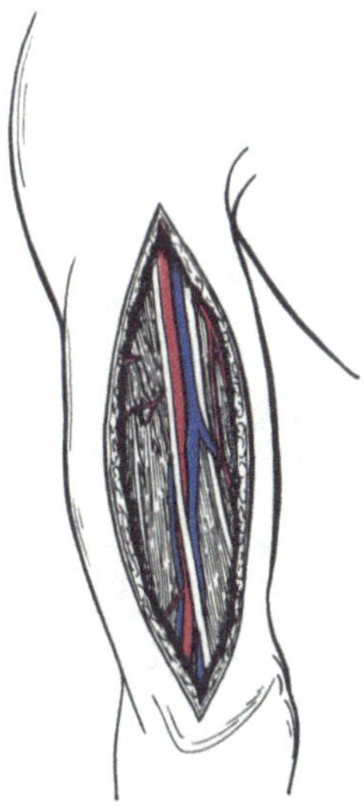

Abb. 18. Chirurgische Darstellung der A. brachialis

f) Die Punktion der Aorta abdominalis

Die perkutane Injektion der Bauchschlagader wird in Bauchlage des Kranken, der dazu abgeführt haben soll, vorgenommen. Prämedikation und örtliche Betäubung sind dafür erforderlich. Von einer Allgemeinbetäubung kann zumeist abgesehen werden. Die Methodik der intraaortalen therapeutischen Injektion geht auf die von Dos Santos und Mitarb. 1929 angegebene Technik der Kontrastmitteldarstellung der Aorta abdominalis und ihrer Verzweigungen zurück. In der Folge wurde die „lumbale Aortographie" namentlich von Gesenius zur Diagnostik peripherer Gefäßerkrankungen herangezogen (Aortenarteriographie).

Entgegen sicher nicht unbegründeten Bedenken hat sich in den letzten Jahren in zunehmendem Maße eine „intraaortale Therapie" entwickelt. Sie fand um so mehr

Beachtung, als sich herausstellte, daß ein nicht geringer Teil der arteriellen Verschlußkrankheiten durch hochsitzende, vornehmlich im Bereich der Beckengefäße gelegene Verschlüsse bedingt ist. Nach LOOSE, der sich ebenso wie DREYDORFF für dieses Vorgehen einsetzt, ist die intraaortale Zuführung durchblutungsfördernder Medikamente indiziert: Bei der Behandlung von Gabelverschlüssen der Bauchschlagader, Obliterationen der Beckenstammgefäße sowie hochsitzender Verschlüsse der A. femoralis, wenn eine intrafemorale Injektion nicht möglich ist (vgl. Kap. 6).

Die Vorbereitung des Patienten zur Aortenpunktion, die in den meisten Fällen in örtlicher Betäubung vorgenommen werden kann, besteht lediglich in der Verabreichung eines Sedativums. Der Eingriff selbst wird in bequemer Bauchlage des Patienten durchgeführt. Die Infiltrationsanästhesie erfolgt mit einer langen dünnen Nadel.

Die Punktion der Aorta erfolgt in kranial-medialer Richtung unmittelbar unterhalb der 12. Rippe, und zwar von der linken Rückenseite aus, etwa vier Querfinger neben der Mittellinie (Abb. 19). Die Nadel trifft hier etwa in Höhe des 12. Dornfortsatzes auf die Aorta. Die linke Seite wird wegen der leichten Linkslage der Aorta abdominalis gewählt.

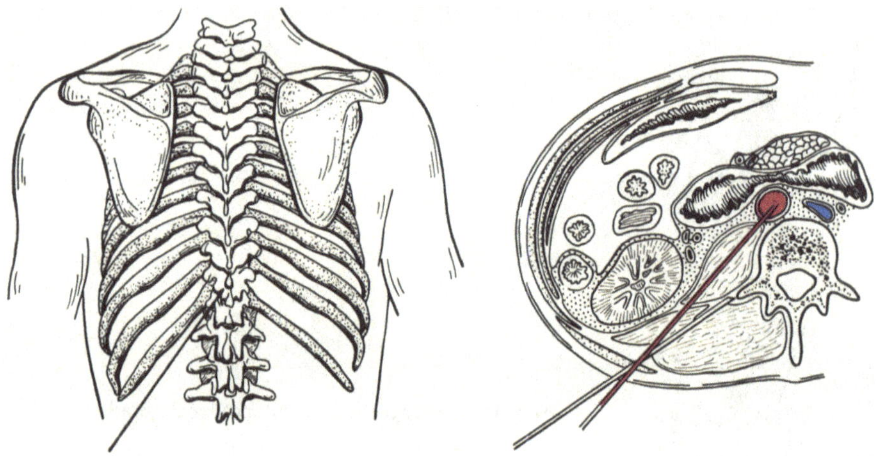

Abb. 19. Schematische Darstellung der Aortenpunktion: Richtung der Punktionskanüle, eingezeichnet in ein Thoraxskelett nach H. VIRCHOW (aus: E. CADERMANN u. E. A. SCHRADER)

Zur Technik sei u. a. auf die Veröffentlichungen von BELLMANN und HERWIG verwiesen. Eine neue Kanüle zur translumbalen Punktion der Aorta haben PORSTMANN und ERMISCH angegeben. Benötigt werden Kanülen mit Mandrins von 14 bis 16 cm Länge und 1,2 mm innerem Umfang. Schwierigkeiten treten bei der Punktion mitunter dadurch auf, daß man bereits in geringer Tiefe auf einen Wirbelquerfortsatz trifft. Diesem Hindernis kann man durch eine geringe Änderung der Kanülenrichtung leicht ausweichen. Häufiger als auf einen Querfortsatz trifft die Kanüle in der Tiefe auf die laterale Fläche des D XII. Dann muß die Nadel leicht zurückgezogen und hart am Wirbelkörper vorbei bis in die prävertebrale Region vorgeschoben werden. *Meist wird der Einstich in die Aorta, die in einer Tiefe von*

11—12 cm erreicht wird, an der Überwindung eines gewissen Gewebswiderstandes merkbar. Nach Herausziehen des Mandrins zeugt der pulsatorische Austritt arteriellen Blutes für den intraaortalen Sitz der Kanüle, die darauf wieder mit dem Mandrin versehen wird.

Auch für die Aortenpunktion können Kunststoffkanülen verwendet werden.

Zur Injektion selbst ist ein Druckgefäß, wie es die lumbale Aortographie zur Überwindung des systolischen Blutdrucks notwendig macht, nicht unbedingt erforderlich, doch müssen Spritze und abgehender Verbindungsschlauch vor der Einspritzung unter Vermeidung von Luftblasen vollständig mit der Injektionsflüssigkeit angefüllt werden, bevor nach Entfernen des Mandrins Schlauchende und Kanüle miteinander verbunden werden.

g) Komplikationen

Paraaortale Blutungen und intramurale Injektionen stellen die häufigsten Zwischenfälle der intraaortalen Heilmitteleinspritzung dar. Die Nachblutung aus der Punktionsstelle hat meist keine größere Bedeutung, wenngleich die Spuren des Blutergusses in den ersten 8—10 Tagen nach der Punktion immer deutlich zu erkennen sind. Im Gegensatz zu den peripheren großen Arterien soll übrigens eine sklerosierte und verdickte Aortenwand weniger zu Nachblutungen neigen als eine jugendliche Aorta (Kunlin und Mitarb.). Stärkere Aortenverkalkungen gelten infolgedessen nicht als Gegenindikation gegen die Aortenpunktion.

Bedenklicher erscheint die intramurale Injektion, die zustande kommt, wenn die Spitze der Kanüle — statt in der Mitte des Aortenlumens — in der Wand liegt. Wenn während der Injektion Zweifel an der korrekten Lage der Nadel entstehen oder von dem Patienten ein Druckgefühl im Oberbauch mit Ausstrahlung in den Rücken geäußert wird, ist die Injektion abzubrechen, um kein allzu großes intramurales Heilmitteldepot zu setzen.

Auch unbeabsichtigte Punktionen benachbarter großer Gefäße kommen vor; in erster Linie kommt die A. mesenterica in Frage.

Zweifel, ob die Aorta punktiert ist, müssen entstehen, wenn sich bei der Injektion ein stärkerer Widerstand bemerkbar macht.

Wegen der immerhin möglichen Zwischenfälle und aufgrund der Tatsache, daß die Aortenpunktion zumeist ambulant durchgeführt werden kann, sollte diese Form der Injektionstherapie einer auf diese Methode eingestellten Behandlungsstelle vorbehalten bleiben.

3. Punktion der A. femoralis

Am häufigsten werden Punktionen und Injektionen in den Beinschlagadern ausgeführt. Die weitaus größte Anzahl therapeutischer intraarterieller Einspritzungen erfolgt in die A. femoralis.

Am sichersten gelingt die — zumeist ohne örtliche Betäubung — vorgenommene Punktion der A. femoralis unterhalb des Leistenbandes. Dreydorff punktiert im allgemeinen oberhalb und nur ausnahmsweise unterhalb des Leistenbandes, weil dadurch die Gefahr, in die Vene zu gelangen, geringer sei (Abb. 20).

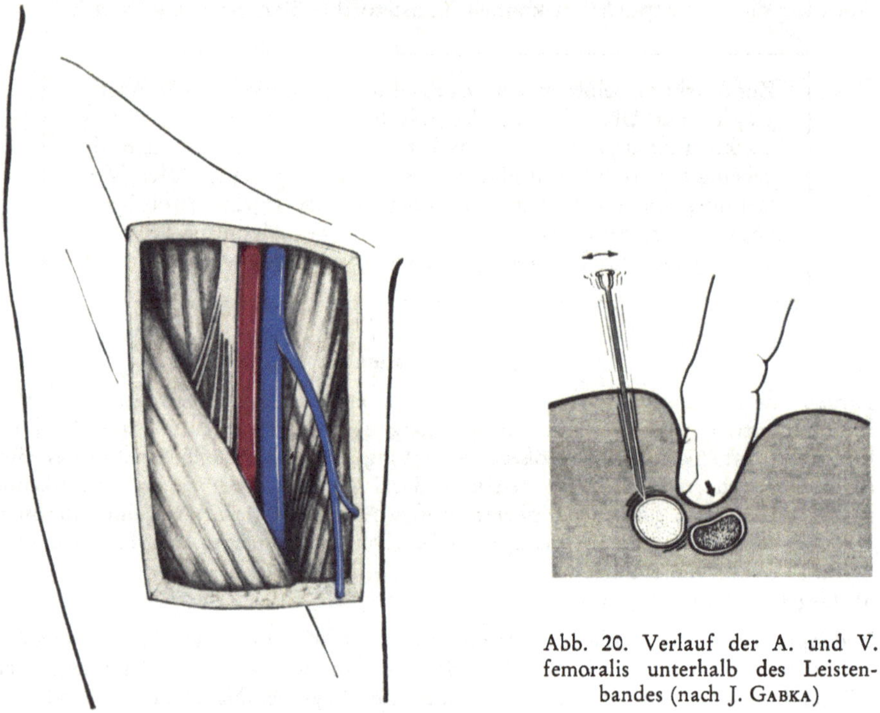

Abb. 20. Verlauf der A. und V. femoralis unterhalb des Leistenbandes (nach J. Gabka)

Ob man die stets unter aseptischen Kautelen vorzunehmende Punktion mit oder ohne sterile Handschuhe vornimmt, ist umstritten; die meisten punktieren, wie wir auch, offenbar mit bloßer Hand. Unbedingt erforderlich ist jedoch eine sorgfältige Desinfektion des Punktionsbereiches mit Alkohol- oder Äther-Tupfern.

Verschieden beantwortet wird die Frage, ob man mit der Kanüle allein oder mit aufgesetzter Spritze punktieren soll. Von den meisten wird die Punktion mit injektionsbereiter Spritze bevorzugt. Vorteilhaft ist der Gebrauch von Ganzglasspritzen mit Glaskolben. Für die Punktion der A. femoralis sind 8—10 cm lange, scharf angeschliffene Kanülen mit 0,8—1,0 mm je nach Wandstärke des Gefäßes (Sklerose!) erforderlich. Zur Fixation der Kanüle verwendet man zwei sterile Tupfer. Als besonders vorteilhaft haben sich Einmal-Kanülen auch für intraarterielle Injektionen erwiesen. Sie gewährleisten vor allem eine stets scharfe Kanülenspitze. Auch Kunststoffkanülen *(Braunülen)* kommen in Frage.

Zur Punktion selbst wird der Kranke möglichst flach auf dem Untersuchungstisch gelagert; zweckmäßig wird das Gesäß durch Unterlegung eines Polsters etwas erhöht; das Bein wird in leichte Außendrehung gebracht und um 10—20 ° abgespreizt. In dieser Lage kann man die Beinschlagader fast immer gut tasten. Bei der Punktion der Beinschlagader sollte der Arzt stets auf der rechten Seite des Patienten stehen (oder sitzen), auch wenn es sich um die Schlagaderpunktion am linken Bein handelt.

Die Sicherheit der Kanülenführung ist nur auf diese Weise gewährleistet. Wird ein Patient das erste Mal punktiert, so empfiehlt es sich für den Arzt, die Punktion im Sitzen vorzunehmen, weil das Gefäß dabei in völliger Ruhe aufgesucht werden kann. Wenn er nicht fehlt, fühlt man den Puls des Gefäßes im mittleren Drittel der Leistenbeuge, dicht unterhalb des Leistenbandes. Noch besser kann man sich die Punktion der A. femoralis — namentlich bei tiefer liegendem oder schwer tastbarem Gefäß — durch die von HANKISS empfohlene Lagerung erleichtern, bei der ein hartes Kissen unter das Gesäß des Kranken gelegt wird, der an den Rand des Tisches rückt und sein Bein über den Rand des Kissens herunterhängen läßt (Abb. 21), wobei der Fuß, der zweckmäßig auf einem Stuhl oder Tischchen ruht, nach außen gedreht wird. Dabei wird der Oberschenkel von selbst abgespreizt und nach außen gedreht, während die Punktionsgegend so herausgehoben wird, daß die A. femoralis gut zu tasten ist und nicht vor der Injektionsnadel ausweicht. Bei schlechter Tastbarkeit der A. femoralis, etwa infolge erhöhter Spasmusbereitschaft, läßt sich die Punktionsmöglichkeit durch örtliche Wärmeeinwirkung auf die Leistengegend — Heißluftkasten, Kurzwellendurchflutung — vor der Punktion wesentlich verbessern.

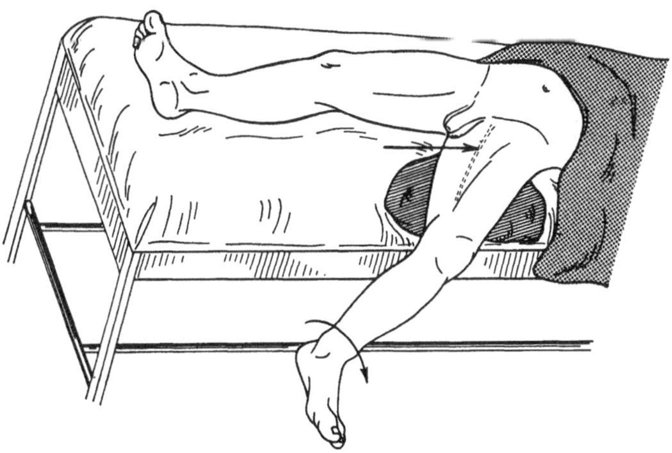

Abb. 21. Lagerung des Patienten zur Punktion der A. femoralis (nach HANKISS)

Um zu verhindern, daß die Gefäßwand der Nadelspitze ausweicht, fixiert man die Arterie zwischen dem 2. und 3. Finger der linken Hand und drängt sie gleichzeitig von medial her gegen die Eminentia ileo-pectinea, also nach oben und außen. Die Arterie läßt sich auch in der Weise fixieren, daß man Zeigefinger und Mittelfinger quer zu ihrer Verlaufsrichtung auflegt. Drückt man dabei mit dem proximal aufliegenden Zeigefinger etwas stärker auf, wird die Pulsation deutlicher und damit die Tastbarkeit besser.

Erst wenn man die Arterie sicher fixiert hat, wird mit einer dem Panniculus adiposus des Patienten entsprechend langen Kanüle senkrecht auf das Gefäßrohr eingestochen. Andere ziehen es vor, von kranial nach kaudal zu punktieren, wobei das angeschliffene Kanülenende hautwärts gerichtet wird. Aber auch dabei sollte die Punktionsnadel ziemlich steil — in einem Winkel von 60—70 ° — gehalten werden.

Das indirekte Aufsuchen der Injektionsstelle an der A. femoralis mittels Diagramm nach GABKA (Abb. 22) bei adipösen Frauen kann wohl nur dem Geübten empfohlen werden.

Sobald die Nadelspitze bis zur Gefäßwand vordringt, teilt sich die Gefäßpulsation der Kanüle mit. Durch genaue Beachtung der Nadelbewegungen gewinnt man eine gute Vorstellung von der Nadellage, denn die im Rhythmus des Pulses auftretenden Nadelausschläge sind um so stärker, in je größerer Nähe der Gefäßwand sich die

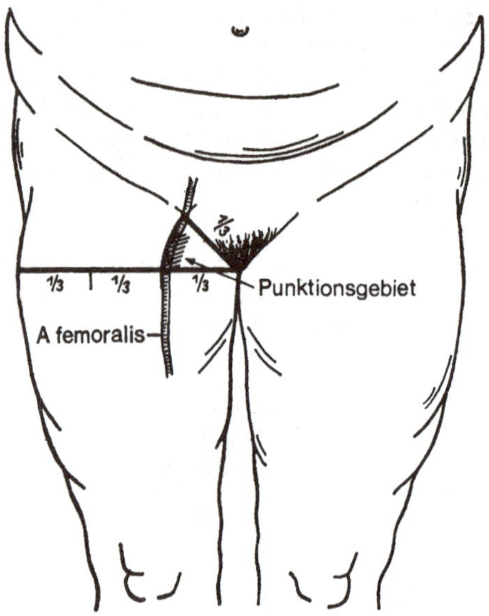

Abb. 22. Schematische Darstellung einer indirekten Punktion der A. femoralis bei adipösen Frauen mittels Breitenbestimmung des Oberschenkels und der Einzeichnung eines daraus resultierenden Dreiecks zur ungefähren Lage der A. femoralis (nach J. GABKA)

Nadelspitze befindet: führt die Nadelspitze seitlich am Gefäßrohr vorbei, dann bewegt sich der Kanülenkonus in rhythmischen Pendelbewegungen senkrecht zur Gefäßrichtung, und zwar stets nach der entgegengesetzten Seite. Liegt die Nadelspitze hingegen gerade über dem Gefäß oder schon in dessen Wandung, dann schlagen die Pendelbewegungen in der Gefäßrichtung aus, so daß bei weiterem Vorschieben der Kanüle die Gefäßlichtung nicht mehr zu verfehlen ist (Abb. 14). Dringt man unter leichtem Druck mit der Nadel in die Lichtung des Gefäßrohres vor, was zur Vermei-

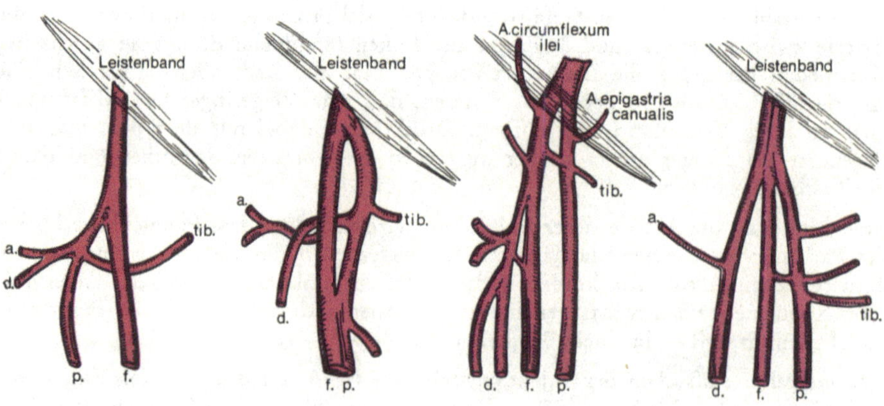

Abb. 23. Variationsbreite des A. femoralis-Verlaufs (nach v. LANZ-WACHSMUTH)

dung von Durchstechungen möglichst in der Diastole des Gefäßrohres geschehen soll, tritt sofort hellrotes Blut aus der Nadel und spritzt rhythmisch im Strahl heraus oder mischt sich — bei Punktion mit aufgesetzter Spritze — mit dem Spritzeninhalt und drückt den Stempel langsam zurück, ein sicheres Zeichen, daß die Arterie und nicht die Vene punktiert wurde.

Austritt des Spritzeninhalts in das perivaskuläre Gewebe ist unbedingt zu vermeiden, auch im Hinblick auf dadurch möglicherweise entstehenden Lymphknoteninfektionen. Zur Beendigung der intraarteriellen Injektion wird die Kanüle rasch und zügig in derselben Richtung, in der sie eingestochen wurde, wieder herausgezogen. Danach bleibt der Patient unter Sandsack- oder Handkompression der Punktionsstelle noch 5—10 Minuten liegen, dann kann er umhergehen. Sind Zwischenfälle ausgeblieben, ist selbst gegen einen nicht zu weiten Nachhauseweg nichts einzuwenden. maßen durch den bereits angeführten *Fluoreszenz-Test* (S. 55) kontrolliert werden: auf die Infektion (S. 10) abhängig gemacht werden.

Fehlinjektionen kommen bei Varianten des Gefäßverlaufes (Abb. 23), hohem Abgang der A. profunda femoris und ähnlichen Abweichungen vor. Namentlich KAPPERT sowie WIDMER und Mitarb. haben darauf aufmerksam gemacht, daß die A. femoralis

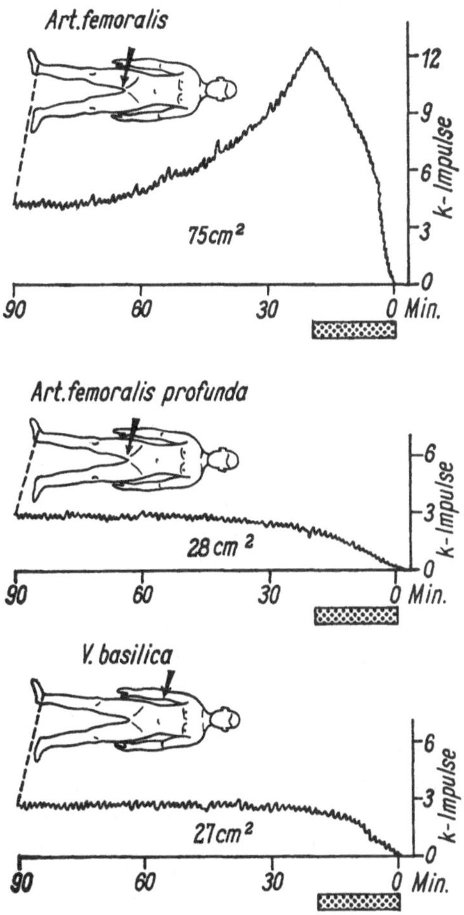

Abb. 24. Vergleich der peripheren Konzentration bei verschiedener Applikationsweise. 37j. Mann mit Verschluß der A. tibialis anterior et posterior dextra. Injektion von 10µ $Na^{24}Cl$ an drei aufeinanderfolgenden Tagen. Die Konzentration im ispilateralen Fuß kann durch Planimetrie der Aktivitäts-Zeitdiagramme direkt bestimmt werden (schraffierte Fläche in cm²). Infusion in die A. fem. profunda (Mitte) führt nicht zu höheren Konzentrationen als die Infusion in eine Unterarmvene (unten). Durch Infusion in die A. femoralis communis (oben) wird eine 2,7fach höhere Konzentration erreicht (nach L. K. WIDMER)

nicht selten verfehlt wird und statt dessen die Injektion bzw. Infusion in die A. femoralis profunda, die A. femoralis circumflexa lateralis oder die V. femoralis erfolgt. Von WIDMERS Arbeitsgruppe wurde unter 63 Punktionen bei acht Patienten 19mal die A. femoris profunda und zweimal die A. femoralis circumflexa lateralis punktiert!

Systematische Nachprüfungen ergaben, daß Na^{24} von diesen Arterien aus entsprechend ihren Verteilungsgebieten den Fuß nicht unmittelbar, sondern erst auf dem Umwege über den großen Kreislauf erreichte. Infolgedessen ist die erreichte Konzentration nicht höher als bei der intravenösen Injektion der gleichen Dosis (Abb. 24).

Um „unnütze" intraarterielle Infusionen zu vermeiden, muß also unbedingt in die zuführende Zentralarterie injiziert werden. Ob das der Fall ist, kann an den Gliedmaßen durch den bereits angeführten *Fluoreszenz-Test* (S. 55) kontrolliert werden: Bei der Injektion in die A. femoralis superficialis fluoresziert der ventro-mediale, bei der Injektion in die A. femoralis profunda der dorso-laterale Oberschenkel, bei der Injektion in die A. femoralis circumflexa lateralis die Haut über dem Hüftgelenk. Erst wenn man sich von der richtigen Lage der Kanülenspitze im Gefäßrohr überzeugt hat, darf die Injektion erfolgen. Dabei sollte die Injektionsgeschwindigkeit von der Art des verwendeten Heilmittels aber auch von der Sofortreaktion des Patienten auf die Injektion (S. 10) abhängig gemacht werden.

> Grundsätzlich erscheint eine möglichst langsame Injektion vorteilhafter als eine rasche, weil sie einen längeren Kontakt des injizierten Heilmittels mit dem Erfolgsorgan oder dem Krankheitsherd gewährleistet. Dabei sollte man mit dem Druck auf den Spritzenstempel unter dem systolischen Gefäßinnendruck zu bleiben suchen. Unter dieser Voraussetzung paßt sich das Tempo der Einspritzung fast von selbst der Blutströmung an.

Langsam zu injizieren ist auch deshalb anzuraten, weil dabei der Injektionsschmerz weniger in Erscheinung tritt. In vielen Fällen tut man gut, zunächst einige Tropfen vorzuspritzen und abzuwarten, ob die zumeist recht typische Schmerzäußerung erfolgt. *In der Regel wird der Schmerz fast unmittelbar im Anschluß an die Injektion empfunden* und als ein eigentümliches Brennen und Aufgetriebensein des ganzen Gliedes geschildert. Besonders *heftige Schmerzen von 1—2 Minuten Dauer pflegen im Kniegelenksbereich aufzutreten.*

Zur Ausschaltung des zu erwartenden initialen Injektionsschmerzes (S. 12) kann der Injektionsflüssigkeit *Novocain, Xylocain* oder *Jenacain* (5—10 ml einer 0,5—10%igen Lösung) zugesetzt oder vorgespritzt werden. Eine wesentliche Schmerzlinderung ist dadurch jedoch nicht zu erreichen. Aussichtsreicher als der *Novocain*zusatz ist eine Zugabe von *Prednison* (25 mg), das gleichfalls vorgespritzt oder zugesetzt werden kann.

Eine mit der örtlichen Betäubung der Punktionsstelle verbundene parafemorale *Novocain*infiltration vermag den Injektionsschmerz nicht zu bannen. Etwas mehr ist von der unteren Brachialplexus-Anästhesie bei Einspritzungen in die Armschlagader und von der *Novocain*blockade des N. peroneus am Wadenbeinköpfchen bei Injektionen in die A. femoralis zu erwarten.

4. Verlängerung der Verweildauer durch venöse Stauung

Um die Einwirkungsdauer intraarteriell zugeführter Arzneimittellösungen in der Endstrombahn zu verlängern, bietet sich die wiederholt erwähnte Rückstauung des venösen Blutabflusses an. Auf das Für und Wider dieser Hilfsmaßnahmen wurde bereits eingegangen (S. 39).

> Nach den experimentellen Untersuchungen von SHAFFER genügt es, unterhalb der Punktionsstelle an der oberen oder der unteren Gliedmaße eine Blutdruckmanschette anzulegen und auf einen Druck von 80 mm Hg aufzublasen, um eine anhaltend hohe Konzentration der eingespritzten Lösung im Stromgebiet zu erreichen. Länger als 10 Minuten braucht die Stauung nicht bestehen zu bleiben; wir haben die Stauung aber auch ohne Nachteile bis zu 30 Minuten nach Beendigung der Injektion ausgedehnt.

5. Intraarterielle Dauerinfusion

Die intraarterielle Infusion unterscheidet sich nicht grundsätzlich von der intraarteriellen Injektionstherapie. Auch bei der Infusion gelangt das zugeführte Heilmittel in relativ hoher Konzentration unmittelbar an seinen Bestimmungsort. Mit Hilfe der Infusion ist es jedoch, im Gegensatz zur einfachen Injektion, in eindrucksvoller Weise möglich, eine fast gleichmäßige Konzentrationshöhe in Blut und Gewebe für eine bestimmte Zeitdauer aufrechtzuerhalten. Der Nachteil des längeren Verbleibens der Infusionskanüle im Gefäß, der vielleicht Bedenken erwecken könnte, wird durch die Vorteile der protrahierten Stoffzuführung mehr als aufgewogen.

Für die therapeutisch auf intraarteriellem Wege zugeführten Arzneimittellösungen stehen Infusionslösungen in Glasflaschen oder Plastikbehältern zur Verwendung im „geschlossenen System" zur Verfügung. Die Ausnahme stellt die Verabfolgung frisch bereiteter Lösungen dar, die in einem meist 500 ml fassenden Behälter zurechtgestellt werden.

Um den Infusionsbehälter mit der in der Arterie liegenden Kanüle (oder dem Katheter — s. u.) zu verbinden, sind Überleitungsgeräte im Gebrauch, die aus Tropfkammer, Schlauch mit Konus und einer Abklemmvorrichtung bestehen und steril sowie frei von extrahierbaren toxischen Substanzen sein müssen. Die Tropfkammern sind aus klaren Kunststoffen wie Polysterolen oder Polyamid gespritzt, die Schläuche bestehen meistens aus Weich-PVC, das physiologisch einwandfrei sein muß. Als Abklemmvorrichtung, die auch zur Regulierung der Tropfenfolge dient, weisen die handelsüblichen Geräte u. a. Schlauch- oder Rollklemmen auf. Dem Konus ist vielfach ein kurzes Latex-Schlauchstück vorgeschaltet, das die zusätzliche Applikation von Medikamenten unter der Infusion zuläßt (Abb. 25).

Für einige wenige Infusionslösungen, z. B. bestimmte Plasmaexpander und übersättigte Manitollösungen, werden Überleitungsgeräte mit filterbestückten Tropfkammern empfohlen. Die gleichzeitige Infusion von zwei Lösungen kann mit dem herkömmlichen Simultan Infusions-Zwillingsgerät erfolgen. Weitere Möglichkeiten der neuzeitlichen Infusionstechnik finden sich in der Monographie von GABKA.

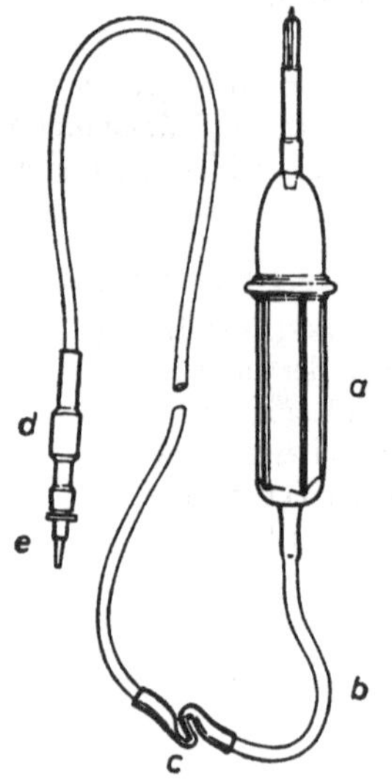

Abb. 25. Überleitungsgerät

a Tropfkammer,
b Schlauch,
c Schlauchklemme,
d Latex-Zwischenstück,
e Konus

Um bei der intraarteriellen Dauerinfusion den systolischen Druck des Blutes zu überwinden, sind Vorrichtungen erforderlich, die einen gleichbleibenden Infusionsdruck gewährleisten und die Einstellung auf eine vorbestimmte Infusionsdauer zulassen. Man hat solche Infusionsapparate teils aus vorhandenen Infusionsgeräten unter Ausnutzung des Schwerkraftprinzips entwickelt, teils neu konstruiert. Einen starken Anstoß hierfür gab die 1950 aufkommende Perfusionstechnik zur intraarteriellen Zytostatika-Behandlung bösartiger Geschwülste, bald darauf aber auch die von KAINDL 1953 empfohlene Dauerinfusion peripherer Durchblutungsstörungen.

Der große Vorzug, den die Infusionspumpen vor den einfachen Infusionsgeräten voraushaben, ist einleuchtend: Sie gewährleisten die gleichmäßig erfolgende, exakt reproduzierbare intraarterielle Infusion einer Lösung über eine fast beliebig große Volumenspanne.

SCHROEDER z. B. benutzt als Antrieb eine kleine Elektropumpe, während SCHAEFFER Preßluft verwendet und das Eindringen von Luft in die Gefäßbahn durch ein Spezialventil verhindert. KAINDL bedient sich einer Motorspritze der Firma *Lambert/Wien*. Dauerinfusionsgeräte nach HEUWING stellt die Firma *Braun/Melsungen* in vollendeter Form her.

Bei den Infusionspumpen, die vorzugsweise im Gebrauch sind, handelt es sich um zwei Bauprinzipien,

1. die Rollerpumpe,
2. die Motorspritze.

Die Rollerpumpe bewegt das Blut, das sich in einem verformbaren Schlauch befindet, mittels sich über diesem Schlauch drehender und den Schlauch zusammendrückender Rollenpaare. Mit diesem Prinzip wird ein gleichmäßiger Infusionsdruck erreicht.

Nach dem Rollerprinzip arbeitet z. B. die von der *United States Catheter and Instrument Corporation, Glens Falls and New York,* hergestellte *Watkins-USCI-Infusionspumpe, Modell 5-24,* eine mit vier Rollen ausgestattete Pumpe, die exakt bemessene tagelange Dauerinfusionen (bis zu 5 ml in 24 Stunden = 0,2 ml/Std.) zur Chemotherapie von Tumoren ermöglicht (Abb. 26).

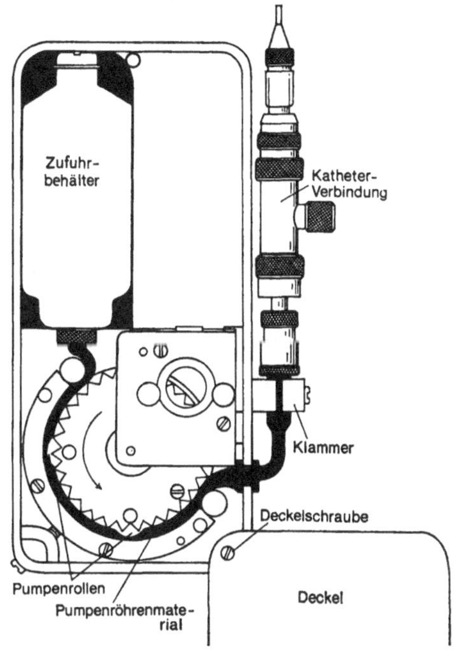

Abb. 26. Schematische Darstellung der Watkins-USCI-Infusionspumpe

Bei den Motorspritzen wird ein gleichmäßiger Druck von einem Elektromotor über eine Übersetzungsvorrichtung auf einfache Spritzen übertragen. Nach diesem Prinzip arbeitet die Heuwingsche Motorspritze, die von *Braun/Melsungen* als *„Unita II B"* auf den Markt gebracht wurde, mit Spritzen zu 5 ml und 50 ml ausgerüstet ist und ein Getriebe mit 12 Geschwindigkeitsstufen besitzt, wodurch 24 verschiedene Infusionsgeschwindigkeiten, die in ml/h angegeben werden, einstellbar sind (Abb. 27a). Eine andere, nach Angaben von Hess entwickelte Motorspritze stellt der *Perfusor* der Firma *Braun/Melsungen* dar (Abb. 27b). Das Gerät arbeitet mit einer 50 ml Ultra-Asept-Spritze. Zehn exakt reproduzierbare Infusionsgeschwindigkeiten von 0,01 bis 1,0 ml pro Minute sind möglich.

Die Verbindung zwischen Katheter und Infusionsgerät wird mit Hilfe genormter Zwischenstücke *(Venoflex-System* der Firma *Braun/Melsungen)* hergestellt.

Neben den exakt arbeitenden elektrischen Motorspritzen gibt es einfachere Apparaturen ohne hohe Anschaffungskosten, die trotzdem zur Dauerinfusionsbehandlung völlig ausreichend sind. So haben Dembowski und Hasse an der Ratschowschen Klinik sich ein Gerät gebaut, das den klinischen Anforderungen durchaus gerecht wird: der Stempel einer 50-ml-Spritze wird durch ein Gewicht von 1000 g Tarierschrot in einer Plexiglasflasche heruntergedrückt; die Injektionsflüssigkeit gelangt dabei durch ein einfaches Schlauchsystem zur Injektionskanüle; die Infusionsgeschwin-

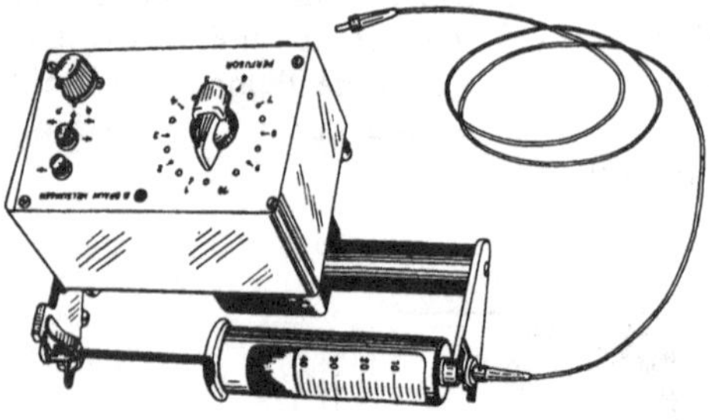

a

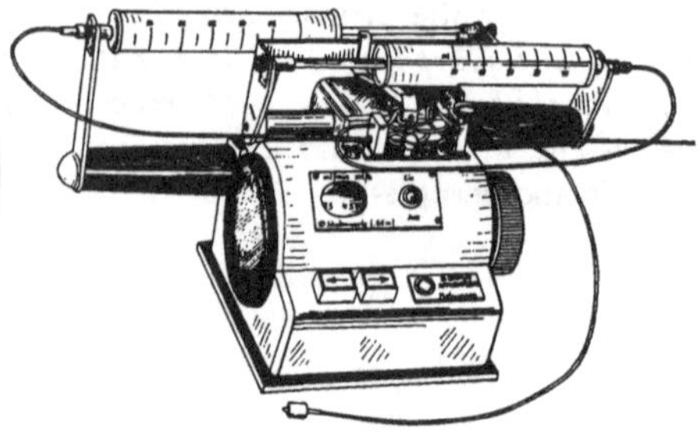

b

Abb. 27

a) Modell Unita II der Fa. Braun, Melsungen, zur zeitlichen unbegrenzten Infudion kleiner Flüssigkeitsmengen. Infusionsgeschwindigkeit wählbar in 12 Stufen 0,45 ml/h bis 300 ml/h. Zwei gegenläufig betriebene Spezialspritzen

b) Schematische Darstellung des Perfusor der Fa. Braun, Melsungen

digkeit wird durch die von der intravenösen Dauerinfusion her bekannte Klemmschraube eingestellt.

Andere, selbst entwickelte Infusionsgeräte stammen von Negri und Castrini, von Donati und Duè mit Verwendung von Sauerstoff als Druckerzeuger, ferner von Marti, Lapp, der eine Plastik-Infusionsflasche zur Druckausübung mit einer Blutdruckmanschette umgibt, und von Jungo, der den erforderlichen Überdruck einfach durch Hochhängen (2 m) der Infusionsflasche (Abb. 28) erreicht. Breuning benutzt dazu zwei gewöhnliche Infusionsflaschen, die er mit physiologischer Kochsalzlösung füllt, wozu je nach Bedarf oder Verträglichkeit 500—

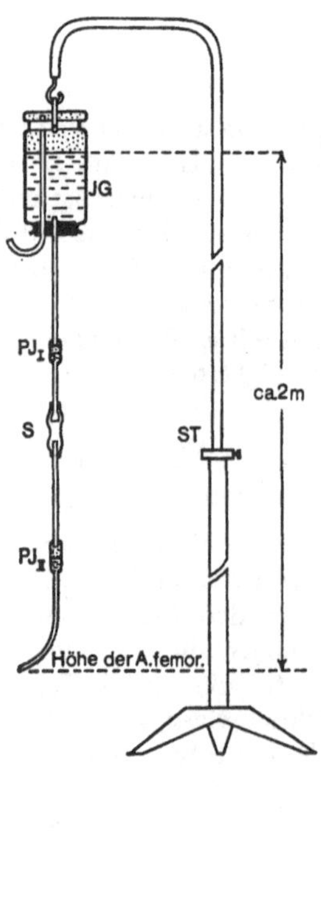

Abb. 28. Skizze des Infusionsgerätes (nach Jugo)

5000 mg *Ronicol* hinzugesetzt werden. Die Flasche wird an einem auf etwa 2 m Höhe verlängerten Infusionsständer aufgehängt und durch zwei aneinandergekoppelte handelsübliche Infusionsschläuche an die in der Arterie liegende Punktionskanüle angeschlossen. Die auf diese Weise erzielte Wassersäulenhöhe reicht zur Überwindung des diastolischen und systolischen Blutdrucks aus. Dabei braucht der Infusionsdruck nie den intraarteriellen systolischen Druck zu übersteigen, da das Einlaufen der Flüssigkeit knapp über dem diastolischen Druckwert liegen kann.

In ähnlicher Weise löste MOSER die intraarterielle Infusionstechnik an der Freiburger Medizinischen Klinik. Die 50 ml *Recofix*-Spritze wird von einer Halterung an einem Stativ senkrecht fixiert. Von der Halterung zweigt ein Bügel ab, an dessen Ende sich genau senkrecht über der Spritze ein Führungsrohr befindet. Durch dieses Rohr gleitet eine Stange, die auf dem Spritzenstempel ruht und ein Glas mit 3000—4000 Tarierschrot trägt. Zu Klemme und Tropfkugel kommt ein in das Schlauchsystem eingesetzter Dreiwegehahn, durch den die Spritze am Krankenbett nach Gewichtsabnahme ohne weiteres wieder aufgefüllt werden kann und so eine unbegrenzte Infusionsdauer ermöglicht wird.

Im Jahre 1959 gab KRAFT-KINZ ein neues Infusionsgerät an; er hatte das von THIEL zu anderen Zwecken gebaute Infusionsgerät, das zur Druckerzeugung die Wasserstrahlpumpe verwendete, abgeändert und es den klinischen Bedürfnissen angepaßt.

Nach dem gleichen Prinzip stellten wir in Arnstadt ein Flaschensystem zusammen, das jedoch unabhängig vom Wasserablauf die Druckübertragung durch ein Gummigebläse herstellt und infolgedessen nicht an einen festen Standort gebunden ist (Abb. 29). Das Gerät ist ebensowie das von KRAFT-KINZ mit 50-ml-Recordspritzen ausgestattet. Der Füllvorgang des Arn-

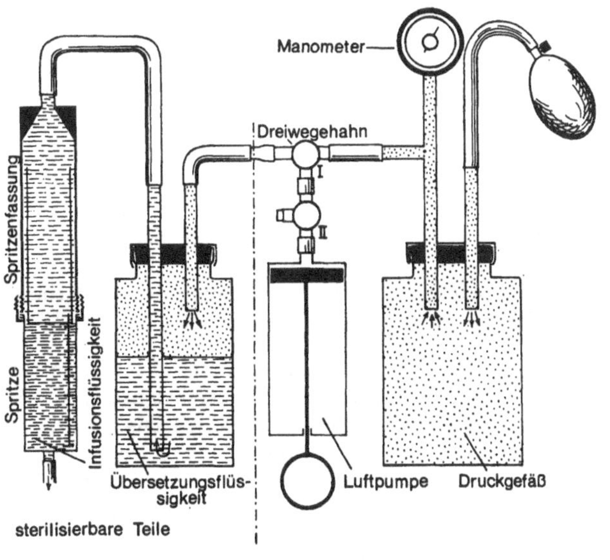

Abb. 29. Schematische Darstellung des Arnstadt'schen Infusionsgerätes (nach K. BROSIG)

städter Gerätes ist durch den Einbau einer Handpumpe, die mit der Druckleitung über ein Dreiwegebahnpaar verbunden ist, verhältnismäßig einfach zu bewirken. Alle Teile, die mit der Infusionsflüssigkeit in Berührung kommen, können gesondert sterilisiert werden.

In den letzten Jahren sind bereits elektronisch gesteuerte Infusionspumpen entwickelt worden, die auf Grund der fortgeschrittenen Transistortechnik sehr klein und handlich sind. Die klinische Anwendung der von *SHARP/OSAKA* hergestellten Pumpe soll ausgezeichnete Resultate erbracht haben.

Im Gegensatz zur offenen Infusion, bei der die in die Arterie eingeführte Kanüle durch einen um das Gefäß herumgeführten und geknüpften Faden fixiert werden kann, ist eine solche Sicherung bei der perkutanen Methode nicht möglich. Im allgemeinen sind jedoch besondere Vorrichtungen, die das Herausrutschen der Injektionskanüle verhindern sollen, nicht erforderlich, wenn die Nadel richtig eingeführt wurde und in Strömungsrichtung liegt. Folgt auch die Schlauchzuführung der eingestochenen Hohlnadel, so bleibt diese zumeist unverändert liegen. Wir pflegen sie nur durch zwei auf der Haut mit Pflasterstreifen befestigte Tupfer zu stützen und in der Lage zu halten.

Es bedarf noch der Erwähnung, daß die *Infusion während ihrer ganzen Dauer ärztlich überwacht* werden muß, um Zwischenfälle rechtzeitig erkennen und ihnen begegnen zu können.

Menge und Konzentration der zu infundierenden Lösung, die angewärmt sein sollte, richten sich nach Art und Wirkungsweise des Mittels, ebenso Infusionsgeschwindigkeit und -dauer. In dieser Frage ist deshalb auf die verschiedenen Anwendungsgebiete zu verweisen (Kap. 6—8).

6. Infusion mittels Katheterismus

In jedes größere arterielle Gefäß läßt sich nach Freilegung oder perkutan ein Katheter einführen und entgegen oder mit der Blutströmung in der Gefäßlichtung vorschieben. Auf diese Weise ist es möglich, Kontrast- oder Arzneimittellösungen in sonst nicht erreichbare arterielle Versorgungsgebiete zu infundieren. Als Vorläufer sei hier Bleichröder genannt, der bereits 1912, zunächst im Selbstversuch, dann in Tierexperimenten, die Sondierung des linken Herzens mit einem von der freigelegten A. femoralis aus hochgeschobenen Katheter vornahm. Diese Methode wurde in der Folge nicht nur zur Angiographie, sondern auch zu therapeutischen Zwecken herangezogen. Ihr Anwendungsbereich erweiterte sich beträchtlich, als Seldinger 1953 die Technik der perkutanen retrograden Katheterisierung der großen arteriellen Gefäße einschließlich der Aorta einführte. So wurde nach der lumbalen auch die thorakale Aortographie sowie eine selektive Kontrastdarstellung der wesentlichen intraabdominellen Arterien möglich.

Besondere Bedeutung hat die Methode schließlich für die Chemotherapie bösartiger Geschwülste durch intraarterielle Dauerinfusion zytostatischer Stoffe erlangt. Eine immer größere Rolle spielt die Arterienkatheterisierung, in der Regel mit der Seldinger-Methode ausgeführt, ferner in der Thoraxchirurgie. Sie wird bei Herz- und Lungeneingriffen, zur Herzfehler-Diagnostik, zur Kreislaufüberwachung, für intraarterielle Blutdruckmessungen, Blutgasanalysen u. a. eingesetzt.

Als erster hat sich wohl Jönsson 1949 mit dem Problem der perkutanen Erreichung der Brust- und Bauchschlagader beschäftigt, indem er eine lange Spezialkanüle unter Führung eines flexiblen Drahtes perkutan von der A. carotis bis zur Aorta vorschob. Pierce benutzte erstmalig einen Katheter zur perkutanen Einführung in die Arterie. Da er aber nur dickkalibrige Punktionskanülen zur Verfügung hatte, konnte er nur entsprechend weitlumige Katheter verwenden. Diesen Nachteil lehrte Seldinger vermeiden, da er zu Kanüle und Katheter als drittes Element den von Jönsson eingeführten flexiblen Führungsdraht hinzunahm und, ihn als Schiene benutzend, während des Auswechselns von Punktionskanüle und biegsamem Polyvenylkatheter in dem punktierten Gefäß beließ; dadurch kann das Kaliber des Katheters der Weite der Punktionskanüle entsprechend gewählt werden.

Zur Kathetereinführung können praktisch alle Arterienstämme herangezogen werden. Für therapeutische Zwecke kommen in erster Linie die Arterien in Betracht, deren topographische Besonderheiten und operative Zugänglichkeit zwecks Freilegung oder perkutaner Punktion bereits Gegenstand eingehender Darlegungen in diesem Kapitel gewesen sind. Bei den stärkeren Arterien wird allgemein die perkutane Technik bevorzugt; das gilt insbesondere für die A. femoralis, die überhaupt am meisten von allen Arterien für Injektionen oder Infusionen mit therapeutischer Zielsetzung benutzt wird. Arterien mit geringem Kaliber, wie die A. radialis, werden hingegen besser chirurgisch dargestellt und offen katheterisiert. Eine Ausnahme von dieser Regel machen die Halsschlagadern. Im Karotisbereich ist, namentlich für Zytostatika-Langzeit-Infusionen, Freilegung und offene Kathetereinführung erforderlich. Einfache Injektionen, wie intrakarotidielle Serumgaben bei Tetanus oder Antibiotika-Injektionen, lassen sich hingegen auch gut perkutan verabfolgen.

Die SELDINGER-Technik ist für alle Arterien einheitlich. Sie läuft nach GABKA wie folgt ab:

„Man punktiert mit der einen Mandrin führenden SELDINGER-Nadel das Gefäß. Nach richtiger Lage der Nadel wird der Mandrin herausgezogen und die SELDINGERspirale wird in das Gefäß eingeführt. Liegt die Spirale im vorgesehenen Gefäßbereich, wird die Nadel über die Spirale herausgezogen und nun über die Spirale der ÖDMANkatheter eingeführt. Den ÖDMANkatheter gibt es in verschiedenen Farben: Gelb-Grün, die eine verschiedene Elastizität aufweisen. Liegt der Katheter richtig, wird abschließend die Spirale herausgezogen." (Abb. 30)

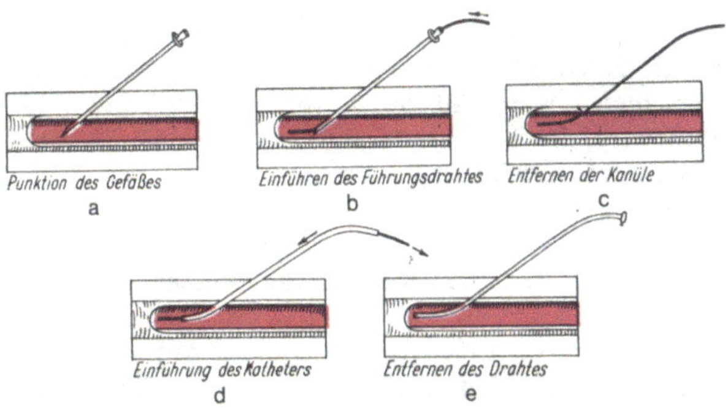

Abb. 30. SELDINGER-Technik der perkutanen Arterienkunktion

Die offene Einführung eines Katheters macht es notwendig, das Rohr mittels einer Tabakbeutelnaht in der Gefäßwand zu fixieren. Ein Rückfluß der infundierten Lösungen muß, namentlich bei gewebstoxischen Substanzen wie den Zytostatika, unbedingt vermieden werden. Jede Verschiebung oder Verlagerung des Katheters kann dazu führen. Da die Tabaksbeutelnaht erfahrungsgemäß die unverrückbare Lage des Katheters nicht verbürgt, sind weitere Nähte zweckmäßig. Vorschläge für die Fixierung des in die A. carotis eingeführten Katheters wurden bereits bei der Darstellung der chirurgischen Freilegung dieses Gefäßes angeführt (S. 55). Da die Katheterbefestigung jedoch stets unsicher ist, macht sich zusätzlich eine Positionskontrolle mittels Farbstoffproben erforderlich.

Der Kontrolle der Katheterlage und damit auch der Verteilung der infundierten Farbstofflösung, die wiederum Rückschlüsse auf die Ausbreitung der anschließenden Pharmaka-Infusion im Gewebe zuläßt, dient vor allem der schon mehrfach genannte Fluoreszin-Test, der auch während einer Dauerinfusion zur Überprüfung der Katheterlage und der Zytostatikaverteilung vorgenommen wird. Der Test wird mit dem fluoriszierenden Farbstoff *Fluorescite* (5 % Fluoreszin mit 0,5 % Natriumbikarbonat) angestellt und ist den früher versuchten angiographischen Kontrollen weit überlegen. Das gilt insbesondere für die Feststellung der Flüssigkeitsausbreitung im Gewebe, denn diese läßt sich durch die Einspritzung von Röntgenkontrastmitteln, die sehr rasch injiziert werden müssen und die arterielle Strombahn außerordentlich schnell verlassen, gar nicht erfassen. Intraabdominal und intrathorakal eingeführte Katheter machen dagegen eine Röntgenkontrastmittel-Darstellung unerläßlich.

Im allgemeinen werden zur Ausführung der Farbstoffprobe 3—5 ml einer 10%igen Lösung von *Fluorescin-Natrium* injiziert.

Wenige Sekunden nach der Einspritzung erkennt man im UV-Licht einer Quarzlampe *(Analysenlampe der Quarzgesellschaft Hanau)* eine gelbgrüne Anfärbung des Gewebes im Endarteriengebiet. Auch das Tumorgewebe färbt sich. Bei zu rascher Injektion wird eine ausgedehntere Farbstoffverteilung vorgetäuscht, die bei der Tropfenfolge einer Infusion nicht erreicht wird. Bleibt der Fluoreszenz-Effekt aus, dann muß die Katheterlage verändert und nachgespritzt werden.

Sehr eindrucksvoll, was die intensive Farbgebung anbelangt, ist die intraarterielle Verwendung des Farbstoffs *Patent-Blau-Violett* (Firma *Chroms, Stuttgart).* Zur intraarteriellen Injektion wird 1 ml *Patent-Blau-V.* mit 4 ml physiologischer Kochsalzlösung verdünnt. Besonders intensiv und gut geeignet für die photographische Wiedergabe ist die Blaufärbung des Infusionsgebietes, wenn der Farbstoff in der 11%igen Originallösung injiziert wird (Scheunemann). Der Farbstoff wird innerhalb von 24 Stunden — vornehmlich über die Nieren — wieder ausgeschieden.

Die gefährlichste Komplikation bei der Katheterverwendung stellt die intramurale Katheterführung dar. Es ist zwar selten, aber um so folgenschwerer, daß beim Einlegen des Katheters dieser in die Adventitia der Arterienwand eindringt und dann in ihr vorgeschoben wird. Intramurale Injektionen, auch von Kontrastmitteln, können zu schweren Gefäßwandschädigungen führen.

7. Regionale Perfusion mit extrakorporalem Kreislauf

Die regionale Perfusion wurde 1950 von Klopp und Mitarb. in die therapeutische Technik eingeführt und in der Folgezeit wesentlich vervollkommnet. Sie dient der chemotherapeutischen Beeinflussung bösartiger Geschwülste und neuerdings auch zur intravasalen lokalen Chemotherapie schwerster septischer Prozesse an den Extremitäten (Baker und Mitarb., Pietsch und Hinze).

Neben der klinischen Anwendung wird laufend an der Verbesserung der Methode im Tierversuch gearbeitet (Husoéti und Mitarb.).

Mit der technisch, personell und materiell sehr aufwendigen Methode der isolierten regionalen Perfusion im extrakorporalen Kreislauf ist beabsichtigt, die Wirksamkeit zytostatischer Stoffe unter möglichster Vermeidung stärkerer Gewebsschäden voll auszuschöpfen. Mit Hilfe dieser Methode können so große Mengen an Zytostatika intraarteriell dem Tumorgebiet gezielt zugeführt werden, daß sie bei intravenöser Verabreichung schwere toxische Schäden heraufbeschwören würden.

Um die regionale Perfusion mit dem Zytostatikum durchzuführen, werden Hauptarterie und Hauptvene eines Teilgebietes des Körpers (Körperregion, Organ), das Sitz der bösartigen Geschwulst ist, durch einen extrakorporalen Kreislauf mit Herz-Lungen-Maschine und Oxygenator kurzgeschlossen. Um den Übertritt des Perfusates in den großen Kreislauf so niedrig wie möglich zu halten, werden die kollateralen

Gefäßverbindungen zum übrigen Kreislauf entweder unterbunden, durch Extremitäten- oder Abdominaltourniqués abgedrosselt oder mit Hilfe aufblasbarer Ballonkatheter abgedichtet. Auf diese Weise können maligne Tumoren, namentlich der Gliedmaßen, aber auch anderer Körpergebiete einschließlich des Gehirns und des Gesichtsschädels isoliert zytostatisch beeinflußt werden. Abb. 31 gibt das Schema

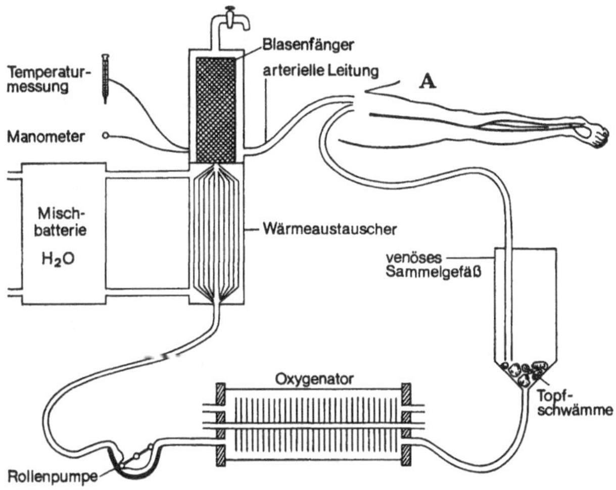

Abb. 31. Schematische Darstellung der regionalen Perfusion einer Extremität mit Hilfe des extrakorporalen Kreislaufs
A = Ableitung der regionalen Perfusion von der A. und der V. femoralis

einer solchen Perfusionsbehandlung wieder und zeigt, wie der vorgesehene Wirkungsbereich des toxischen Mittels sowohl von der Zuflußseite her wie nach den Abflußbahnen hin abgeriegelt ist. Aber trotz der ausgeklügelten Vorkehrungen, die das Übertreten des Zytostatikums in den allgemeinen Kreislauf verhüten sollen, sind neben örtlichen Schädigungen auch schwere toxische Allgemeinwirkungen infolge Perfusat-Übertritts nicht zu vermeiden; eine wirklich zuverlässige Absperrung des regionalen arteriellen Stromgebietes ist trotz der extrakorporalen Zirkulation nicht zu erreichen, denn dazu müßten sämtliche Verbindungen des zu durchströmenden Tumorgebietes zum Allgemeinkreislauf unterbrochen werden. Das ist an den Extremitäten noch mit einiger Zuverlässigkeit zu erreichen, wenn die Geschwulst in einem distalen Gliedabschnitt sitzt und das Glied oberhalb der Verbindung zwischen den großen Gefäßen und dem Schlauchsystem abgeschnürt werden kann. Die Isolierung ist schon wesentlich problematischer bei proximalem Sitz des Tumors an der Extremität und noch schwieriger bei Sitz im Bereich der Becken- und Bauchorgane oder dem Hals- und Kopfbereich. Bei diesen Lokalisationen ist immer mit einem erheblichen Perfusatverlust durch „leakage“ zu rechnen. Das ist auch bei Verwendung von aufblasbaren, in die Gefäße eingeführten Ballonkathetern der Fall, wenn anatomische Gründe wie reiche Gefäßversorgung und Kollateralgefäße der Isolierung entgegenstehen.

Der Perfusatübertritt beträgt nach Rochlin und Mitarb. je nach Perfusionsgebiet nach einer Stunde zwischen 10 und 100 %! Seine Bestimmung ist für die Zytostatika-Dosierung bei der Perfusion von größter Bedeutung. Er kann während der Perfusion mit verschiedenen Spezialverfahren ermittelt werden. Von Wichtigkeit sind ferner physikalische Faktoren: Der Druck im extrakorporalen Kreislauf muß unter dem Körperkreislaufniveau liegen, um den Übertritt des Perfusats so gering wie möglich zu halten und damit eine höhere Dosierung zu ermöglichen.

Durch Hypothermie des Körpers (31—32 ° C) und Hyperthermie des Perfusionsblutes (38—39 ° C) erreicht man eine verstärkte zytostatische Wirkung am Tumorsitz und zugleich eine verminderte Toxizität der Stoffe im Allgemeinkreislauf.

Trotz dieser Maßnahmen sind die Schäden der regionalen Perfusion infolge der ungenügenden Isolierbarkeit der perfundierten Körperregion außer den Extremitäten häufig so groß, daß die Therapie auf die Langzeit-Infusion ausweichen muß. Die auftretenden Komplikationen sind verschiedener Art. Im Perfusionsgebiet selbst sind Schädigungen des gesunden Gewebes durch Zytostatika möglich. Sie treten in unterschiedlicher Häufigkeit und Schwere auf und reichen von Hautschäden, Wundheilungsstörungen und Ödemen über postoperative Blutungen und Thrombosen bis zu Lähmungen, tiefgreifenden Nekrosen und Gangrän. Auch durch blutchemische Veränderungen, Hämolyse u. ä. sind perfusionsbedingte Gewebsschädigungen möglich. Dazu kommen die Komplikationen, die mit dem Übertritt der toxischen Substanzen in den allgemeinen Kreislauf verbunden sind und deren schwerster die Knochenmarkdepression mit all ihren Folgeerscheinungen darstellt.

Literatur

Beckmann, E.: Übertragung von Frischblut, Konservenblut, Plasma und Infusionslösungen im geschlossenen System mit neuem einfachen Gerät. Zbl. Chir. **76**, 376 (1948).

Breuning, J.: Med. Welt **17**, 2257 (1966).

Brobell, A.: Dtsch. med. Wschr. **72**, 257 (1947).

Brosig, K.: Diss. Erfurt (1966).

Buchtala, V. u. J. Gerlach: Zbl. Neurochir. **14**, 118 (1954).

Charbonnel et Massé: Bord. chir. **1**, 5—22 (1930).

Dembrowski, U. u. H. M. Hasse: Die Medizinische 1777 (1955).

Denecke, K.: Langenbecks Arch. klin. Chir. **180**, 415 (1934).

Dickmann, K.: Zbl. Chir. **81**, 1710 (1956).

Dimitza, A. u. W. Jaeger: Langenbecks Arch. klin. Chir. **196**, 631 (1939).

Dressel, K. u. F. Himmelweit: Klin. Wschr. 504 (1929).

Gabka, J.: Die Injektion. Walter de Gruyter & Co., Berlin 1968.

Gadermann, E. u. E. A. Schrader: Fortschr. Röntgenstr. **75**, 607 (1951).

Gesenius, H.: Dtsch. med. Wschr. **74**, 1.

Hankiss, J.: Med. Welt 1702 (1962).

Henschel, W. F.: Zbl. Chir. **79**, 1228 (1954).

Herion, W.: Chirurg **81**, 301 (1956).

Hettler: Fortschr. Röntgenstr. 92, 200 und 410 (1960).

Husoéti, S., J. Beszuyek u. J. Kudasz: Arch. klin. Chir. **304**, 722 (1963).

Jönsson, G.: Acta radiol. **31**, 376 (1949).

Jorns, G. u. K. Brosig: Zschr. ärztl. Fortbilg. **59**, H. 5 (1965).

Jungo, O.: Praxis **53**, 1337 (1964).

Kaindl, F.: Wien, Zschr. inn. Med. **34**, 292 (1953) und **35**, 40 (1954).

Kraft-Kinz, J.: Zbl. Chir. **84**, 1993 (1959) und **87**, 1105 (1962).

Kunlin, J. C. Bitrj-Boely et B. Volnie: Revue de Chir. **296** (1950).

Lanz, T. v. u. W. Wachsmuth: Praktische Anatomie. Springer, Berlin / Göttingen / Heidelberg 1955.

Lapp, R.: zit. nach O. Jungo.

Linke, H.: D. Dtsch. Ges. Wes. 20, 33, 1505 (1965).

Loose, K. E.: Med. Welt **15**, 1486 (1964).

Marti, W. K.: Schweiz. med. Wschr. **93**, 1746 (1963).

MOSER, F.: Dtsch. med. Wschr. **84,** 1613 (1959).

NEGRI u. CASTRINI: zit. nach G. DUÉ.

PEETERS, Fl. M.: Die Vertebralis-Angiographie. Fortschr. Röntgenstr. u. Nuklearmed. **111,** 607 (1969).

PHILIPPIDES, D.: Chirurg **14,** 585 (1942).

PORSTMANN, W. u. H. ERMISCH: Medizintechnik 166 (1966).

RICHTER, H. H. u. S. LIETZ: Ref. Dtsch. Ges. Wes. **33,** 2067 (1966).

ROSENOW, G.: Klin. Wschr. II/1378 (1927).

—, Vortragsref. Ref. Chirurgie H. 22 (1936).

SANTOS, R. DOS: Surgery **5,** 436 (1939).

SANTOS, R. DOS, A. LAMAS et J. CALDAS: Med. Contamp. (Lissabon) **47,** 93 (1929).

SIMONS, B., F. NÖLLER u. E. BUSSE: Operationslehre der dringlichen Eingriffe Fischer, Jena 1946.

THIEL: Anatom. Anzeiger **102,** 89 (1955).

WENDE, S.: Fortschr. Röntgenstr. **931,** 185 (1960).

—, Mediz. Mitt. **25,** 1 (1964).

ZIMMERMANN, H.: Abgewandelte Kathetermethode (nach SELDINGER) zur gezielten Arteriographie. Fortschr. Röntgenstr. **94,** 784 (1961).

V. Fehler und Gefahren der intraarteriellen Heilmittelanwendung

Die Grenzen, die der intraarteriellen Injektions- und Infusionstherapie gezogen sind, liegen außer in der Beschränkung auf geeignete arterielle Versorgungsgebiete vor allem in den technischen Möglichkeiten des Verfahrens. Die intraarterielle Therapie wird allein schon aus diesem Grunde immer ein Heilverfahren in der Hand der Ärzte bleiben, die sich durch sichere Beherrschung der Technik auszeichnen.

> Deshalb hat die von der technischen Seite her begründete Begrenzung der intraarteriellen Injektions- und Infusionstherapie fraglos auch ihr Gutes. Durch fehlerhafte Ausführung oder durch Nichtbeachtung der Kontraindikationen können schwerwiegende Schäden und Gefahrenzustände hervorgerufen werden.

Wenn wir hier von Fehlern in der Technik und von mittelbaren Auswirkungen örtlicher Komplikationen wie Blutungen oder Entzündungen absehen, sind die gelegentlich beobachteten Allgemeinschädigungen vornehmlich arzneimittelbedingt. Namentlich toxische Substanzen führen, wenn sie aus dem arteriellen Stromgebiet in den allgemeinen Kreislauf übertreten, zu Allgemeinwirkungen, die je nach Konzentration der Lösung und der Art des Lösungsvermittlers mehr oder weniger ernste Folgen nach sich ziehen können. Sie zu vermeiden, wird man bereits bei der Wahl und Dosierung des Arzneimittels bestrebt sein. Zumindest müssen bei der intraarteriellen Einspritzungsbehandlung wie bei jeder differenten Therapie zu erwartende Nebenwirkungen und erstrebte Heilwirkungen im gegebenen Krankheitsfalle gegeneinander abgewogen werden. Bei Mitteln wie den Zytostatika z. B. müssen toxische Nebenwirkungen allerdings bis zu einem vertretbaren Maß in Kauf genommen werden.

Je nach Art des benutzten Medikamentes ist bei der intraarteriellen Zuführungsweise mit allergischen Erscheinungen zu rechnen. Allergische Reaktionen treten bei einigen Lokalanästhetika auf. Das trifft in erster Linie für die Ester des Procains *(Novocain)* und seiner Derivate, nicht aber für Lidocain *(Xylocain)* zu.

Örtlich-regionale Schäden sind stets eine Folge der intraarteriellen Injektion oder Infusion. Sie ziehen in ungünstigen Fällen, namentlich bei der Verwendung intravasal ungeeigneter, weil gefäßwandschädigender Mittel, eine Reihe teils reversibler, teils irreversibler Folgeerscheinungen nach sich. Diese reichen von einem vorübergehenden Gliedmaßenödem über allgemeine Durchblutungsschäden vom Typ des SUDECK-Syndroms und ischämisch bedingten Muskelkontrakturen bis zur Nekrose einzelner Finger oder Zehen. In ganz schweren Fällen entsteht ein Gangrän des Gliedes, die zur Absetzung zwingt. Beobachtungen dieser Schwere sind freilich seltene Ausnahmen, die sich bislang nur bei versehentlicher intraarterieller Injektion nichtverträglicher Lösungen zugetragen haben. Die sachgemäß durchgeführte intraarterielle Injektionstherapie ist, wie aus den zahllosen Veröffentlichungen der letzten Jahrzehnte hervorgeht, mit derartigen Zwischenfällen kaum belastet. Trotzdem sei eine Aufzählung und Erörterung der möglichen Schäden an dieser Stelle nicht unterlassen.

Punktionsschäden

> Bereits bei der perkutanen Punktion eines arteriellen Gefäßes können Fehler gemacht und Schäden gesetzt werden. Zur Traumatisierung der Arterie führen u. a. häufiges Anstehen in gleicher Sitzung, Verletzung der Gefäßrückwand, Durchstechen der Arterie, Verwendung zu starker Kanülen (über 0,8—1,0 mm Durchmesser), Aufreißen der Einstichwunde durch grobe Handhabung der Nadel und intramurale Injektion. Derartige Schäden sind vermeidbar!

Als Folge sind vor allem Stichkanalblutungen und nachfolgende Hämatome zu nennen. Aneurysmen werden nur ausnahmsweise beobachtet. Nachblutungen sind seltener, als gemeinhin angenommen wird. Eine Störung der Blutgerinnung darf natürlich nicht vorliegen! Auch bei brüchigen und wandgeschädigten Gefäßen ist mit Nachblutungen zu rechnen.

So überrascht es nicht, daß Demirleau und Guenant bei einem Kranken, der bereits mehrere perkutane Injektionen in die gleiche Arterie erhalten hatte, nach Ausführung einer periarteriellen Sympathektomie an den alten Einstichstellen feinste Strahlblutungen auftreten sahen. Da sich die Stichkanalblutungen in keiner Weise beherrschen ließen, mußte die Arterie reseziert werden: Die periarterielle Sympathektomie nach vorausgegangenen Punktionen oder Injektionen einer Arterie wird deshalb besser unterlassen oder an einer Stelle vorgenommen, die dazu noch nicht benutzt wurde.

Eine große Gefahr bilden Stichkanalblutungen nach vorausgegangener, auch intraarterieller Antikoagulantien-Therapie. Sie können zu massiven Hämatomen führen. Vorsicht ist hier in jedem Fall am Platze.

Über die Reparation des Stichkanals liegen von pathologisch-anatomischer Seite verhältnismäßig wenige Untersuchungen vor. Arterien vom elastischen Typ sind bisher offenbar überhaupt noch nicht untersucht worden. Das gilt insbesondere für die Morphologie des Stichkanals nach intraaorten Injektionen. Besser bekannt sind die Veränderungen der Arterien des muskulären Typs wie der Hals- und der Beischlagader.

So haben Rimpau und Seils rund 180 Karotis-Punktionsstellen nach zerebraler Arteriographie systematisch feingeweblich untersucht. Fast stets fand sich eine geringe Blutung in der Umgebung der Punktionsstelle und in der Gefäßscheide. Wesentlich seltener war der Befund eines Blutergusses in der Gefäßwand mit Einengung der Gefäßlichtung oder die Bildung eines disseminierten Aneurysma. Regelmäßig fanden sich dagegen bemerkenswerte Vernarbungsvorgänge im Stichkanalbereich:

„Noch mehrere Monate nach der Punktion können in der Intima kraterförmige Einziehungen festgestellt werden. Die Narben bleiben offenbar bestehen. Die Punktion führt zunächst in den meisten Fällen zu einem Durchstich des Gefäßes. Die richtige Lage erreicht die Nadel nach dem Zurückziehen aus der distalen Wand. Die frischen Stichwunden der Gefäßwand werden zunächst durch einen fibrinreichen Gerinnungspfropf verschlossen. Nach innen zu überragt der Gerinnungspfropf das Niveau der Intima nicht. Auch sind keine Thromben oder Reste derselben auf den Stichstellen gefunden worden. In der zweiten Woche wuchert vom Rand her zellreiches Bindegewebe in den Pfropf ein und hat ihn etwa nach Monatsfrist vollkommen durchwachsen.

Im Laufe der nächsten Wochen und Monate nehmen die kollagenen und elastischen Fasern zu und der Zellreichtum ab. Der Endothelüberzug über der Gefäßwandnarbe ist nach 3—4 Wochen wieder hergestellt.

Häufig recht ansehnlich verbreitert ist die Adventitia. In der Media weichen die muskulären und elastischen Gewebsbestandteile weit zurück, so daß hier der Defekt und die Narbe umfangreicher ist, als es dem Stichkanal durch die Media entspricht. Nicht selten treten auch gröbere intramurale Blutungen auf, entweder als lockere Bluteinschwemmung zwischen die Fasern oder als regelrechte Hämatome. Merkwürdig ist aber, daß diese Narbe in der muskulär-elastischen Media nicht mehr repariert wird, d. h. die Media an dieser Stelle nie mehr ihr architektonisches Gefüge im Sinne einer Restitutio ad integrum erreicht. Die Bindegewebsnarbe in der Media ist somit zwar klein, bleibt aber lebenslänglich bestehen. Deshalb könnte, auch wenn die einzelne Narbe bedeutungslos ist, doch eine Vielzahl von Einstichen in derselben Region zu einem Narbenfeld Veranlassung geben, das mit dem Verlust der spezifischen Mediastruktur verbunden ist.“

Kappert, Loose u. a. schätzen die Traumatisierung der punktierten Arterienwand gering ein. Sie sahen mit Singer, Pässler u. a. keine nennenswerten Schäden nach Punktion bei Tausenden von intraarteriellen Injektionen. Kappert weist darauf hin, daß Serienschnitte nur eine geringe Anzahl von Mikrohämatomen ergaben, selbst bei Arterien, welche über hundertmal angestochen wurden.

Aufgrund ihrer Beobachtungen weisen Rimpau und Seils auf *zwei Fehler* hin, die nicht ganz selten bei der Gefäßpunktion gemacht werden: das Durchstechen des Gefäßes und das Anstechen der gegenüberliegenden Wandung. Auch wenn die Rückwand nur angestochen ist, kann das Blut aus der Kanüle ausströmen, so daß der Eindruck besteht, die Kanüle läge lege artis in der Gefäßlichtung. Die nun folgende Injektion kann zur Auftreibung der Gefäßwand führen, wobei sich die vorgetriebene Intima über die Kanülenöffnung legt und die weitere Injektion verhindert. Sowohl die periarterielle wie die intramurale Injektion stellen ohne Frage folgenschwere Injektionsfehler dar. Um sie zu vermeiden, sollten nur kurzangeschliffene Kanülen oder Einmal-Kanülen,die auf Grund ihrer Schärfe besonderer Übung bedürfen, verwendet werden. Außerdem ist sorgfältig darauf zu achten, daß das angeschliffene Ende der Kanüle hautwärts gerichtet ist oder, wenn nötig, vorsichtig in diese Lage gebracht wird (S. 60).

Eine seltene, aber gefährliche Komplikation der intraarteriellen Injektion stellt das *pulsierende Hämatom* dar. Nach Beobachtungen von Schoop kann es bei der Punktion zur Infektion des Hämatoms durch angestochene infizierte Lymphknoten und damit zur Aneurysmabildung der Arterie mit meist letalem Ausgang kommen. Die Infektionsvermeidung muß deshalb bei jeder Punktion im Vordergrund stehen. Erkennbare Beteiligung der inguinalen Lymphknoten an entzündlichen Prozessen in der Peripherie (Nekrosen, Eiterungen, Geschwüre) oder infektiöse Lymphangitiden und infizierte Lymphknoten im Punktionsbereich verbieten jeden Versuch einer intraarteriellen Punktion. Dagegen bilden örtliche Infektionen an Zehen oder Fuß ohne Beteiligung der Lymphabflußbahnen keine Gegenindikation gegen die Vornahme intraarterieller Injektionen dar, sondern meist sogar eine Indikation. Alte Patienten mit stärker veränderten und wandgeschädigten Schlagadern sind verständlicherweise möglichen Punktionsschäden stärker ausgesetzt als jüngere. Bei Arteriosklerotikern führen Arterienpunktionen mitunter zu intramuralen Hämatomen und Intimaschädigungen.

Hämatome im Punktionsbereich der A. femoralis können eine erhebliche Ausdehnung annehmen und das Gebiet der Genitalorgane und des Oberschenkels einbeziehen. Das ist besonders nach vorausgegangener Antikoagulantienbehandlung der Fall. Besteht keine Gerinnungsstörung, dann ist unter kühlen Aufschlägen und *Thrombophob*- oder ähnlichen Salben mit einem raschen Rückgang des Hämatoms zu rechnen. Liegt jedoch eine Koagulopathie vor oder steht der Kranke unter der Einwirkung von Antikoagulantien, kann das Hämatom sehr große Ausmaße annehmen und nach sofortigem Absetzen der Antikoagulantientherapie die Kompression der Arterie oder eine Gefäßnaht notwendig machen.

Zu Thrombosen kommt es in erster Linie durch ausgedehntere Intimaschädigungen oder -verletzungen des punktierten Gefäßes. An und für sich sind arterielle Thrombosen selten. Eine Ausnahme bildet die häufig zur intraarteriellen Blutübertragung benutzte A. radialis (Kap. 10); sie neigt aufgrund ihres geringen Durchmessers zur thrombotischen Verstopfung. Nach Franke und Carstensen wird das Auftreten von Thrombosen durch die trägere Blutströmung in sklerotischen Gefäßen begünstigt. Stark veränderte und namentlich brüchige Gefäße sind deshalb als relative Gegenanzeige für die intraarterielle Einspritzungsbehandlung anzusehen. Das gleiche gilt für Arterien mit träger oder kaum noch wahrnehmbarer Pulsation. Besondere Sorgfalt bei der Punktion erfordern erweiterte und geschlängelte Arterien, die deutlich pulsieren, die Nadel weicht bei diesen Gefäßen leicht seitlich ab oder verfängt sich in den Wandschichten (Singer).

Zur Thrombose der A. femoralis mit den für sie typischen klinischen Zeichen der Blässe und Pulslosigkeit der betroffenen Extremität kommt es bei der intraarteriellen Therapie am ehesten beim Gebrauch eines Arterienkatheters. Die Symptome machen sich 2—24 Stunden nach dem Eingriff bemerkbar. Therapeutisch kann entweder eine Gefäßoperation (Thrombendarteriektomie) oder eine Fibrinolyse durchgeführt werden. Wegen der Möglichkeit einer Blutung im Bereich des Stichkanals ist aber primär eine chirurgische Intervention anzuraten.

Durch Punktion und Intimaschädigung ausgelöste Embolien der A. femoralis entstehen, wenn bei älteren Arteriosklerotikern eine größere Kalkplatte von der Kanüle aus der Gefäßwand herausgebrochen und in die Blutbahn eingeschwemmt wird. Je nach Größe des abgerissenen arteriosklerotischen Kalkstückes, das in dem peripheren Strombahnabschnitt hängen bleibt, entwickelt sich u. U. das klinische Bild der echten arteriellen Embolie. Solche Kalkembolien kommen, zumal bei möglichst steilem oder senkrechtem Einstechen der Punktionskanüle, zwar nur selten zustande, können aber eine Gangrän des Fußes nach sich ziehen. Aus diesem Grunde ist bei ausgeprägten klinischen Zeichen gefäßchirurgisches Vorgehen unbedingt anzuraten.

In Ausnahmefällen bilden altersgemäße und andere pathologische Wandveränderungen die Grundlage abnormer, vor der Einspritzung nicht erkennbarer Gefäßreaktionen (Lange). Das kann schon in jugendlichem Alter der Fall sein, wenn z. B. nach einer Gefäßstauung ein Spasmus mit sich anschließender Verlängerung der Einströmungszeit auftritt.

Injektions- und Infusionsschäden

Ungleich schwerwiegender als Punktionsfehler sind die Schäden am Gefäßsystem, die durch die intraarterielle Zuführung gefäßwandschädigender Lösungen hervorgerufen werden. Sie umfassen alle Grade reversibler und irreversibler Durchblutungsstörungen des zur Injektion herangezogenen arteriellen Stromgebietes.

> Mit derartigen Schäden ist zu rechnen, wenn gewebeunverträgliche Medikamente wie Zytostatika intraarteriell verabfolgt werden. Ihre gewebeschädigenden Eigenschaften sind so groß, daß sie nur unter besonderen Vorsichtsmaßnahmen verwendet werden können.

Die durch die intraarterielle Applikation dieser Mittel hervorgerufenen Schädigungen der Gefäße stehen entsprechend der Art der Zuführungsweise stets in einem engen Zusammenhang

a) mit der Dauer der Infusion und

b) mit der hierbei fast stets notwendigen Verwendung eines in die zum Tumorgebiet führende Arterie eingeschobenen Kunststoffrohres.

Die sachgemäße Einführung des Katheters (Kap. 4), seine Lage, seine mögliche Verlagerung oder Verstopfung unter der Infusion sind Dinge, die unbedingt beachtet werden müssen, wenn gefährliche Auswirkungen vermieden werden sollen. Besonders gefährlich ist die Lageänderung des Rohres, weil sie zu einem Zurückfließen der einströmenden Zytostatika-Lösung führen kann. Über die Häufigkeit dieser Komplikation vgl. Kap. 8.

Die Folgen bestehen in entzündlichen Veränderungen der Arterienwand verschiedenen Ausmaßes. Die Arteriitis tritt um so schwerer auf, je länger die Infusion läuft oder je anhaltender der Kontakt der gewebstoxischen Stoffe mit der Gefäßinnenhaut ist, wie etwa beim Rückfluß der infundierten Lösung neben dem Arterienkatheter. Die Wandschädigung kann sich zur nekrotisierenden Arteriitis steigern und so zu Arrosionsblutungen führen. Diese können bei großen Arterien sehr massiv und je nach Lage des Gefäßes und Ausdehnung der Veränderungen chirurgisch schwer zu beherrschen sein. Eine Arrosionsblutung im Bereich der A. carotis externa ist stets lebensgefährlich; sie erfordert die Unterbindung genau an der Teilungsstelle, was ebenfalls außerordentlich schwierig sein kann.

Wegen dieser Gefahren ist es nur folgerichtig, wenn versucht wird, es durch sorgfältige Überwachung des gesamten Systems während des Infusionsverlaufes, durch Kontrolle der richtigen Katheterlage mit Hilfe des Fluoreszenstestes (S. 80) und um durch vorzeitiges Abbrechen der Infusion nicht erst zu bedrohlichen Erscheinungen kommen zu lassen.

Liegt ein begründeter Anhalt für eine irrtümlich durchgeführte intraarterielle Injektion vor, so wird folgendes Vorgehen empfohlen (Gabka):

Die intraarterielle Kanüle bleibt liegen, es werden gefäßerweiternde Mittel in möglichst isotonischer Lösung verabfolgt, am geeignetsten *Panthesin-Hydergin*, zusätzlich intravenöse Tropfinfusion mit roborierenden Mitteln, Vitaminen und hohen Dosen von *Actihaemyl.*

Die heute — abgesehen von den genannten gewebeschädigenden Stoffen — intraarteriell verabfolgten Heilmittel schließen nach Auswahl und Erfahrung ernstere Schäden an den Arterien mit Sicherheit aus. Zumeist erkennt man zudem bereits zu Beginn der Injektion, ob eine stärkere Reaktion auftritt oder ausbleibt. In dieser Hinsicht kommt, wie bereits erwähnt, dem initialen Gefäßschmerz eine große Bedeutung zu; er sollte deshalb als Gradmesser für die Verträglichkeit der verwendeten Heilmittel stets Beachtung finden. Um sich dieser Erkennungsmöglichkeit nicht zu begeben, erscheint die zusätzliche intraarterielle Verabfolgung von *Novocain* zur Unterdrückung des Gefäßinjektionsschmerzes nicht unbedenklich, sofern nicht die absolute Verträglichkeit des gewählten Mittels feststeht.

Schwere Injektionsschäden sind bisher nur bei *versehentlich ausgeführten Injektionen* in die Armschlagader anstelle der beabsichtigten intravenösen Injektion in eine Kubitalvene aufgetreten. Über eine größere Anzahl derartiger Fehleinspritzungen, bei denen es sich in keinem Falle um eine beabsichtigte intraarterielle Injektion mit für diese Therapieform gebräuchlichen Arzneimitteln gehandelt hat, mit schweren, zum Teil zur Absetzung des Gliedes führenden Folgen hat PERRET zusammenfassend berichtet.

Bei den von PERRET zusammengestellten Fällen handelte es sich überwiegend um Mittel wie *Neosalvarsan, Argoflavin, Strophantin* u. a., die bereits zu Beginn der Injektion auffällige Erscheinungen wie Schmerzausstrahlung in den Vorderarm, Hautverfärbungen an Hand und Fingern und Ödeme hervorgerufen hatten, so daß die Injektion aufgrund dieser Warnzeichen meist sofort abgebrochen wurde und dadurch schlimmere Folgen verhütet werden konnten.

Einen Fall mit ungünstigem Ausgang, bei dem alle Grade schwerer Kreislaufstörungen auftraten, teilte STÖR mit.

Mit der Einführung der rasch zu injizierenden Kurznarkotika wurden häufiger als vorher schwere, zumeist mit Gangrän der Hand oder des Vorderarmes endende Auswirkungen intraarterieller Fehlinjektionen bekannt. Offenbar ließ die schnell einsetzende narkotische Wirkung in diesen Fällen den initialen Gefäßschmerz und ähnliche warnende Reaktionen nicht aufkommen, so daß der Irrtum zu spät erkannt wurde und die Gefäßschädigung nicht mehr aufzuhalten war.

LÜBKE hat allein über 18 Kranke mit Gangrän des Armes aufgrund versehentlicher intraarterieller *Presuren*-Injektion berichtet. Weitere Beobachtungen dieser Art haben SCHWARZKOPF *(Presuren)*, COHEN *(Pentothal)*, DIENST *(Evipan)*, WEESE und HENTSCHEL, WOLF und BURKHARD, ZENKER und BEER, PILZ, KEUTHER u. a. mitgeteilt. Als besonders gefährlich hat sich das inzwischen aus dem Handel gezogene Kurznarkotikum *Estil* erwiesen. Es hat nach unbeabsichtigter intraarterieller Injektion fast ausnahmslos schwerste Durchblutungsstörungen zur Folge. In den meisten Fällen war die Absetzung des Armes unvermeidlich.

Klinisch bildet der heftige initiale, von der Injektionsstelle ausgehende und zur Peripherie ausstrahlende Schmerz das erste Anzeichen der drohenden Gefahr. Mit dem als Gefäßspasmus aufzufassenden Schmerzzustand, verbindet sich eine auffallende Hautblässe, die allerdings auch ausbleiben kann (PERRET). Sie wird gefolgt von einer dunkel-bläulichroten Verfärbung der Haut. Diese zweite Phase der Erscheinungen wird als Überfüllung der Blutbahn infolge Strömungsverlangsamung in den Endstromgefäßen gedeutet.

Die Fehlschläge waren Veranlassung, der *Pathogenese* der entstandenen Gefäßschäden sehr sorgfältig nachzugehen. Dabei stellte sich heraus, daß der von STÖR u. a. in den Vordergrund des Geschehens gerückte reflektorische Gefäßkrampf allein nicht ausschlaggebend für die nachfolgenden Veränderungen sein kann, da er nur verhältnismäßig kurze Zeit anhält. In den von KINMOTH und SHEPHARD angestellten Tierversuchen löste er sich bereits nach wenigen Minuten. COHEN erlebte bei seinen drei Kranken, daß die Pulsation in der A. brachialis Stunden und Tage lang erhalten blieb, obwohl die Schädigungen des Armes so schwer waren, daß sie zur Absetzung führten.

Die Auffassung, die der Endstrombahn eine verhältnismäßig große Widerstandsfähigkeit chemischen Einwirkungen gegenüber zuerkennt, ist deshalb fallenzulassen.

Nach den feingeweblichen Untersuchungen sind für das Zustandekommen der folgenschweren Injektionsschäden chemische Schädigungen des Gefäßendothels, des subendothelialen Gewebes und der inneren Mediaschichten entscheidend. Sie finden sich in der ganzen Länge des injizierten Gefäßes von der Injektionsstelle bis zum Übergang in das Kapillargebiet und sind nach Böhmer und Rügheimer sowie Weiss und Fischer die eigentliche Grundlage des eintretenden Gewebsunterganges. In den inneren Schichten der Media ist histologisch neben einzelnen Nekroseherden oft ein ausgeprägtes Wandödem nachzuweisen; es bewirkt eine Einengung der Gefäßlichtung, so daß die Blutströmung in den kleinen Arterien und Arteriolen stark eingeschränkt oder ganz zum Erliegen gebracht wird.

Intimaschäden, Mediaödem und Stase begünstigen die Entstehung von Thrombosen, die jedoch trotz schwerster peripherer Durchblutungsstörungen zunächst meist nur distal und hier auch nicht regelmäßig, später aber auch proximal des Injektionsortes angetroffen werden.

Die Schlußfolgerung aus den angeführten Beobachtungen kann nur sein, sowohl bei der Auswahl der Heilmittel wie bei der Durchführung intraarterieller Injektionen und Infusionen die größte Sorgfalt walten zu lassen. Keinesfalls dürfen Lösungen Verwendung finden, die nicht sicher gewebeverträglich sind. Bis jetzt wurden in der deutschen Literatur wie in der anglo-amerikanischen etwa 30 Medikamente genannt, die diese Voraussetzungen *nicht* erfüllen. Da sie die verschiedensten Grade von Gewebeschädigungen verursachen, sind sie für die intraarterielle Zuführungsweise abzulehnen. Die Unverträglichkeit kann sich auf das Arzneimittel, das Lösungsmittel, den Lösungsvermittler sowie auf beide beziehen.

In Zweifelsfällen ist eine experimentelle Erprobung der klinischen Anwendung vorauszuschicken, wie sie Liebegott und andere durchgeführt haben. Von Kinmoth und Shephard wurde hierfür die Methode der Injektion des zu testenden Medikamentes in die freigelegte A. centralis des Kaninchenohres angegeben. In Anlehnung an diese Methode haben sich Loeschke und Beer um eine Standardmethode bemüht, die die Eingruppierung jedes intravasal zu verwendenden Heilmittels in bezug auf seine gefäßwandbeeinflussenden Eigenschaften ermöglichen soll.

Aber nicht nur auf die pharmakologischen Eigenschaften des Medikamentes, sondern auch auf die Konzentration der Lösung, in der es verabfolgt wird, kommt es an. Je niedriger die Konzentration, desto geringer ist im allgemeinen die gewebeschädigende Wirkung. Auf der gleichen Ebene liegt die Bedeutung der Injektionsgeschwindigkeit. Je langsamer das Mittel eingespritzt wird, um so stärker wird es durch das strömende Blut verdünnt und um so gefahrloser ist es. Die stark hinausgezögerte Zuführung bei der intraarteriellen Dauerinfusion bietet deshalb an sich schon eine gewisse Gewähr dafür, daß Wandschäden und Kapillarreizung vermieden werden. Die aktuelle Reaktion (pH-Wert) der verwendeten Lösung spielt ebenfalls eine große Rolle. Huet, Bargeton und Wilmoth haben darauf hingewiesen, daß intraarteriell injizierte Lösungen um so besser vertragen werden, je mehr ihr pH dem des Blutes entspricht. Bei stark abweichender aktueller Reaktion sollte diese deshalb vor der Injektion der des Blutes angeglichen werden, damit es nicht zu Gefäßwandschädigungen kommt. Die Angleichung kann durch einen Säure- bzw. Alkalizusatz erfolgen. Bei intravenösen Einspritzungen pflegt die Pufferfähigkeit des Blutes und der Gewebeflüssigkeit zur Neutralisierung der injizierten Lösung auszureichen. Das trifft selbst für intravenös injizierte Lösungen mit stark abweichendem pH wie Adrenalin mit pH 3,0, *Novocain* mit pH 4,8 und die ausnahmslos alkalischen

Sulfonamidlösungen zu. Bei rascher intraarterieller Verabfolgung derartiger Lösungen ist dagegen nicht in gleichem Maße mit einer Neutralisierung zu rechnen, weil die Verdünnung durch das Blut relativ gering, der Durchgang durch das Gefäß rascher und das erfüllte Stromgebiet begrenzter ist. Deshalb sollte bei stark abweichendem Lösungs-pH Infusionen stets der Vorzug gegeben oder möglichst langsam injiziert werden, um auf diese Weise eine bessere Neutralisierung zu erzielen.

Eindrucksvolle experimentelle Untersuchungen über Endothelschäden stellten GOTTLOB und ZINNER an. Die Testung der Mittel erfolgte an der Rattenaorta. Geprüft wurde der feingewebliche Schädigungsgrad verschiedener Kontrastmittellösungen unterschiedlicher Konzentration unter konstantem osmotischem Druck und konstanter Temperatur. Starke Schäden verursachten namentlich gepufferte Lösungen alkalischer Reaktion. Saure Lösungen bis pH 4 wurden besser vertragen. Von großem Einfluß erwiesen sich dabei die Lösungsmittel, vornehmlich für die Reaktion der ganzen Lösung. Im Zusammenhang mit schweren Endothelschäden wurden noch nach zwei Tagen auftretende Thrombosen beobachtet.

Besondere Vorsicht ist erfahrungsgemäß bei intraarteriellen Injektionen in die Schlagadern der *oberen* Gliedmaßen geboten, da diese in hohem Maße zu heftigen Gefäßkontraktionen neigen. Einspritzungen von an und für sich für intravenöse Injektionen geeigneten Mitteln in die Armschlagadern gefährden die Durchblutung der Akren besonders leicht. Diese Feststellung, die durch spätere Mitteilungen von PERRET u. a. bestätigt wurde, traf bereits DOS SANTOS. Er ließ deshalb der Injektion in die A. brachialis stets eine Stellatumblockade vorausgehen — eine Maßnahme, die man jedoch ebensowenig wie die *Novocain*-Zugabe zur Injektionsflüssigkeit uneingeschränkt gutheißen kann, weil dadurch auftretende Warnzeichen möglicherweise verschleiert werden.

Man wird also ganz allgemein mit abnormen Gefäßreaktionen rechnen müssen. Aus diesem Grunde sollte die Wahl des zur intraarteriellen Injektion vorgesehenen Heilmittels und desgleichen die Injektionstechnik einschließlich der Injektionsdauer und des Injektionsdruckes auf mögliche Zwischenfälle dieser Genese abgestellt werden.

Die Forderung nach einwandfreier Injektionstechnik wird unterstrichen durch die Gefährlichkeit der peri- und paraarteriellen Injektion ungeeigneter Mittel. Die Injektion darf nur erfolgen, wenn die Hohlnadel wirklich nachweislich in der Lichtung des Gefäßrohres liegt; bestehen Zweifel daran, so ist die Einspritzung unbedingt zu unterlassen.

Unglückliche Ausgänge durch irrtümliche intraarterielle Injektionen von Kurznarkotika belasten an sich die lege artis durchgeführte intraarterielle Injektions- und Infusionstherapie nicht. Trotzdem sei hier ausführlich auf die Maßnahmen eingegangen, die zur Abwendung auftretender Gefahren geeignet sind. Daß die Injektion sofort abzubrechen ist, wurde bereits gesagt. Auch wurde ausdrücklich darauf hingewiesen, daß die intraarterielle Dauertropfinfusion während ihrer Dauer beaufsichtigt werden muß.

Die Grundsätze, die LOESCHKE *und* BEER *für das Verhalten bei Zwischenfällen aufgestellt haben, gipfeln in drei Hauptpunkten:*

1. Herbeiführung einer möglichst langdauernden Strombahnerweiterung durch Grenzstrang- oder Brachialplexusblockade in Form der Plexusanästhesie.

Die günstige Wirkung der dadurch herbeigeführten, langanhaltenden Erweiterung der arteriellen Strombahn konnte von KINMOTH und SHEPHARD in Tierversuchen nachgewiesen werden: die durch intraarterielle *Thiopental*-Injektion hervorgerufene Nekrosefläche des Kaninchenohres wurde durch Blockaden von 14,5 auf 8,8 ccm verkleinert.

Der Grenzstrangblockade ist die *Novocain- oder Cyclocitin*ausschaltung des Armnervengeflechtes vorzuziehen, weil sie außer der Lähmung der vegetativ gesteuerten Gefäßnerven eine langanhaltende Schmerzaufhebung durch Blockade auch der schmerzleitenden sensiblen Nervenäste bewirkt. Das ist insbesondere für die Unterbrechung der Kette schmerzreflektorischer Gefäßkontraktionen — Durchblutungsnot des Gewebes — von ausschlaggebender Bedeutung, wie u. a. WILKINS und Mitarb. gezeigt haben.

Für ganz schwere Fälle schlagen LOESCHKE und BEER die Durchführung einer kontinuierlichen Brachialplexusblockade mit Hilfe der Kathetermethode von STONE und DONNELY vor, um der Forderung nach einer möglichst langen sympathischen Nervenausschaltung Rechnung zu tragen.

Auch Vasodilatantien werden empfohlen. FRIEDRICH sowie BÖHMER und RÜGHEIMER sahen im Tierversuch günstige Wirkungen von *Panthesin-Hydergin*-Gemischen, die sie zunächst intraarteriell, dann wiederholt intravenös verabfolgten. Auch von GABKA wird die intraarterielle Verabfolgung eines isotonischen *Panthesin-Hydergin*-Gemisches empfohlen. Hingegen erwies sich das spasmolytisch und anästhetisch wirksame Procain im Tierversuch (KINMOTH und SHEPHARD) als erfolglos.

PILZ rät, die in der Arterie liegende Kanüle dort zu belassen, um sofort vier- bis sechsmal eine 1/2- bis 1 %ige Procain-Lösung als krampflösend und schmerzlindernd zu injizieren.

KAPFERER erzielte bei einer versehentlich erfolgten, sehr schmerzhaften intraarteriellen Barbituratinjektion mit auftretender Verfärbung und Schwellung der distalen Gliedabschnitte durch eine 12 Minuten später vorgenommene intravenöse Injektion von *Complamin* einen völligen Rückgang der Erscheinungen, so daß keinerlei Schädigung des Gliedes zurückblieb.

2. Antikoagulantien-Therapie im Anschluß an die *Novocain*-Blockade.. Zunächst soll ein Heparinpräparat in einer Anfangsdosis von etwa 200 IE/kg Körpergewicht intravenös gegeben werden. Unter Kontrolle der Gerinnungszeit sind dann etwa alle 6 Stunden 1,5 mg/kg zu verabreichen. Nach 3—4 Tagen Übergang zu Depot-Heparin-Präparaten für einige Tage, dann Kalziumpräparate. Die Antikoagulantienbehandlung muß hoch dosiert über einen längeren Zeitraum durchgeführt werden, da Fälle beschrieben wurden, bei denen es nach anfänglich günstigem Verlauf noch am 8., 10. oder 15. Tag zu einer vollständigen Thrombosierung des geschädigten Gefäßabschnittes mit nachfolgender Gangrän des Gliedes kam. In diesen Fällen ist eine thrombolytische Therapie mit Streptokinase *(Kabikinase, Streptase)* indiziert.

3. Verordnung von Nebennierenrindenhormonen mit dem Ziel, das den Grad der auftretenden Durchblutungsstörungen und damit auch das Ausmaß des Gewebeschadens, namentlich bei periarteriellen Injektionen, mitbestimmende Ödem der Gefäßwand herabzusetzen. Auf diese Möglichkeit, das Mediaödem günstig zu beeinflussen, haben aufgrund von Tierversuchen zuerst BÖHMER und RÜGHEIMER aufmerksam gemacht. Man verabreicht über mehrere Tage ein *Prednison*präparat (50 mg täglich); das Absetzen erfolgt stufenweise.

Vergegenwärtigt man sich aber die schon von WEISS und FISCHER u. a. erhobenen feingeweblichen Befunde, die neben schweren Wandveränderungen der Gefäße degenerative Schäden der Muskelfasern und des Bindegewebes aufzeigten, dann wird es verständlich, daß die angeführten therapeutischen Bemühungen im Endergebnis wenig befriedigen und daß die Gangrän des betroffenen Gliedabschnittes häufig nicht aufzuhalten ist. Aus diesem Grunde ist die frühestmögliche Erkennung drohender Gefahren von größter Wichtigkeit; der Endausgang eingetretener Gefäßschäden ist in erster Linie davon abhängig.

Zur Rechtsprechung bei versehentlichen intraarteriellen Injektionen in der Ellenbeuge haben sich u. a. ROLOFF und PERRET geäußert.

Eine zusammenfassende Darstellung bringt die Monographie von GABKA.

Literatur

BELLMANN, G. u. H. HERWIG: Die Aortographie in der angiologischen Diagnostik. Thieme, Leipzig 1964.

COHEN S. M.: The Lanzet **255**, 6524 (1948).

FRANKE, H. u. G. CARSTENSEN: Der Internist **3**, 172 (1962).

FRIEDRICH, F.: Med. Klinik **34**, 1643 (1938).

GABKA, J.: Die Injektion. Walter de Gruyter & Co., Berlin 1968.

GOTTLOB, R. u. G. ZINNER: Münch. med. Wschr. **106**, 1234 (1964).

HASCHEMINEJAD, A. M.: Chirurg **33**, 132 (1962).

HENSCHEL, W. F.: Hautgangrän nach intraarterieller Bluttransfusion in die Arteria radialis. Zbl. Chir. **79**, 1228 (1954).

HENSCHEL, W. F. u. O. JUST: Zur Anwendung des neuartigen intravenösen Kurznarkotikums G 29 505 (Phenoxyessigsäureamid-Verbindung) bei poliklinischen Eingriffen. Anaesthesist **6**, 174 (1957).

HENTSCHEL, M.: Münch. med. Wschr. 1259 (1961).

HEROUT, V. u. V. VORTEL: Virchows Arch. **334**, 367 (1961).

KAPFERER, J. M.: Anaesthesist **13**, 345 (1964).

KEUTHER: Dtsch. Med. Wschr. **83**, H. 25, 1089 (1958).

KINMOTH, J. B. and R. C. SHEPHARD: Brit. med. J. **2**, 914 (1959).

LANGE, F.: Münch. med. Wschr. **84**, 121 (1937).

LIEBEGOTT, G.: Zbl. allg. Path. **102**, 85 (1961) und **106**, 227 (1964).

—, Anaesthesiol. u. Wiederbelebung **4**, 125 (1965).

—, Therap. Ber. (Bayer) 25 (1967).

LOESCHKE, G. C. u. R. BEER: Münch. med. Wschr. **104**, Nr. 25, 1175 (1962).

LÜBKE, F.: Münch. med. Wschr. **103**, 2319 (1961).

PERRET, W.: Med. Klin. **54**, 403 (1959) (Lit.) u. **57**, 230 u. 478 (1962).

—, Chirurg **21**, 458 (1949).

PERRET, W.: Neue Gesichtspunkte zur Vermeidung versehentlicher intraarterieller Injektionen. Anaesthesist **12**, 22 (1963).

PILZ, E.: Med. Klinik **60**, 2018 (1965).

RIMPAU, A. u. H. SEILS: Forschr. Röntgenstr. **87**, 191 (1957).

—, Virchows Arch. 156 (1957).

ROLOFF, W.: Med. Klinik **60**, Nr. 51, 2067 (1965).

SELDINGER, S. J.: Acta radiol. **39**, 368 (1953).

SCHAEFFER, H.: Ärztl. Wschr. 442 und 1116 (1952).

SCHWARZKOPF, H.: Dtsch. med. Wschr. **83**, 1089 (1958).

STÖR, O.: Chirurg **5**, 171 (1933).

STONE, H. H. and C. C. DONNELLY: Anaesthesiology **22**, 995 (1961).

WEESE, K.: Folgen nach versehentlicher intraarterieller Injektion. Dtsch. Ges. Wes. **14**, 151 (1959).

WEIS, J.: Erfahrungen und Beobachtungen bei 400 Arteriographien. Fortschr. Röntgenstr. **75**, 1145 (1951).

WEISS, J.: Fortschr. Röntgenstr. **75**, 145. (1951).

WEISS, K. H. u. F. FISCHER: Chirurg **33**, 134 (1962).

WILKINS, R. W., R. DOUPE and H. W. NEWMAN: Chir. Sci. **3**, 403 (1938).

WILLIAMS, A. W. and G. R. MONTGOMERY: J. Path. Bact. **77**, 63 (1959).

WOLF, O. u. V. BURKHARD: Zbl. Chir. **85**, 1332 (1960).

ZENKER, R. u. R. BEER: Anaesthesist **11**, 256 (1962).

VI. Intraarterielle Therapie peripher-arterieller Durchblutungsstörungen

Von Heinz Heidrich, Berlin

1. Intraarterielle medikamentöse Therapie

Klinisches Interesse an der intraarteriellen medikamentösen Therapie peripher-arterieller Durchblutungsstörungen wurde 1944 durch Singer ausgelöst, der erstmals größere klinische Erfahrungen mit dieser Methode publizierte. Die praktische Bedeutung der intraarteriellen Behandlung hat seither wegen ihrer überzeugenden theoretischen Grundlagen sowie klinischen Erfolge erheblich zugenommen und ist trotz der Entwicklung der rekonstruktiven Gefäßchirurgie grundsätzlich gleich geblieben.

a) Grundlagen

Prinzip der intraarteriellen Therapie ist die Injektion oder Infusion gefäßerweiternder und antibiotischer Pharmaka in die Versorgungsarterien einzelner Extremitäten mit dem Ziel, die Durchblutungsgröße isoliert zu verbessern, einen Kollateralkreislauf zu entwickeln und lokal eine hohe Konzentration spezifischer Wirksubstanzen zu erreichen.

Klinisch-experimentelle Untersuchungen von Hess; Schoop, Rösch; Loose; Widmer und Mitarb.; Solti und Mitarb. und Bollinger haben gezeigt, daß derartige Wirkungen tatsächlich auftreten. Bei intraarterieller Applikation gefäßerweiternder Mittel wurde gefunden, daß

1. das *Blutstromvolumen* in Abhängigkeit von der Konzentration und der Art des Vasodilatans auf das 2- bis 5fache der Ruhedurchblutung ansteigen kann (Hess; Rösch; Solti und Mitarb.);
2. die *Konzentration* spezifischer Wirksubstanzen im erkrankten Gefäßbereich auch ohne Vasodilatantien deutlich höher ist, als bei intravenöser Injektion der gleichen Substanzmenge. Die akrale Konzentrationszunahme liegt nach Radioisotopen-Untersuchungen von Widmer und Mitarb. mit Na^{24} bei Injektion in die A. femoralis superficialis im Mittel bei 2,7—2,8 gegenüber einer intravenösen Applikation;
3. die *Strömungsgeschwindigkeit* des Blutes durch Zunahme des prä-poststenotischen Druckgefälles erhöht und damit die Kollateralenentwicklung induziert wird Schoop und Jahn; Schoop);
4. das Auftreten eines *Borrowing-Lending-Phänomens* (De Bakey und Mitarb., Gillespie), d. h. eine manchmal zu beobachtende Minderdurchblutung der erkrankten Extremität bei intravenöser Injektion oder oraler Verabreichung gefäßerweiternder Substanzen vermieden werden kann;
5. ein *Abfall des zentralen arteriellen Blutdruckes* bei Verwendung von Vasodilatantien mit kurzer Halbwertszeit nicht auftritt (Solti und Mitarb., Heidrich);
6. eine *Zunahme der myokardialen Arbeitsleistung* durch Erhöhung des Herzminutenvolumens im wesentlichen unterbleibt, weil nur die Mehrdurchblutung eines relativ kleinen Gefäßversorgungsbereiches kompensiert werden muß.

Diese spezifischen Wirkungen der intraarteriellen Therapie können aber ausbleiben, wenn das infundierte oder injizierte Pharmakon entweder durch Eröffnung präformierter a-v-Anastomosen über einen Shunt-Mechanismus (KAPPERT) oder durch versehentliche Punktion eines anderen als des Versorgungsgefäßes nicht an den Wirkungsort gelangt. Nach WIDMER und Mitarb. muß für den Bereich der Beine in etwa 1/3 aller Fälle damit gerechnet werden, daß selbst bei ausreichender Übung ein anderes Gefäß als die erwünschte A. femoralis superficialis punktiert wird. Konkret wurde bei 95 inguinalen Arterienpunktionen an 13 Patienten 63mal die A. femoralis superficialis, 26mal die A. femoralis profunda und 6mal die A. iliaca externa getroffen. Aus dieser Beobachtung folgt, daß eine intraarterielle Infusionsbehandlung zumindest nach theoretischen Überlegungen in etwa 30 % nicht effektiv sein kann, weil Infusionen in die A. femoralis profunda und A. iliaca externa keine entscheidende Konzentrationszunahme gegenüber der intravenösen Applikation ermöglichen. Tatsächlich ist wohl aber nur in einem wesentlich geringeren Anteil mit einem Ausfall der spezifischen Wirkung intraarterieller Infusionen zu rechnen, weil bei Superficialis-Verschlüssen nicht selten die A. femoralis profunda Versorgungsarterie des Unterschenkels ist und dann natürlich auch Infusionen in diese Arterie nützlich sind.

b) Indikationen und Kontraindikationen

Für die intraarterielle Therapie arterieller Gefäßerkrankungen haben sich folgende Indikationsbereiche ergeben, die dem Stadium II bis IV nach FONTAINE (Tabelle 3) entsprechen:

1. Ulzerationen und Gangrän
2. Akute, nicht operable und nicht zu fibrinolysierende Arterienverschlüsse
3. Chronische Arterienverschlüsse mit ausgeprägter Claudicatio intermittens und Ruheschmerzen
4. Primär periphere Durchblutungsstörungen bei manifester oder latenter Herzinsuffizienz
5. Arterielle Spasmen.

Obgleich prinzipiell weitgehende Übereinstimmung über die Indikationsbreite besteht, sind Einschränkungen und Erweiterungen bekannt. WIDMER führt die intraarterielle Behandlung fast ausschließlich bei gangränösen Prozessen aus (Stadium IV), SCHOOP; LOOSE; DREYDORFF; HILD und Mitarb.; THIELE und HEIDELMANN nehmen eine intraarterielle Behandlung bereits bei einer Claudicatio intermittens (Stadium II) ohne Ruheschmerz und Gangrän vor. THIELE und HEIDELMANN pointieren ihren Standpunkt durch die Forderung, im Stadium II vor jedem operativen Eingriff eine intraarterielle Injektionsbehandlung in Kombination mit aktivem Gehtraining zu versuchen. MARTI sieht alle Verschlüsse distal der A. femoralis profunda als Indikationsbereich an. LOOSE; DERBY und Mitarb. und WIDMER führen intraarterielle Injektionen bzw. Infusionen vor und nach gefäßrekonstruktiven Operationen bzw. einer Sympathektomie durch. Eine spezielle Indikation ist nach HOFFMANN die intrakariotidielle *Priscol*-Injektion bei Spasmen der A. centralis retinae.

Tabelle 3. Stadien-Einteilung der arteriellen Verschlußkrankheiten nach FONTAINE

Stadium I:	Subjektive Beschwerdefreiheit oder atypische Mißempfindungen bzw. Schmerzen nach längerer Haltungsfixation der Extremitäten
Stadium II:	Claudicatio intermittens (Belastungsschmerz)
Stadium III:	Ruheschmerzen
Stdium IV:	Nekrosen (Gangrän, Ulzeration)

Die Ätiologie der Krankheitsbilder ist für die Indikationsstellung nicht entscheidend, weil mit der intraarteriellen Therapie der Verschlußkrankheiten nur eine symptomatische, nicht aber kausale Behandlung möglich ist. Wichtig ist dagegen die Verschlußlokalisation, weil es möglich sein muß, im prästenotischen Bereich zu punktieren. Wiederholte intraaortale bzw. Injektionen in die Armarterien, wie sie SINGER; LOOSE und ALEXANDER angeben, sind möglich. Wir halten sie jedoch nicht für ratsam, beschränken die intraarterielle Therapie bei peripheren Durchblutungsstörungen auf arterielle Erkrankungen der unteren Extremitäten und infundieren ausschließlich in die A. femoralis, weil das Traumatisationsrisiko an den Arterien der oberen Extremität größer ist als im Bereich der Beine.

Eine intraarterielle Therapie ist unter folgenden Bedingungen kontraindiziert:

1. Blutungsneigung (Gerinnungsstörung, Dauerantikoagulation, Fibrinolysetherapie)
2. Lokale Lymphadenitis bzw. Lymphangitis
3. Schwere allgemein-septische Krankheitsbilder
4. Hochgradige atheromatöse Plaque-Bildungen am Injektionsort
5. Verdacht auf Aneurysma im Injektionsgebiet.

Nach LINKE sollte weiter eine intraarterielle Therapie unterlassen werden, wenn ausgedehnte und multiple Verschlüsse vorliegen, weil hier nicht mehr mit einer Steigerung der Blutströmungsgeschwindigkeit gerechnet werden kann. THIELE und HEIDELMANN lehnen eine intraarterielle Therapie bei akuten Dauer-Ruheschmerzen ab. In jedem Fall muß der Auffassung von MARTI widersprochen werden, daß Kontraindikationen nicht existent seien.

c) Spezielle Technik

Die Technik der intraarteriellen Injektion und Infusion ist in Kapitel 4 ausführlich dargestellt worden. Unterschiede zur intraarteriellen Zytostatika-Therapie ergeben sich bei peripher-arteriellen Durchblutungsstörungen im wesentlichen aus der verschiedenen Gefäßmorphologie und den unterschiedlichen therapeutischen Zielen. Bei peripher-arteriellen Durchblutungsstörungen schränken Gefäßwand- und Lumen-Veränderungen der Arterien sonst mögliche Injektionsverfahren oft ein.

Für die klinisch und ambulant durchführbare intraarterielle Behandlung peripherer Durchblutungsstörungen wird im allgemeinen die Punktion einer Arterie mit einer Nadel bevorzugt.

Die technische Ausführung der intraarteriellen Nadelpunktion ist einfach und nur mit geringen Modifikationen wiederholt beschrieben worden (JORNS; GABKA). Sie erfolgt in Rückenlage des Patienten, dessen Becken durch ein festes, relativ hohes Kissen erhöht wird. Die dadurch erreichte leichte Hyperflexionsstellung des Hüftgelenkes führt zu einer Fixation der Femoralarterie, die damit der Nadel beim Einstich nicht ausweichen kann.

Sowohl für die Injektion als auch die kurzzeitige Dauerinfusion haben sich stumpf zugeschliffene 8er- und 12er-Kanülen bewährt, weil die Verwendung so kleinlumiger Nadeln den Einstichschmerz erträglicher machen und eine große Traumatisation vermeiden. Neuerdings stehen spezielle Infusionsbestecke der Firma *Braun/Melsungen* zur intraarteriellen Therapie zur Verfügung, bei denen Nadel und Infusionsschlauch fest miteinander verbunden sind.

Die Punktion erfolgt nach Desinfektion des Einstichgebietes ohne Lokalanästhesie und ohne oder mit sterilen Handschuhen. Man geht unterhalb des Leistenbandes senkrecht zur Arterie ein, die zwischen dem Zeigefinger und Mittelfinger der linken Hand markiert wird. Läßt sich die Arterie nicht sofort finden, wird vorsichtig fächerförmig in die Tiefe gestochen, ohne die Nadel aus der Haut herauszuziehen. Die richtige Lage erkennt man am pulsierenden Spritzen des Blutes aus der Nadelöffnung, wenn ohne aufgesetzter Spritze punktiert wird. Ist nicht sicher zu entscheiden, ob die Nadel intraarteriell oder intravenös liegt, werden probeweise 1—2 ml der vasodilatierenden Injektionslösung durch die Nadel injiziert. Ein typisches Wärmegefühl im Oberschenkel oder ganzen Bein, das Auftreten einer Hautrötung und eines gänsehautähnlichen Hautreliefs sprechen für eine korrekte Lage und kennzeichnen die Ausdehnung des arteriellen Versorgungsbereiches. Liegt die Nadel in der Femoralvene, wird Hitzegefühl im Bereich des Beckens und des Thorax angegeben. Bei intravenöser Injektion von ATP oder Nikotinsäure kann ein Blutdruckabfall beobachtet werden. Die Nadellage kann auch mit der Fluoreszenzprobe (S. 79) kontrolliert werden.

Bei fehlerhafter Nadellage ist eine erneute Punktion an anderer Stelle weiter distal notwendig oder aber die intraarterielle Injektionsbehandlung nicht durchzuführen. Wird nur das Gebiet der A. femoralis profunda bzw. einer Beckenarterie dilatiert, so ist damit zu rechnen, daß es weiter distal bzw. im poststenotischen Bereich zu einer Abnahme der Durchblutungsgröße kommt. Muß die Arterie ein zweites Mal punktiert werden, empfiehlt sich, einige Minuten zu warten.

Um Änderungen der Nadellage während der Infusion zu vermeiden, verwenden wir zur Fixation kleine, zentral durchbohrte Platten, die vor dem Einstich auf den Nadelschaft aufgesetzt und dann durch eine kleine Schraube so am Nadelschaft befestigt werden, daß sie der Haut über der Einstichstelle flach aufliegen. Eine andere Möglichkeit ist, die Nadel in die Arterie schräg in Richtung des Blutstromes einzustechen und dann mit einem Heftpflasterstreifen auf der Haut zu fixieren. Die Fixation der Nadel mit zwei Tupfern, wie sie verschiedentlich angegeben wird, halten wir nicht für ausreichend. Nach Beendigung der Infusion wird die Nadel rasch entfernt, und man läßt die Patienten die Punktionsstelle etwa 5—10 Minuten mit der Hand komprimieren.

Katheter zur intraarteriellen Dauerinfusion werden nur ausnahmsweise angewandt, weil entweder mit Thrombosierungen im Arterienbereich oder bei Heparin-Zusatz zur Infusionslösung mit Blutungen zu rechnen ist.

Bisher beschrieb WIDMER die Behandlung schwerster akraler Infektionen und multipler Unterschenkelverschlüsse mit dünnlumigen intraarteriellen Kathetern, die nach Punktion der Arteria femoralis superficialis antegrad bis zum proximalsten Verschluß eingeführt und zur kontinuierlichen Infusion von Antibiotika mehrere Tage bis Wochen belassen wurden. DEBRY und TRAN QUANG-KIEN verwenden bei ähnlichen Indikationen Katheter mit einem Durchmesser von 0,5—1,0 mm, die 3 bis 14 Tage intraarteriell belassen werden. SKALKEAS und Mitarb. benutzen Plastikkatheter zur Langzeitinfusion von niedermolekularen Dextran *(Rheomacrodex)* bei schweren Ischämien durch chronische Arterienverschlüsse, akute arterielle Obliterationen und traumatische Arterienverletzungen. Sie führen die Katheter über eine Femoral- oder Brachial-Arterie ein und belassen sie für wenigstens 5, maximal 25 Tage. Der Katheter wird durch Heparin offen gehalten. Von Kitainik und Mitarb. werden über arterielle Polyäthylen-Katheter Vasodilatantien und Antibiotika für mehrere Tage intermittierend oder permanent bei nahezu allen Formen peripherer Durchblutungsstörungen infundiert (Tab. 3).

Die intraarterielle Applikation der Pharmaka ist grundsätzlich als relativ rasche *Injektion* oder als *Langzeitinfusion* möglich.

Die Meinungen über die Nützlichkeit der einen oder anderen Methode sind geteilt, obgleich in den letzten Jahren protrahierte Infusionen bevorzugt werden (Marti, Jorns und Brosig, Kappert, Dembowski, Hild).

Wir wenden aus folgenden Überlegungen nur noch eine apparative Dauerinfusion an:

1. Eine langsame Infusion vermeidet den praktisch peitschenschlagartigen Schmerz einer Injektion mit Vasodilatantien, so daß die Behandlung verständlicherweise besser toleriert wird.

2. Die Infusion bietet die Möglichkeit einer langdauernden Dilatation des peripheren Gefäßsystems mit dem Vorteil, spezielle Wirksubstanzen wie Antibiotika oder Kortikosteroide über lange Zeit gezielt einfließen zu lassen. Dadurch erhöht sich der Diffusionsquotient von intravasalem zu extrazellulärem Raum. Bei der intraarteriellen Injektion ist die sehr kurze Kontaktzeit des raschen und konzentrierten Durchgangs der Medikamente durch das Gefäßbett mit nur geringem Diffusionsquotienten ein Nachteil.

3. Bei schneller Injektion in die A. femoralis kann es nach Untersuchungen von Kappert zur plötzlichen Eröffnung von a-v-Anastomosen im prästenotischen Bereich kommen und so eine poststenotische Minderdurchblutung mit akutem Ischämieschmerz verursacht werden („paradoxe Reaktion"). Dieses Phänomen kann initial auch bei intraarterieller Dauerinfusion auftreten, wird hier aber rasch durch das weitere Einströmen von Vasodilatantien kompensiert. Obgleich dieser Shunt-Mechanismus selten ist (nach Kappert in weniger als 1 % der Fälle), kann er im Einzelfall wesentlich sein. Wir konnten ihn einmal bei etwa 300 intraarteriellen Infusionen beobachten.

4. Eine langsame Infusion vermeidet einen Blutdruckabfall, wie er bei zu rascher Anflutung durch Übertritt der gefäßerweiternden Substanzen in den venösen und dann arteriellen Schenkeln des Kreislaufs zustande kommen kann. Nebenwirkungen im Sinne von Herzrhythmusstörungen, die wir bei zu schnellem Anfluten von ATP bei hochsitzendem Femoralisverschluß und fast fehlender Kollateralisation gesehen haben, lassen sich vermeiden, ohne daß der dilatierende Effekt vermindert wird.

Eine intraarterielle Injektion kann jedoch dann einen ähnlich lang anhaltenden Effekt wie eine Infusion erreichen, wenn Pharmaka appliziert werden, die durch Blockierung sympathischer Rezeptoren in der Gefäßwand eine Vasodilatation verursachen. Die Frage, ob für ausgewählte Indikationsbereiche im Einzelfall auch eine Injektionsbehandlung sinnvoll sein kann, wird also im wesentlichen vom Angriffsort und der Art der verwendeten Pharmaka abhängig sein.

Für die *Dauerinfusion* sind verschiedene Infusionsmöglichkeiten angegeben worden (S. 75). Am häufigsten werden Motorpumpen verwendet, die einfach und sicher zu bedienen sind (Kaindl, Hild und Mitarb.; Kranepuhl; Debry und Tran Quang-Kien; Kappert; Jorns und Brosig). Uns hat sich der *„Perfusor"* der Firma *Braun/Melsungen* bewährt. Marti gab 1963 ein Infusionsgerät an, bei dem die Infusionslösung mit Druckluft (Sauerstoff) infundiert wird. Es hat den Nachteil, daß Gas-embolien möglich sind. JUNGO; KAPPERT; BREUNING; DEMBOWSKI und NIELSEN sowie DI MARIA nutzen hydrostatische Druckverhältnisse aus, indem sie eine normale Infusionsflasche, wie sie zur intravenösen Infusion verwendet wird, 2,5—3 m über dem Patienten aufhängen.

Auf eine interessante Möglichkeit, die Durchblutungszunahme unter intraarterieller Infusion durch ergometrische Belastung maximal zu steigern, machten HILD und Mitarb. aufmerksam. Unmittelbar während einer intraarteriellen Infusion von 0,6 ml *Laevadosin*/min belasteten sie die Patienten durch Plantarflexion des Fußes (durchschnittlich 40 mal/min), bei der ein 4 kg schweres Gewicht bis zum Auftreten von Schmerzen angehoben werden mußte. Die Belastung erfolgte frühestens 10 Minuten nach Infusionsbeginn und wurde während 45 Minuten dauernder Infusion höchstens zweimal wiederholt. Sie erreichten auf diese Weise eine beträchtliche Steigerung der bereits durch die Vasodilatantien erzielten Hyperämie und nach Abschluß einer solchen Kombinationsbehandlung eine wesentlich ausgeprägtere Zunahme der schmerzfreien Gehstrecke als nach intraarterieller Laevadosin-Infusion allein.

d) Intraarteriell angewandte Pharmaka

Die Konzeption der bislang klinisch intraarteriell angewandten Pharmaka geht von der Tatsache aus, daß die Durchblutungsgröße distal von Arterienstenosen bzw. Arterienverschlüssen vermindert und der oxydative Zellstoffwechsel eingeschränkt ist. Als logische Konsequenz bietet sich daher die intraarterielle Anwendung von Vasodilatantien an, die zu einer Zunahme der poststenotischen Durchblutungsgröße und der Strömungsgeschwindigkeit in den Kollateralen mit zumindest temporärer Verbesserung der Stoffwechsellage führen. Gegenüber einer poststenotischen Mehrdurchblutung durch aktive Muskelarbeit ist die Hyperämie durch Vasodilatantien nicht mit einem erhöhten Sauerstoffverbrauch korreliert. Es steht aber außer Frage, daß eine Mehrdurchblutung allein nicht zwangsläufig mit einer verbesserten Stoffwechselsituation im minderdurchbluteten Gebiet verbunden sein muß. Aus diesem Grund wurde versucht, gleichzeitig Substanzen intraarteriell zu applizieren, die die Sauerstoff-Utilisation verbessern. Schließlich spielen bei der intraarteriellen Therapie von Durchblutungsstörungen Antibiotika und Kortikosteroide eine Rolle (Tab. 4).

e) Vasodilatantien

Gefäßerweiternde Pharmaka können nach ABRAMSON prinzipiell über einen oder mehrere der folgenden Mechanismen wirksam werden:

1. Verminderung der vasokonstriktorischen Aktivität des Vasomotorenzentrums (*Hydergin* [Dihydro-Ergotoxin], Novocain [*Procain*]).

2. Blockierung paravertebraler sympathischer Ganglien (*Etamon* [Tetrylammonium]).

3. Entleerung von Norepinphrin-Speichern (*Serpasil* [Reserpin]) oder Blockade der Freisetzung von Norepinephrin (*Ismelin* [Guanethidin]) an den Nervenenden.

4. Kompetitive Hemmung der α-Rezeptoren in den arteriellen Gefäßwänden (*Hydergin* [Dihydro-Ergotoxin], *Ilidar* [Azapetin], *Priscol* [Tolazolin]).

5. Stimulation der β-Rezeptoren in den arteriellen Gefäßwänden (*Dilatol* [Bupenin], *Vasodilan* [Isoxsuprin]).

6. Relaxation der glatten Gefäßmuskeln (*Azetylcholin* [Acetylcholin], *Niconacid* [Nikotinsäure], *Cmplamin* [Xanthinol-Nikotinat], *Ronicol* [Pyridylcarbinol]).

Darüber hinaus haben gefäßwirksame Hormone noch eine eigene Wirkungsweise.

Tabelle 4. Intraarteriell angewandte Pharmaka zur Behandlung peripher-arterieller Durchblutungsstörungen

Substanzgruppe	Präparate	Autoren
ADENOSINE und Adenosin-haltige Kombinationspräparate	*TRIADENYL „Henning"*	Schoop, 1963
	ATRIPHOS	Bollinger, 1969
	LAEVADOSIN	Alexander, 1968/69
		Hild u. Mitarb., 1964/66
		Schimanski und Hohnloser, 1966
	DIMAESTAD	Wiedemann, 1969
ATP	—	Hess, 1959
		Schoop, 1964
		Dembowski und Nielsen, 1967
AMP	—	Schoop, 1964
		Gottstein, 1969
NIKOTINSÄURE-DERIVATE und Nikotinsäure-haltige Kombinationspräparate	*COMPLAMIN*	Bollinger, 1969
		Gottstein, 1969
		Warembourg u. Mitarb., 1967
		Skalkeas u. Mitarb., 1969
	RONICOL	Landgraf u. Prüss, 1955
		Breuning, 1966
	RONICOL comp.	Marti, 1963
		Jungo, 1964
		Loose, 1964
		Kappert, 1965
		Widmer, 1966
		Bollinger, 1969
	HEXANITOL	Apel, 1969
ACETYLCHOLIN	—	Singer, 1944
		Kaindl, 1953
		Edwards u. Mitarb., 1952
		Hankiss, 1962
		Thiele, 1962
		Widmer, 1968
	ACETYLCHOLIN „Roche"	Landgraf und Prüss, 1955
		Kranepuhl, 1964
PROCAIN	*NOVOCAIN*	Pierer, 1963
		Dreydorff, 1963
		Loose, 1964
		Dembowski u. Nielsen, 1967
		Oury u. Mitarb., 1961

Substanzgruppe	Präparate	Autoren
TOLAZOLIN	*PRISCOL*	SINGER, 1944 JORNS, 1950 LYNN, 1950 EDWARDS u. Mitarb., 1952 LOOSE, 1964
	BENZIMIDON	SINGER, 1967
ERGOTOXIN-ALKALOIDE	*HYDERGIN*	EDWARDS u. Mitarb., 1952 KRANEPUHL, 1964
BLUT-EXTRAKT	*ACTIHAEMYL (SOLCOSERYL)*	PRATESI und NUTI, 1959 DREYDORFF, 1963 LOOSE, 1964 KAPPERT, 1965/66 HEIDRICH, 1967
HISTAMINE	—	MACKEY, 1950 EDWARDS u. Mitarb., 1952
EUPAVERIN	—	RENDANO, 1941 SINGER, 1944 EDWARDS u. Mitarb., 1952
PFLANZEN-EXTRAKT	*TEBONIN*	GAU, 1969
BUPHENIN	*DILATOL*	HESS, 1967
KALZIUM	—	DREYDORFF, 1963 LOOSE, 1964
MAGNESIUM	*MAGNORBIN*	LOOSE, 1964
NAFTIDROFURYL	*DUSODRIL*	DI MARIA, 1968 ALEMANY, 1969
RAUBASIN	*LAMURAN*	EHRINGER u. DEUTSCH, 1967
CYTOCHROM C	*CYTO-MACK*	EDWARDS u. Mitarb., 1952 MAKLARY und GABOR, 1968
VITAMIN B_{12}	—	SCHOOP, 1967
ALKOHOL	—	EDWARDS u. Mitarb., 1952
CURARE und Muskelrelaxantien	—	EDWARDS u. Mitarb., 1952 KAPPERT, 1967
NIEDERMOLEKULARES DEXTRAN	*RHEOMACRODEX*	MARTI, 1963 JUNGO, 1964 SKALKEAS u. Mitarb., 1969
RESERPIN	*SERPASIL*	STEPHEN u. Mitarb., 1970
INSULIN		GUIMARAES DE MACEDO, 1958 BUCHER und WEGMANN, 1965

Substanzgruppe	Präparate	Autoren
ANTIBIOTIKA	*REVERIN* *TERRAVENÖS*	BUCHER und WEGMANN 1965 HILD, 1967 WIDMER und Mitarb., 1964
PENICILLIN	—	SINGER, 1967
KORTIKOSTEROIDE		KAISER, 1965 MOUNIER-KUHN und RONDELET, 1958

Für die intraarterielle Therapie sind grundsätzlich nur solche Vasodilatantien sinnvoll, die direkt an der Muskulatur oder den α- und β-Rezeptoren der Gefäßwände angreifen und eine kurze Halbwertszeit haben, d. h. noch im arteriellen Schenkel metabolisiert werden, weil allein unter dieser Voraussetzung eine lokale nicht generalisierte Gefäßerweiterung erreicht wird. Das ist bei den Adenylsäureverbindungen, dem Azetylcholin und bedingt einigen Nikotinsäurederivaten der Fall. Daß diese Substanzen wegen ihrer kurzen Halbwertszeit nur für die Dauer der Infusion zu einer Vasodilatation führen, erscheint oft als ein Nachteil (CATCHPOLE und JEPSON; BROWNLEE). Dabei wird vergessen, daß neben einer momentanen Mehrdurchblutung die Entwicklung kollateraler Gefäße angestrebt wird, die wahrscheinlich bereits durch wiederholte kurzzeitige Vasodilatation zustande kommt (SCHOOP).

Überwiegend zentral angreifende und ganglienblockierende Vasodilatantien spielen bei der intraarteriellen Applikation keine Rolle, weil ihr Angriffsort außerhalb des Versorgungsgebietes der punktierten Arterie liegt und eine lediglich lokale Gefäßdilatation nicht zustande kommt.

Die *klinisch wichtigste Gruppe unter den intraarteriell angewandten Vasodilatantien sind die Adenosine.* Sie werden im Handel als *Laevadosin* (Muskel-Cofermente und deren Vorstufen in Form von Nukleotiden und Nukleosiden), *Triadenyl „Henning"* (ATP), *Atriphos* (ATP) und *Dimaestad* (ATP), Dimethylaminoäthanol, Methionin, Vitamin B_{12}) geführt.

Gefäßwirksam sind die phosphorylierten Adenosine, das ATP (Adenosintriphosphat), ADP (Adenosindiphosphat), AMP (Adenosinmonophosphat) und in hoher Dosierung die nicht phosphorylierten Adenosine (BOETTGE, JAEGER, MITTENZWEI). Sie unterscheiden sich lediglich in ihrer quantitativen, nicht aber qualitativen Wirksamkeit und führen zu um so stärkeren Reaktionen, je schneller sie injiziert werden. Adenine sind vasoinaktiv.

ATP, ADP und AMP werden bei parenteraler Applikation rasch durch spezifische Fermente (ATP'ase, ADP'ase, AMP'ase) abgebaut und sind daher nur kurz wirksam. Ihre Inaktivierung verläuft langsamer als die des Acetylcholins. Bei intraarterieller Injektion werden sie praktisch noch im arteriellen Schenkel metabolisiert. Plethysmographische Untersuchungen haben gezeigt, daß spätestens 5 Minuten nach Injektionsende eine Wirkung nicht mehr nachweisbar ist (HESS). Auswirkungen auf den großen Kreislauf unterbleiben daher zumeist.

ATP führt bei intraarterieller Applikation zu einer Vasodilatation der Muskelgefäße, d. h. einem Abfall des peripheren Widerstandes und damit zu einer Zunahme der Muskeldurchblutung. Es wird angenommen, daß die Wirkung der Adenyl-Verbindungen durch direkten Angriff an der glatten Gefäßmuskulatur der Arteriolen zustande kommt (Boettge, Jaeger, Mittenzwei). Im Bereich der Hauptgefäße kann es nach intraarterieller Injektion zu einer Zu- oder Abnahme der Durchblutungsgröße kommen (Gottstein). Bei intravenöser Applikation werden keine eindeutigen Änderungen der Durchblutungsgröße gesehen.

Die mittlere therapeutische Dosis des ATP beträgt 1—2 mg ATP/min bei Infusionen und 5 mg ATP bei Injektionen. *Persantin* soll nach Angaben von Hess die ATP-Wirkung verstärken. Als Nebenwirkungen kann es im Rahmen der intraarteriellen Therapie bei versehentlicher intravenöser oder zu schneller intraarterieller Injektion zu kurzfristiger Atembeklemmung mit anschließender Hyperventilation, Stechen über der Brust, Gesichtsrötung, Schweißausbruch, Kopfschmerzen, Verlangsamung der Herzfrequenz und bei hohen Dosen einem av-Block (eigene Beobachtung) kommen.

Den Adenosinen in der Gefäßwirkung ähnlich ist das *Acetylcholin,* eine der ersten Substanzen, die bei der intraarteriellen Therapie arterieller Gefäßerkrankungen verwendet wurden (Singer) und auch jetzt noch im Repertoire der intraarteriellen Behandlung zu finden ist (Thiele). Es ist aber in den letzten Jahren von geringerem praktischem Interesse und durch ATP verdrängt worden, weil Acetylcholin bei der Injektion relativ starke Schmerzen auslöst, die bei Verwendung von Adenosinen geringer sind oder gar nicht beobachtet werden.

Acetylcholin führt am peripheren Gefäßsystem bei intraarterieller Injektion durch Angriff an der glatten Gefäßmuskulatur vornehmlich zu einer Vasodilatation der Hautgefäße und wird rascher als ATP an den motorischen Endplatten durch Cholinesterase abgebaut. Es ist eine der stärksten vasodilatierenden Substanzen. Im klinisch-experimentellen Akutversuch findet sich daher nur eine relativ kurze vasodilatierende Wirkung. Die Substanz wird als *Acetylcholin „Roche"* im Handel geführt. Die mittlere Dosierung beträgt bei der intraarteriellen Injektion 100 mg. Nebenwirkungen des Acetylcholins sind bei zu schneller intraarterieller Injektion Hustenreiz, Hitzegefühl, Schweißausbruch im Bereich des Kopfes, Übelkeit, Schwindel, vermehrter Speichelfluß, Harndrang, gesteigerte Darmperistaltik (Thiele).

Neben den ATP-Präparaten kommt den *Nikotinsäurederivaten* Bedeutung bei der intraarteriellen Therapie zu. Nikotinsäurehaltige Präparate stehen als *Niconacid* (Nikotinsäure), *Ronicol* (Pyridylcarbinol), *Ronicol comp.* (Acetylcholinchlorid-Pyridylcarbinol-Carbaminsäureester), *Progressin* (Magnesiumnicotinat und Magnesiumdehydrocholat), *Complamin* (Xanthinolnikotinat) zur Verfügung.

Im Gegensatz zu den Adenosinen erhöht Nikotinsäure durch direkten Angriff an der Gefäßmuskulatur die Hautdurchblutung, während die Muskeldurchblutung konstant bleibt oder leicht abnimmt (Gottstein). Da die Inaktivierungszeit bei Nikotinsäurepräparaten nicht so kurz ist wie bei ATP und Azetylcholin, kann bei schneller intraarterieller Infusion eine Allgemeinwirkung auftreten, die aber bedeutend geringer als in der perfundierten Extremität ist, so daß ein Borrowing-Lending-Phänomen ausbleibt.

Indikationsgebiete der Nikotinsäurepräparate sind vor allem Durchblutungsstörungen der Haut, d. h. Durchblutungsstörungen vom peripher-akralen Typ. Die Dosierung bei Nikotinsäurederivaten ist von der Art der verwendeten Präparate abhängig, die Wirkungsunterschiede aufweisen und daher nicht global anzugeben.

Bei Applikation von Nikotinsäure muß mit einer Hautrötung („flush"), Hitzegefühl, Brennen, Prickeln und Juckreiz, bei versehentlicher intravenöser Applikation mit einem Blutdruckabfall und Erbrechen als Nebenwirkung gerechnet werden.

Vasodilatierende Wirkungen teils auf die Muskel- teils auf die Hautgefäße sind auch bei einer Reihe anderer pharmakologisch unterschiedlich wirksamer Substanzen beobachtet worden, die aber nur bedingt und vereinzelt Bedeutung für die intraarterielle Therapie arterieller Durchblutungsstörungen gewonnen haben (Tabelle 4).

Priscol und *Benzimidon* (Tolazolin) führen wie *Hydergin* (Ergotoxin-Alkaloide) durch kompetitive Hemmung der α-Rezeptoren in den arteriellen Gefäßwänden zu einer Vasodilatation im Bereich der Hautgefäße. *Magnorbin* (Magnesium) erweitert die peripheren Gefäße durch eine direkte Wirkung auf die glatten Gefäßmuskelzellen. *Dilatol* (Buphenin) verursacht durch Stimulation der β-Rezeptoren eine Erweiterung der Skelettmuskelgefäße. *Dusodril* (Naftidrofuryl), ein relativ neues Präparat, vermindert möglicherweise den Tonus der Gefäßwandmuskulatur, ohne ein Vasodilatans im klassischen Sinne zu sein. *Lamuran* (Raubasin) löst bei intraarterieller Applikation durch Katecholamin-Ausschüttung an den Nervenendigungen eine Vasodilatation der Haut- und weniger der Muskelgefäße aus, soweit sich die bislang mitgeteilten Untersuchungsbefunde verwerten lassen. Diese Substanz könnte bei Berücksichtigung der Untersuchungen von Ehringer und Deutsch für die intraarterielle Therapie deshalb noch interessant werden, weil bei raschem Wirkungseintritt keine entscheidenden Nebenwirkungen gesehen wurden. *Tebonin* (Pflanzenextrakt aus Gingko Biloba L) soll eine periphere Gefäßerweiterung verursachen.

Ob dem häufig verwendeten *Novocain* (Procain) tatsächlich eine gefäßerweiternde Wirkung zukommt, wie manchmal angenommen wird, ist unklar. Eventuell hat Procain eine depressorische Wirkung auf das Vasomotorenzentrum (Abramson). Nach Untersuchungen von Schoop mit der Hensel'schen Wärmeleitsonde ist ein vasodilatierender Effekt fraglich. Weiter ist zweifelhaft, ob *Novocain* in der Lage ist, den Injektionsschmerz von Vasodilatantien abzuschwächen bzw. zu unterdrücken, wie behauptet wird. Bei Anwendung von *Novocain* muß mit allergischen Reaktionen gerechnet werden.

f) Sauerstoff-Utilisatoren

Eine für die intraarterielle Therapie interessante Pharmakagruppe stellen die sog. Sauerstoff-Utilisatoren dar, von denen das *Actihaemyl (Solcoseryl)* besondere Bedeutung gewonnen hat.

Es handelt sich dabei um einen chemisch noch nicht genauer analysierten Extrakt aus dem Blut junger Kälber. *Actihaemyl* ruft in Geweben, Mitochondrien, isolierten Organen und beim Menschen (Heidrich und Barckow) eine Erhöhung der Sauerstoffaufnahme hervor, die mit einer intrazellulären Zunahme der ATP-Synthese einhergeht. Kürzlich konnte nachgewiesen werden (Heidrich; Barckow; Frisius), daß *Actihaemyl* nach intravenöser Injektion zu einer Abnahme des peripheren Widerstandes und einer konsekutiven Erhöhung des Herzzeitvolumens führt. Es ist denkbar, daß diese Wirkung durch metabolische Prozesse über eine erhöhte Phosphorylierung und über die ATP-Synthese zustande kommt. Ob eine intraarterielle Injektion oder Infusion besondere Vorteile bringt, muß aber noch offen bleiben, weil die Wirkung erst etwa 30 Minuten nach intravenöser Applikation meßbar wird. Zweifellos empfiehlt sich aber der Zusatz von *Actihaemyl* zu Infusionslösungen, wenn eine intraarterielle Behandlung sowieso durchgeführt wird. Nebenwirkungen sind nicht bekannt.

g) Basislösungen

Als Basislösungen für intraarterielle Infusionen werden physiologische Kochsalzlösung, 5%ige Glukoselösung, Ringer-Lösung und *Rheomacrodex* verwendet. Dabei scheint *Rheomacrodex* (Dextran) über seine Bedeutung als Trägersubstanz für Vasodilatantien einen besonderen Wert zu gewinnen (Marti; Jungo; Kappert; Skalkeas und Mitarb.), weil es die Kapillar-Perfusion verbessern kann und einen anti-sludge-Effekt besitzt.

Skalkeas und Mitarb. teilten kürzlich außerordentlich günstige Erfolge einer intraarteriellen Langzeit-Infusion von *Rheomacrodex* bzw. *Rheomacrodex* und *Complamin* mit, bei denen es sich aber um erste positive Untersuchungsergebnisse handelt, die den Befunden von Widmer entgegenstehen. Widmer konnte bei intraarterieller Applikation von *Rheomacrodex* (20 ml/min) bei Gesunden und Verschlußkranken im Stadium IV mit Haut- und Muskel-Clearance sowie Haut-Temperaturbestimmungen keinen meßbaren Effekt nachweisen. Uns scheint weiter zweifelhaft, ob die Ergebnisse von Skalkeas und Mitarb. tatsächlich auf die intraarterielle Anwendung von *Rheomacrodex* zu beziehen sind. Hier werden weitere Befunde abzuwarten sein.

Wichtig ist bei der intraarteriellen Anwendung von Dextran-Präparaten und Plasmaexpandern, daß Molekülgrößen von 150 000 nicht überschritten werden dürfen („kritische Grenze"), weil größer-molekulare Pharmaka zu Störungen an den Kapillaren führen können.

h) Antibiotika

Im allgemeinen werden heutzutage bei gangränösen Prozessen auf dem Boden von Durchblutungsstörungen Breitbandantibiotika verwendet. Untersuchungen von Widmer, Waibel, Schaller und Reber haben gezeigt, daß ca. 70% der akralen Gewebsläsionen mischinfiziert und gegenüber den üblichen Antibiotika resistent sind. Sie applizieren daher *Terravenös* (Oxytetracyclin). Wir geben wie Bucher; Wegmann und Hild *Reverin* (Rolitetracyclin) in einer Dosierung von 275 mg/Infusion, das in mindestens 10 ml Aqua dest. gelöst wird. Sulfonamide spielen bei Durchblutungsstörungen keine Rolle mehr.

i) Corticosteroide

Corticosteroide werden intraarteriell nur relativ selten angewandt. Mounier-Kuhn und Rondolet beschrieben bei Patienten mit einer Angiitis nach 6—12 intraarteriellen Corticosteroid-Injektionen eine deutliche Schmerzerleichterung. Nach Hild soll durch intraarterielle Applikation von Corticosteroiden eine Rückbildung entzündlicher Vorfußödeme zu erreichen sein. Die intraarterielle Applikation erscheint uns bei derartigen Indikationen aber nicht überzeugend. Der Indikationsbereich von Corticosteroiden dürfte auf versehentliche intraarterielle Injektionen gefäßunverträglicher Medikamente beschränkt sein.

k) Muskelrelaxantien, Vitamin B_{12}, Cytochrom-C, Insulin

Neben den praktisch wichtigen Substanzgruppen sind eine Reihe verschiedenartiger Medikamente klinisch intraarteriell angewandt worden, die aber keine Bedeutung erlangt haben.

Tabelle 5. Medikamentöse intraarterielle Kombinationstherapie bei peripher-arteriellen Durchblutungsstörungen

Autor	Jahr	Applikationsform	Präparate	Dosierung	Injektions-/ Infusions-Dauer
Hankiss	1962	Injektion	*Acetylcholin*	1 Amp.	4—5 Min.
			Novocain 1 %	6—10 ml	
Dreydorff	1963	Injektion	*Novocain* 1 %	10 ml	kurz
			Calcium	—	
			Actihaemyl	5 ml	
Loose	1964	Injektion	*Novocain* 1/2 %	3— 5 ml	—
			Priscol	3 ml	
			Calcium	10 ml	
			Magnorbin	10 ml	
			Actihaemyl	10—20 ml	
Kranepuhl	1964	Infusion	*Hydergin*	4 Amp.	—
			Ronicol	3 Amp.	—
			Acetylcholin	5 Amp.	
			physiol. Kochsalzlösung	40 ml	
Kitainik u. Mitarb.	1964	Infusion	in 12 Std.		
			Dextrose 5 %	1000 ml	Tage
			Xylocain 1 %	20 ml	
			Ronicol	2— 4 Amp.	
			Hydergin	2 Amp.	
			Heparin	100 mg	
Kappert	1965	Injektion	*Hypacan*	1 Amp.	5—7 Min.
			Triadenyl	1 Amp.	
			Ronicol comp.	1 Amp.	
Kappert	1965	Infusion	*Ronicol comp.*/Std.	10 Amp.	2—3 Std.
			Solcoseryl/Std.	5 Amp.	
			Rheomacrodex	250 ml	
Dembowski und Nielsen	1967	Injektion	*Novocain* 1/2 %	10 ml	—
			Calcium 10 %	10 ml	
Hild	1967	Infusion	*Laevadosin*	30 ml	45 Min.
			Novocain 1 %	5 ml	
Bollinger	1969	Infusion	*Atriphos*	—	—
			Ronicol comp.		
Skalkeas u. Mitarb.	1969	Infusion	in 24 Std.		
			Rheomacrodex	1000 ml	Tage
			Complamin	900 mg	
			Heparin	2500 E	
			Dextrose 5 %	1000 ml	
			Complamin	1800 mg	
			Heparin	5000 E	
Singer	1967	Injektion	*Acetylcholin*	25—50 mg	—
			Procain 1 %	1— 3 ml	
			Benzimidon	20 mg	
Dreydorff	1967	Injektion	*Calcium* 20 %	10 ml	kurz
			Ronicol	5—10 ml	
			Priscol	2 ml	
			Actihaemyl	10 ml	

EDWARDS und Mitarb. und KAPPERT injizierten intraarteriell Curare und Muskelrelaxantien ohne meßbaren Effekt. SCHOOP beobachtete nach intraarterieller Injektion von 100 mg Vitamin B_{12} eine Besserung von Ruheschmerzen, MAKLARY und GABOR eine Beeinflussung von Ruheschmerzen durch Cytochrom-C. GUIMARAES DE MACEDO applizierte bei diabetischer Gangrän Insulin intraarteriell in Einzeldosen von 10 bis max. 50 E mit gutem klinischem Ergebnis.

l) Fibrinolytika und Antikoagulantien

Fibrinolytika (Streptokinase, Urokinase), die unter bestimmten Bedingungen sowohl bei akuten als auch bei chronischen Arterienverschlüssen und bei akuten venösen Gefäßobliterationen verwendet werden, kommen heute praktisch nur noch intravenös zur Anwendung. Die früher vereinzelt durchgeführte intraarterielle Fibrinolyse (CLIFFTON; BOYLES und Mitarb.; REID und Mitarb.) ist zu Recht verlassen worden, weil sie stets von der Möglichkeit einer stärkeren Blutung im Arterien-Stichkanal bedroht, meist an das Einführen eines arteriellen Dauerkatheters gebunden ist und gegenüber der intravenös durchgeführten Fibrinolyse keinen Vorteil bringt.

Gleiches gilt für eine intraarterielle Antikoagulantien-Therapie, wenn man die hier nicht interessante intraoperative Antikoagulantien-Applikation unberücksichtigt läßt.

m) Pharmaka-Kombinationen

Es ist noch nicht ausreichend erwiesen, ob bei Kombination verschiedener Wirksubstanzen klinisch tatsächlich ein besserer Effekt zu erzielen ist, als bei Verwendung einer einzelnen. Daher erklärt sich, daß HANKISS; DREYDORFF; PIEPER; LOOSE; KRANEPUHL; KAPPERT; DEMBROWSKI und NIELSEN; HILD; BOLLINGER mehrere Präparate gleichzeitig applizieren (Tabelle 5).

Als sinnvoll erscheint uns aus theoretischen Überlegungen die gleichzeitige Infusion von *Laevadosin* bzw. *Triadenyl* und *Ronicol* bzw. *Ronicol comp.*, weil durch ATP im wesentlichen die Muskelgefäße durch Nikotinsäurederivate die Hautgefäße erweitert werden und so eine Ergänzung möglich ist (Tabellen 6 und 7).

Es ist wiederholt diskutiert worden, ob die gleichzeitige Applikation von Vasodilatantien und Antibiotika berechtigt oder falsch ist (REICHEL und WEINBERGER). Gegen eine solche Kombination wird eingewandt, daß es unter den Vasodilatantien zu einem raschen Abstrom der Antibiotika kommt (HESS; SCHOOP) und nur die isolierte Antibiotika-Infusion, wie sie WIDMER vornimmt, zu einer effektiven Konzentrationssteigerung in den Akren führt. Weil in der Tat aufgrund der KAPPERT'schen 1966 durchgeführten Untersuchungen damit gerechnet werden muß, daß in der ersten Phase der intraarteriellen Infusion ein Shunt-Mechanismus durch Eröffnung von a-v-Anastomosen zustande kommt, der später durch eine periphere Vasodilatation überspielt wird, empfiehlt sich für die Langzeit-Infusion in der ersten Hälfte der Infusionszeit nur Vasodilatantien und erst in der zweiten Hälfte Vasodilatantien mit Antibiotika zu infundieren.

n) Subjektive und objektive Veränderungen während intraarterieller Injektion und Infusion

Subjektiv kommt es während intraarterieller Infusion oder Injektion typischer Vasodilatantien (ATP, Nikotinsäure-Präparate, Acetylcholin) zu Wärmegefühl, Hautrötung, Schweißbildung, Spannungsgefühl, Druckgefühl und zu Schmerzen im Versorgungsbereich der punktierten Arterie. Die Schmerzentwicklung ist bei Verwendung von Acetylcholin besonders deutlich und von der Infusionsgeschwindigkeit, d. h. der Dosis/Zeiteinheit abhängig.

Tabelle 6. Mittlere Dosierung einiger intraarteriell angewandter Pharmaka

Präparat		Dosierung bei Injektion	Dosierung bei Infusion
LAEVADOSIN	1 ml = 3 mg ATP, 2 mg ADP und AMP 1,5 mg GMP 5 mg Adenosin 1 mg Guanosin 5 mg Inosin 1 mg Uridin	5—10 ml (1,5 ml/min)	30—50 ml (0,5 ml/min)
TRIADENYL	1 ml = 10 mg ATP	1— 2 ml (max. 0,5 ml/min)	5— 6 ml (0,15 ml/min)
RONICOL	1 ml = 50 mg β-Pyridyl-Carbinol	2— 4 ml (0,5 ml/min)	10—20 ml (0,2 ml/min)
ACTIHAEMYL	Blut-Extrakt	5—10 ml	10—20 ml
URBASON solubile	Methylprednisolon	40 mg	40 mg
REVERIN	Tetracyclin	275 mg	275 mg

Die objektiv meßbaren Veränderungen werden von der Art der injizierten Medikamente bestimmt. Prinzipiell führen Vasodilatantien zu einer Zunahme der absoluten Durchblutungsgröße im Plethysmogramm, einer Erhöhung der oszillographischen und rheographischen Pulsamplituden, einem beschleunigten Abtransport radioaktiver Muskel- und Hautdepots, einer Kapillardilatation im kapillarmikroskopischen Bild und einer Erhöhung der Haut- oder Muskeltemperatur bei Messungen mit Thermoelementen. Quantität, Qualität und Zeitdauer der Veränderungen sind vom Pharmakon abhängig.

o) Injektionshäufigkeit, Behandlungsdauer

Angaben über Injektions- bzw. Infusionshäufigkeit und Infusionsdauer schwanken beträchtlich und reichen von Dauerinfusionen über 25 Tage (Debry und Tran Quang-Kien; Skalkeas und Mitarb.) bis zu täglichen Infusionen über mehrere Stunden (Langraf und Prüss; Hess; Marti; Loose) und zu einer Infusion pro Woche (van der Molen und Mitarb.; Dreydorff). Oft werden 15—20 Injektionen oder Infusionen vorgenommen. Die Häufigkeit intraarterieller Injektionen bzw. Infusionen soll grundsätzlich vom Schweregrad des Krankheitsbildes abhängig gemacht werden.

Uns hat sich das in Tabelle 7 und 8 angegebene Behandlungsschema bewährt.

Die einzelne Infusionsdauer wird von der subjektiven Verträglichkeit bestimmt. Die Gesamtzahl der Behandlungen liegt in der Regel zwischen 20 und 50, in einzelnen Fällen 100 Infusionen in die jeweils gleiche Arterie. Sie soll bei trophischen Störungen so lange fortgeführt werden, bis die Infektion beherrscht und die Nekrose weitgehend abgeheilt ist, bei akuten und chronischen Verschlüssen bis zum Auftreten einer deutlichen Besserung, gemessen an der schmerzfreien Gehstrecke, dem RATSCHOW-Lagerungstest oder einer Bestimmung der reaktiven Hyperämie nach BOLLINGER. Der Auffassung von HESS, die Gesamtbehandlungsdauer grundsätzlich auf 10 Einzelinfusionen zu limitieren, können wir uns nicht ohne weiteres anschließen. Auch ist eine intraarterielle Injektion pro Woche, wie sie VAN DER MOLEN und Mitarb. und DREYDORFF vornehmen, nach unserer Auffassung nicht empfehlenswert bzw. nicht indiziert.

Tabelle 7. Infusionsschema bei einer Infusionsdauer von 20 Minuten

	Triadenyl „Henning"	3 ml
	Ronicol	4—6 ml
	Actihaemyl	10 ml
	Physiologische Kochsalzlösung	40 ml
oder	*Laevadosin*	10 ml
	Ronicol	4—6 ml
	Actihaemyl	10 ml
	Physiologische Kochsalzlösung	40 ml

Tabelle 8. Behandlungsschema einer intraarteriellen Therapie bei peripher-arteriellen Durchblutungsstörungen

Krankheitsbild	Infusionshäufigkeit	Infusionsdauer
Ulzeration und Gangrän (Stadium IV)	tgl.	20—50 Minuten
Chron. Arterienverschlüsse ohne trophische Störungen (Stadium II—III)	jeden 2. Tag	20—50 Minuten
Akuter Arterienverschluß	tgl.	bis 2 mal 3 Stunden

p) Komplikationen

Sieht man von der Tatsache ab, daß Vasodilatantien versehentlich intravenös statt intraarteriell appliziert werden und dann einen massiven Schockzustand hervorrufen können, sind schwerwiegende Komplikationen einer intraarteriellen Therapie bei peripheren Gefäßerkrankungen relativ selten. Sie werden vornehmlich dann zu erwarten sein, wenn Kontraindikationen nicht beachtet worden sind.

In der uns zur Verfügung stehenden Literatur beschrieben LASZLO, CSENGÖDY und KUSZTOS bei mehr als 70 000 intraarteriellen Injektionen 4 Todesfälle als Folge eines infizierten Haematoma pulsans durch vorangegangene Punktion infizierter inguinaler Lymphknoten. In Deutschland teilte SCHOOP die Beobachtung eines pulsierenden Hämatoms nach intraarterieller Injektionsbehandlung mit. Er nimmt an, daß die Infektion des Hämatoms Ursache der aneurysmatischen Arterienveränderung war. WIDMER erlebte unter 700 gefäßkranken Patienten 2 Todesfälle im Rahmen der intraarteriellen Infusionsbehandlung. Einmal handelte es sich um eine Sepsis unklarer Genese, das zweite Mal um eine Arrosion der Gefäßwand an der Stichstelle durch periarterielle Entzündung. Ob im ersten Fall tatsächlich eine spezifische Folge der intraarteriellen Infusionstherapie anzunehmen ist, erscheint nicht ganz zweifelsfrei. BREITMANN beschrieb eine Femoralarterien-Obliteration nach intraarterieller Therapie bei einem Patienten mit einer Endangiitis obliterans. MILLER und Mitarb. sahen bei 800 Femoral-Arterien-Injektionen als einzige größere Komplikation eine Intimaablösung. Mit der von ihm angegebenen Infusionsmethode beobachtete MARTI unter 1000 Infusionen 2 mal eine Gasembolie, mit der bei Verwendung anderer Infusionsverfahren nicht zu rechnen ist. EDWARDS, JONES, MCCONNELL, PEMBERTON und WATSON beschreiben eine Venenthrombose nach intraarterieller Injektionsbehandlung. Wir selbst sahen in den letzten Jahren unter etwa 300 intraarteriellen Infusionen einmal nach über 100 Injektionen in dieselbe Arterie die Entwicklung eines sekundär infizierten Aneurysma dissecans im Bereich der A. femoralis superficialis mit deläterem Ausgang.

Wir haben aus diesem Ereignis die Konsequenz gezogen, sofort und für einige Zeit eine begonnene intraarterielle Infusionstherapie abzubrechen, wenn sich ein venöses oder arterielles Hämatom bzw. Paravasat entwickelt.

Für die intraarterielle Therapie bei peripheren arteriellen Durchblutungsstörungen bleibt aber wesentlich, daß in der Regel mit keinen gravierenden Folgen zu rechnen ist. LOOSE fand bei mehr als 12 000 intraarteriellen Injektionen, DI MARIA bei etwa 1000 intraarteriellen Perfusionen keinerlei ernsthafte Komplikationen. Ähnliche Angaben machen HESS und JORNS/BROSIG. Bei häufigen, z. B. täglichen intraarteriellen Injektionen, sind kleine Hämatome, Paravasate und leichte perivaskuläre Fibrosierungen gesehen worden, denen aber keine klinische Bedeutung zukommt. COLE und LUMLEY untersuchten klinisch die Komplikationsrate bei 160 diagnostischen und therapeutischen Arterienpunktionen im Bereich der A. femoralis, A. brachialis und A. radialis bei Verwendung von Punktionskanülen der Größenordnung Nr. 12 und Nr. 1. Ernsthafte Komplikationen wurden nicht gesehen, nur einmal entwickelte sich nach Punktion der A. brachialis ein Gefäßspasmus.

Darüber hinaus fehlen systematisch-morphologische Untersuchungen über die Auswirkungen wiederholter Arterienwand-Punktionen insbesondere im Bereich der Aorta bzw. A. femoralis. Die von RIMPAU wenige Stunden bis zu einem Jahr nach einmaliger Punktion der A. carotis beobachteten Gefäßwandveränderungen (Intima- und Media-Dauernarbe) sind zwar außerordentlich interessant. Sie lassen sich aber nicht zwanglos auf die Injektionsfolgen bei einer intraarteriellen Therapie übertragen, weil es sich um diagnostische Punktionen mit relativ großen Kanülen an Arterien handelt, die für peripher-arterielle Durchblutungsstörungen keine Bedeutung haben und die Befunde im Gegensatz zu einer Mitteilung von LOOSE stehen, der histologisch nach über 100 Punktionen des gleichen Gefäßes keine Gefäßnarben sah.

q) Klinische Ergebnisse

Statistische Untersuchungen über die Erfolgsquote einer intraarteriellen Therapie sind bislang nur in relativ geringem Umfang bekannt geworden (LANDGRAF und PRÜSS, MARTI; DEBRY und TRAN QUANG-KIEN; DI MARIA; SINGER; TEUBNER; THIELE und HEIDELMANN). Sie bestätigen die zahlreichen klinischen Beobachtungen nach intraarterieller Therapie (Abheilung von Gangrän und Ulzerationen, Verringerung der

Zahl von Amputationen, Verlust von Ruheschmerzen, Zunahme der schmerzfreien Gehstrecke bis zur Beschwerdefreiheit), lassen aber nur selten einen verwertbaren Vergleich zu, weil die Beurteilungskriterien, die verwendeten Präparate, ihre Dosierung und die Behandlungsdauer unterschiedlich sind oder gleichzeitig mit der intraarteriellen Therapie auch andere Behandlungsmethoden angewandt wurden. Die folgende kurze Übersicht kann daher nur fragmentarisch bleiben, soll lediglich grob informativ sein und die Schwierigkeit einer objektiven Urteilsbildung deutlich machen.

Mackey gibt an, bei 14 Fällen mit einer Claudicatio intermittens und Ruheschmerzen nach je 10 intraarteriellen Histamin-Infusionen im Abstand von einer Woche bei 9 Patienten eine Besserung, bei 5 Patienten keine Änderung des Krankheitsbildes gesehen zu haben. Landgraf und Prüss verwendeten bei 146 Patienten *Ronicol* und *Ronicol comp.* intraarteriell. In 72 % wurde eine völlige Beschwerdefreiheit erreicht. Diese Zahlen sind aber wegen der breiten Indikationsbereiche kaum zu verwerten. Marti fand bei intraarterieller Infusion von *Ronicol comp.* und *Rheomacrodex* bei 45 Patienten mit Beinarterienverschlüssen und einer schmerzfreien Gehstrecke von nur 50 bis 200 m 41 mal eine subjektive und objektive Besserung der Ruheschmerzen, der schmerzfreien Gehstrecke und der Lagerungsprobe. Nach 6 Monaten waren noch 30 Patienten völlig beschwerdefrei. Kitainik und Mitarb. sahen bei Verwendung von *Ronicol* mit *Hydergin*, *Heparin* und *Xylocain* bei 80 Patienten des Fontaine-Stadium II-IV und verschiedenartiger Ätiologie durch intraarterielle Injektion oder Infusion im Mittel bei 50—60 % gute Ergebnisse in allen Schweregraden. Interessanterweise wurde kein entscheidender Unterschied zwischen einer Injektions- und Infusionsbehandlung gefunden. Debry und Tran Quang-Kien beobachteten bei 50 Patienten mit degenerativen Angiopathien, meist Stadium IV, in 22 Fällen gute, in 15 Fällen mittelmäßige und in 13 Fällen schlechte Ergebnisse. Hild applizierte *Laevadosin* als Dauerinfusion bei 89 Patienten mit einer Claudicatio intermittens (Stadium II). Wurde gleichzeitig eine ergometrische Belastung durchgeführt, ließ sich in 30 % eine Gehstreckenzunahme um 2000 bis 3000 m nachweisen. Im Mittel wurde die schmerzfreie Gehstrecke um 1459 m verlängert. Unterblieb eine ergometrische Belastung während intraarterieller Infusion, war die Gehstreckenzunahme auf 2000—3000 m nur in etwa 10 % der Fälle zu sehen. Di Maria verwendete *Dusodril.* In einer ersten Gruppe mit 20 Patienten (mittlerer Schweregrad, umschriebene Gangrän, Claudicatio intermittens unter 150 m), wurden in 80 % gute und mittlere Resultate erreicht. Eine zweite Gruppe von 24 Patienten (schwere arteriosklerotische Durchblutungsstörungen) wiesen nur in 37,5 % gute und mittlere Erfolge auf. Thiele und Heidelmann behandelten Patienten des Stadiums II mit einer Claudicatio bis 500 m ambulant mit Azetylcholin-Injektionen und gleichzeitigem Gefäßtraining. Sie erreichten mit dieser kombinierten Therapie eine mittlere Gehleistungssteigerung um 185 % bei einer Versagerquote (keine Gehstreckenzunahme) von 10 %. Im Vergleich mit ambulanter physikalischer Intensivtherapie, stationärer kombinierter Intensivtherapie und Kneipp-Kur mit Gefäßtraining fanden sich bei der kombinierten intraarteriellen Therapie die niedrigste mittlere Gehleistungssteigerung und die niedrigste Versagerquote.

Summiert man die bisherigen Erfahrungen mit der intraarteriellen Behandlung peripher-arterieller Durchblutungsstörungen, bleibt trotz mancher Zweifel (Gottstein) oder Ablehnung (Catchpole und Jepson) der Erfolg einer intraarteriellen Therapie bei Ruheschmerzen (Stadium III) und akralen Ulzerationen oder Gangrän (Stadium IV) nicht zu bestreiten. Das liegt wesentlich an der lokalen Konzentrationssteigerung von Antibiotika, wie sie nur durch eine intraarterielle Applikation erreicht werden kann. Zweifellos sind auch die von HILD und Mitarb. mitgeteilten Erfolge bei unkomplizierten Verschlüssen überzeugend. Es wird aber noch zu untersuchen sein, ob die intraarterielle Therapie grundsätzlich anderen medikamentösen Therapieformen (intravenöse Infusionen mit Vasodilatantien und Plasmaexpandern) zweifelsfrei überlegen ist. Die mitgeteilten Untersuchungen von SCHULZE-BERGMANN und HILD und Mitarb. über intraarteriell/intravenöse Vergleichsuntersuchungen lassen eine solche Entscheidung bislang nicht zu.

Literatur

ABRAMSON, D. I.: Circulation in the extremities. Academic Press, New York and London 1967.

ALEMANY, J.: Therapiewoche **19**, 949 (1969).

ALEXANDER, K.: Die intraarterielle Pharmakotherapie, 2. Aufl. Boehringer, Mannheim 1968.

ALEXANDER, K., H. FABEL, H. HUNDESHAGEN u. I. FEUERHAKE: Arch. Kreislauff. **60**, 261 (1969).

APEL, G.: Arzneimittelforsch. **19**, 1310 (1969).

BAKEY, M. E. DE, G. BURCH, TH. RAY u. A. OCHSNER: Ann. Surg. **126**, 850 (1947).

BOETTGE, K., K. H. JAEGER u. H. MITTENZWEI: Arzneimittleforsch. **7**, 24 (1957).

BOLLINGER, A.: Dtsch. med. Wschr. **94**, 2347 (1969).

—, Durchblutungsmessungen in der klinischen Angiologie. Huber, Bern—Stuttgart 1969.

BOYLES, P. W., W. H. MEYER, J. GRAFF, C. C. ASHLEY u. R. G. RIPIS: Amer. J. Cardiol. **6**, 439 (1960).

BREITMANN, R. S.: Khirurgiia (Moskau) **39**, 25 (1963).

BREUNING, J.: Med. Welt 2257 (1966).

BROWNLEE, G.: Angiology **17**, 186 (1966).

BUCHER, R. u. T. WEGMANN: Schweiz. med. Wschr. **95**, 1621 (1965).

CATCHPOLE, B. N. u. R. P. JEPSON: Circulation **9**, 408 (1954).

CLIFFTON, E. E.: Amer. J. Cardiol. **6**, 476 (1960).

COLE, P. u. J. LUMLEY: Brit. Med. J. I, 1277 (1966).

DEBRY, G. u. TRAN QUANG-KIEN: Presse Méd. **73**, 2243 (1965).

DEMBOWSKI, U. u. A. NIELSEN: Landarzt **43**, 818 (1967).

DEMBOWSKI, U.: Münch. med. Wschr. **109**, 1877 (1967).

DREYDORFF, H.: Med. Mschr. **17**, 734 (1963).

—, Med. Welt **18**, 2151, 2202, 2265 (1967).

EDWARDS, J. W. L., N. B. JONES, R. B. MCCONELL, H. S. PEMBERTON u. D. C. WATSON: Brit. med. J. II, 808 (1952).

EHRINGER, H. u. E. DEUTSCH: Z. Kreislauff. **56**, 831 (1967).

GABKA, J.: Die Injektion. Technik, Praxis, Komplikationen. Walter de Gruyter & Co., Berlin 1968.

GAU, H. P.: Ärztl. Forsch. **23**, 103 (1969).

GILLESPIE, J. A.: Lancet II, 998 (1959).

—, Angiology **17**, 280 (1966).

GOTTSTEIN, U.: Ärztl. Fortb. XVII, 240 (1969).

GREEN, H. D. u. W. T. GRIMSLEY: Circulation **7**, 487 (1953).

GRIMSON, K. S., M. J. REARDON, F. A. MARZONI u. J. P. HENDRIX: Ann. Surg. **127**, 968 (1948).

GUIMARAES DE MACEDO, A.: Presse Méd. **66**, 717 (1958).

HANKISS, J.: Med. Welt 1702 (1962).

HEIDRICH, H.: Arzneimittel-Forschg. **17**, 1000 (1967).

HEIDRICH, H., D. BARCKOW u. H. FRISIUS: Z. Kreislauff. **59**, 251 (1970).

HEIDRICH, H., D. BARKOW: Z. Kreislauff. (1971) im Druck.

HESS, H.: Die obliterierenden Gefäßerkrankungen. Urban und Schwarzenberg, München 1959.

—, Pharmakologische Beeinflussung der Kollateralen in: Fortschritt der Angiologie, Kreislaufbücherei, Bd. 21. Steinkopf, Darmstadt 1963.

—, Med. Welt **18**, 2151, 2202, 2265 (1967).

HILD, R., H. ZOLG, TH. BRECHT u. U. HUBER: Med. Welt 614 (1964).

HILD, R., TH. BRECHT u. H. ZOLG: Klin. Wschr. **44,** 388 (1966).

HILD, R.: Dtsch. med. J. **18,** 329 (1967).

—, Dtsch. med. J. **18,** 306 (1967).

JUNGO, O.: Praxis 1337 (1964).

JORNS, G.: Arterielle Therapie. Walter de Gruyter & Co., Berlin 1950.

JORNS, G. u. K. BROSIG: Z. ärztl. Fortb. (Jena) **59,** 242 (1965).

KAINDL, F.: Wien. Klin. Wschr. **65,** 611 (1953).

KAISER, H.: Cortisonderivate in Klinik und Praxis, 4. Aufl. Thieme, Stuttgart 1965.

KAPPERT, A.: Med. Welt 752 (1965).

—, in: L. K. WIDMER u. P. WAIBEL: Arterielle Durchblutungsstorungen in der Praxis. Huber, Bern—Stuttgart 1965.

—, Dtsch. med. Wschr. **91,** 1369 (1966).

—, Dtsch. med. Wschr. **92,** 226 (1967).

KIERLE, A. M., H. I. GLUECK, J. C. NEELY u. W. A. ALTEMEIER: Arch. Surg. **81,** 311 (1960).

KITAINIK, E., J. L. CUNEO, M. R. SWIATLO, E. BREYTER u. C. QUINTANA: Sem. Med. **124,** 333 (1964).

KRANEPUHL, F.: Berliner Med. **15,** 248 (1964).

LANDGRAF, O. u. F. PRÜSS: Die Medizinische II, 475 (1955).

LASZLO, GY, J. CSENGÖDY u. D. KUSZTOS: Med. Welt **18,** 280 (1967).

LINKE, E.: Dtsch. Gesundheitswesen **20,** 1505 (1965).

LOOSE, K. E.: Dtsch. med. Wschr. **87,** 2117 (1962).

—, Med. Welt **18,** 2151, 2202, 2265 (1967).

LOSADA, J., G. BRUNET u. F. MASSIANI: Presse Méd. **69,** 2080 (1961).

LYNN, R. B.: Lancet II, 676 (1950).

MACKEY, W. A.: Brit. Med. J. **2,** 1086 (1950).

MAKLARY, L. u. A. GABOR: Arzneimittelforsch. **18,** 122 (1968).

DI MARIA, G.: Presse Méd. **76,** 2043 (1968).

MARTI, W. K.: Schweiz. Med. Wschr. **98,** 1746 (1963).

MAUL, G.: Münch. med. Wschr. **97,** 536 (1955).

MILLER, J. H., D. C. HOFFMANN, R. P. JEPSON u. S. K. O'BRIEN: Ann. Surg. **168,** 844 (1968).

VAN DER MOLEN, H. R., J. LUKKES u. K. RITTER: Zbl. Phlebologie **7,** 230 (1968).

MOUNIER-KUHN, A. u. J. RONDELET: Presse Méd. **66,** 1597 (1958).

OURY, P., F. LUMBROSO-CREHANGE u. M. VERON: Presse Méd. **69,** 184 (1961).

PRATESI, F. u. A. NUTI: Fol. Angiol. **6,** 174 (1959).

REICHEL, H. u. T. WEINBERGER: Med. Welt **18,** 2151, 2202, 2265 (1967).

REID, W. M., H. F. FITZPATRICK u. H. A. ZINTEL: Arch. Surg. **84,** 34 (1962).

RENDANO, C.: Policlinico (1941), ref.: Zbl. Chir. 1420 (1943).

RÖSCH, H.: Langenbecks Archiv klin. Chir. **308,** 835 (1964).

SCHIMANSKI, K. u. E. HOHNLOSER: Med. Klinik **61,** 846 (1966).

SCHOOP, W. u. U. JAHN: Z. Kreislauff. **50,** 249 (1961).

SCHOOP, W.: Verh. dtsch. Ges. Kreislauff. **29,** 118 (1963).

—, Med. Welt 750 (1963).

—, Angiologie-Fibel, 1. Aufl. Thieme, Stuttgart 1964.

SCHREIBER, F. K.: Med. Welt **18,** 176 (1967).

SCHULZE-BERGMANN: Med. Welt **18,** 2265 (1967).

SKALKEAS, G., P. BALAS, A. KATSOGIANIS, G. BAKOULAS u. R. KARAGIANAKOS: Angiology **20,** 144 (1969).

SINGER, R.: Mitt. Grenzg. Med. u. Chir. **47,** 69 (1944).

—, Med. Welt **18,** 2151, 2202, 2265 (1967).

SOLTI, F., M. ISKUM, A. HARTAI, J. NAGY u. I. KRASZNAI: Cor vasa **10,** 287 (1968).

STEPHEN, G. R., R. E. WHALEN, J. P. TINDALL: Arch. int. Med. **125,** 825 (1970).

THIELE, P.: Z. ges. Inn. Med. **17,** 1 (1962).

—, Z. ges. Inn. Med. **17,** 49 (1962).

THIELE, P. u. G. HEIDELMANN: Ztsch. Ges. Inn. Med. **24,** 116 (1969).

VOGT: Ther. Umschau **21,** 410 (1964).

WAREMBOURG, H., J. COGET u. J. MERLEN: Lille Médicinal 12, 753 (1967).

WIDMER, L. K., L. DETTLI, P. WAIBEL u. M. SCHALLER: Verh. dtsch. Ges. Kreislauff. 30, 376 (1964).

WIDMER, L. K., P. WAIBEL, M. SCHALLER u. H. REBER: Schweiz. med. Wschr. 94, 1782 (1964).

WIDMER, L. K. u. F. HÜRLIMANN: Z. Kreislauff. 55, 410 (1966).

WIDMER, L. K.: Klin. Wschr. 44, 436 (1966).

—, Med. Welt 805 (1966).

WIDMER, L. K., F. HÜRLIMANN u. F. DUCHOSAL: Angiologica 4, 193 (1967).

WIDMER L. K.: Pharmakotherapie der arteriellen Durchblutungsstörungen. Nauheimer Fortb. Lehrg., Bd. 32, S. 79. Steinkopff, Darmstadt 1968.

—, Med. Welt 18, 2151, 2202, 2265 (1967).

WIEDEMANN, F.: Therapiewoche 19, 831 (1969).

2. Intraarterielle Sauerstoff-Insufflation

Die intraarterielle Insufflation von gasförmigem Sauerstoff zur Behandlung peripher-arterieller Durchblutungsstörungen wurde 1948 durch LEMAIRE, LOEPER und HOUSSET inauguriert. LEMAIRE und Mitarb. entdeckten zufällig bei hämodynamischen Untersuchungen an Kranken mit obliterierenden Gefäßerkrankungen, daß intraarteriell insufflierter Sauerstoff zu einer lokalen Zunahme der Durchblutungsgröße führte. Das klinische Interesse an dieser Methode wurde 2 Jahre später durch RATSCHOW geweckt, der bereits zu diesem Zeitpunkt über gute Behandlungsergebnisse berichtetete. Die Entwicklung eines transportablen Insufflationsgerätes durch MÖLLER machte die Behandlungsmethode allgemein praktikabel. 1956 gab JUDMAIER in einer Monographie eine Standardisierung der Methode an und teilte die bis dahin bekannten Erfahrungen mit. Später berichteten MÖLLER; WERNITZ und DÜRKEN; SCHERER, WUERMELING und LÖW; HASSE, KÖBLE und LINKER sowie RATSCHOW über therapeutische Ergebnisse. In den letzten 10 Jahren sind experimentelle Untersuchungsergebnisse und klinische Erfahrungen mit dieser Methode sowohl in der deutschen (SCHMIDT und DEUPMANN; SCHMIDT; TEUBNER; ZIPP) als auch anglo-amerikanischen (CLARKE und ROSS, BAIRD und Mitarb., MILLER und Mitarb.) Literatur bekannt geworden. Obgleich die intraarterielle Sauerstoff-Insufflation zweifellos eine Reihe außerordentlich interessanter Ergebnisse aufzuweisen hat, ist ihre Anwendung zur Zeit wieder weitgehend verlassen worden und sie wird in der Regel nur noch an wenigen speziell angiologisch ausgerichteten Kliniken praktiziert.

a) Grundlagen

Mit der Frage der Wirkungsweise der intraarteriellen Gasapplikation haben sich vornehmlich DUFF und Mitarb., WERNITZ und DÖRKEN, HASSE und Mitarb., JUDMAIER, SCHMIDT sowie BAIRD und Mitarb. beschäftigt. Darüber hinaus sind eine Reihe von Einzelbefunden bekannt geworden, denen die üblichen klinischen Untersuchungsmethoden (Sphygmographie, Hauttemperaturmessung, Röntgenuntersuchung usw.) zugrunde liegen. Hervorzuheben sind neuere kritische Untersuchungen von MILLER und Mitarb. mit der Xenon^{131}-Methode, die wahrscheinlich machen, daß durch die Sauerstoff-Insufflation zwar die Haut-, nicht aber Muskeldurchblutung verbessert wird.

Die Sauerstoff-Insufflation führt zu einer zweiphasischen Reaktion (HASSE und Mitarb., RATSCHOW und DEMBOWSKI).

In der ersten Phase der Gasembolie wird das Bein blaß, zuvor nachweisbare Arterienpulse können hier fehlen oder Pulsamplituden deutlich vermindert werden, die

Hauttemperatur fällt ab. Die Durchblutungsgröße ist in dieser frühen Phase nach Radioisotopen-Untersuchungen deutlich vermindert. Der Strömungswiderstand kann bis auf das 27-fache erhöht, die Querschnittsfläche der Arterien auf 1/9 vermindert werden (von HAYEK, zit. nach MÖLLER). Nach Untersuchungen von WERNITZ und DÖRKEN kommt es im venösen Schenkel des insufflierten Beines etwa 2 Minuten nach Beginn der Insufflation für die Dauer von etwa 10 Minuten zu einem starken Absinken der venösen Sauerstoffsättigung bei gleichzeitigem Anstieg des CO_2-Gehaltes. Kapillarmikroskopisch findet sich hier initial eine Abnahme der Präkapillaren bei nahezu vollständig fehlenden Kapillaren, dann noch in der Frühphase eine umschriebene fleckenförmige Zunahme bzw. Erweiterung der Kapillaren, in denen jedoch keine Blutströmung nachweisbar ist. Makroskopisch kommt es wenige Minuten nach Beginn der ersten Phase zu einer hellroten bis zyanotischen Hautverfärbung, die erst fleckförmig imponiert und nach und nach konfluiert. Diese erste Phase kann zeitlich durch die kombinierte Applikation von Sauerstoff und *Priscol* abgekürzt werden, ohne die zweite Phase zu beeinflussen (HASSE und Mitarb.).

Etwa 20 Minuten nach Insufflation setzt die 2. Phase (reaktive Hyperämie) mit Rückkehr der Pulse bzw. Vergrößerung der Pulsamplituden, einem subjektiven Wärmegefühl, hellroter Verfärbung der Haut und Anstieg der Hauttemperatur ein. Kapillarmikroskopisch wird nun eine erhöhte Blutströmungsgeschwindigkeit in den ektasierten Kapillaren beobachtet. Der insufflierte Sauerstoff wird teilweise im arteriellen Schenkel, teilweise im venösen nach Übertritt wahrscheinlich durch av-Anastomosen, resorbiert.

Diese 2-Phasen-Wirkung zeigt sich mit allen Parametern, wenngleich meist geringer, auch an der kontralateralen, nicht insufflierten Extremität (HASSE und Mitarb.). Nach WERNITZ und DÖRKEN ist das Ausmaß der Mitreaktion von der Reagibilität des Gefäßsystems abhängig.

Aufgrund der einzelnen Untersuchungsbefunde sind nun eine Reihe teilweise divergierender pathophysiologischer Vorstellungen über den Wirkungsmechanismus der intraarteriellen Insufflation entwickelt worden.

LEMAIRE und Mitarb. nahmen an, daß der applizierte Sauerstoff zu einer Anregung der Gefäßmotorik durch eine initiale Endothelsensibilisierung führt. MÖLLER glaubt, daß neben einer Erweiterung der pathologisch veränderten Arterien durch den unter Druck einströmenden Sauerstoff eine biochemische Wirkung durch Metabolisierung des Sauerstoffs im Zellstoffwechsel und eine Umstimmung des Vegetativums zustande kommt. Das Postulat einer spezifischen Sauerstoffwirkung kann jedoch nicht mehr aufrechterhalten werden, nachdem von DUFF, GREENFIELD und WHELAN HASSE, KÖBLE und LINKER sowie SCHMIDT gezeigt werden konnte, daß es sich bei der intraarteriellen Sauerstoffbehandlung um eine unspezifische Reaktion handelt, die nicht an das Vorhandensein von Sauerstoff gebunden ist, weil auch andere pharmakologisch völlig unterschiedlich wirksame Gase zu gleichartigen Reaktionen führen. DUFF und Mitarb. beobachteten nach intraarterieller Applikation von gasförmigem Kohlendioxyd, Azetylen und Triäthylen in die A. brachialis eine ähnliche Erhöhung der Durchblutungsgröße wie nach Sauerstoff-Insufflation. Dieser Effekt blieb nur dann aus, wenn die Gase in einer Lösung als Trägersubstanz injiziert wurden. Prinzipiell dieselben Effekte wie nach Sauerstoff erreichten HASSE und Mitarb. durch intraarterielle Luft-Insufflation, SCHMIDT durch Kohlendioxyd. Die Tatsache, daß HESS bei Untersuchungen mit der Venenstauungsplethysmographie nach intraarterieller Insufflation von 50 ml Kohlendioxyd eine geringere Hyperämie als nach Insufflation von 50 ml Sauerstoff beobachtete, erklärt sich mit der größeren

Löslichkeit der Kohlensäure. Unterschiede in der Wirkungsdauer verschiedener intraarteriell insufflierter Gase (Sauerstoff, Kohlendioxyd, Luft, Helium und Stickstoff) wurden bei qualitativ gleichartigem Effekt auch von BAIRD und Mitarb. (Abb. 32) gesehen.

Es ist wahrscheinlich, daß die Wirkung der intraarteriellen Sauerstoff-Insufflation nach weitgehend übereinstimmen der Auffassung von HASSE und Mitarb., sowie RATSCHOW und DEMBOWSKI sowohl auf einen humoralen Reiz in der hypoxämischen Phase als auch auf das mechanische Moment der Gefäßdehnung und eine nervale Irritation zurückzuführen ist. Neuerdings wird diese Auffassung von BAIRD und Mitarb. geteilt, die die Wirkung auf mechanische Faktoren, eine reaktive Hyperämie und eine Stimulation der Betarezeptoren in der glatten Gefäßmuskulatur beziehen.

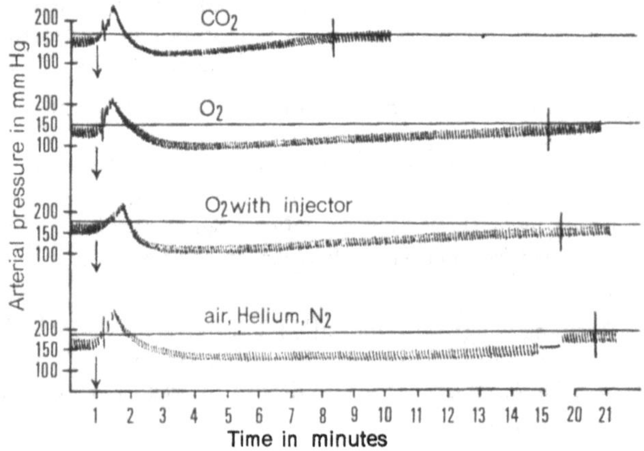

Abb. 32. Unterschiedliche Wirkungsdauer der Reduktion des peripheren Gefäßwiderstandes, gemessen am arteriellen Druck, nach intraarterieller Insufflation von 5 ml verschiedener Gase, beim Hund. In allen Fällen zeigt sich eine qualitativ gleichartige biphasische Reaktion des peripheren Widerstandes: einem kurzdauernden Anstieg des Widerstandes (mechanische Gefäßblockierung durch Gasembolie) folgt eine langanhaltende Widerstands-Verminderung, aus: BAIRD und Mitarb. Arch. Surg. **88, 23** (1964)

b) Technik

Allgemein wird für die Sauerstoff-Insufflation ein von MÖLLER entwickeltes und der Firma Dräger, Lübeck, hergestelltes Präzisionsgerät verwendet, das eine genaue Druckregulation und präzise Dosierungsmöglichkeit der Sauerstoffmenge pro Zeiteinheit erlaubt (Abb. 33). Ein weiterer von der Firma Vogel, Gießen, hergestellter „Marburger Insufflator" hat weniger Verwendung gefunden. Sein Arbeitsprinzip wurde von SCHERER, WUERMELING und Löw beschrieben. Ein drittes Gerät nach PÄSSLER wird von der Firma Braun/Melsungen vertrieben.

Das Konstruktionsprinzip des MÖLLER'schen Gerätes ist in Abb. 33 wiedergegeben. Der in der Sauerstoff-Flasche (1) unter hohem Druck aufgespeicherte Sauerstoff wird nach dem Öffnen des Flaschenventils (2) im Vordruckminderer (3) auf etwa 2 atü entspannt und strömt über den Trockenreiniger (4) in den Arbeitsdruckregler (5). Durch Drehen eines Handrades (6) wird am Arbeitsdruckregler der gewünschte Arbeitsdruck eingestellt, der am Arbeitsdruckmesser (7) abgelesen und überwacht wird. Ein im Armaturenkasten befindliches Sicherheitsventil (8) verhindert eine Arbeitsdruckerhöhung über 500 mm Hg. Über einen

Umschalthahn (9) wird der Sauerstoff in einen Dosierungszylinder (10) geleitet und bewegt einen frei schwebenden Kolben. Der Kolben drückt die im Dosierungszylinder enthaltene Sauerstoffmenge über einen Naßreiniger (11) und Feinregler (12) durch den Zuführungsschlauch (13) und ein Kontrollglas (16) zur Insufflations-Kanüle. Ein Gefäßdruckmesser (14) steht in direkter Verbindung mit dem Zuführungsschlauch (13) zur Punktionskanüle und erlaubt, den Gefäßinnendruck während der Insufflation dauernd abzulesen. Ein weiterer Druckmesser (15) zeigt den Vorratsdruck in der Sauerstoff-Flasche an.

Während der intraarteriellen Insufflation soll der Patient auf einem flachen Tisch mit leicht erhöhtem Becken liegen. Es wird in der Regel die A. femoralis superficialis, ausnahmsweise nach Möller die Aorta punktiert. Das Insufflations-Gerät darf erst dann an eine normale Injektionskanüle der Größenordnung Nr. 14 angeschlossen werden, wenn eine sichere intraarterielle Lage erreicht worden ist. Die Insufflation soll langsam und so erfolgen, daß der Sauerstoff während der Diastole

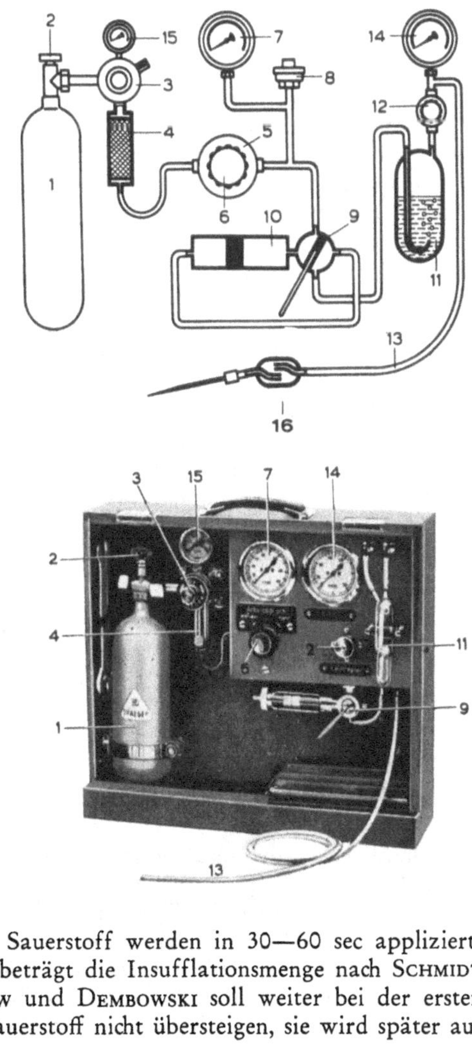

Abb. 33. Sauerstoff-Insufflationsgerät (nach Möller). Erklärung siehe Text (Fa. Dräger, Lübeck)

in die Arterie einströmt. Etwa 20 ml Sauerstoff werden in 30—60 sec appliziert. Wird statt Sauerstoff CO_2 insuffliert, beträgt die Insufflationsmenge nach Schmidt etwa 20 ml in 5 sec. Nach Ratschow und Dembowski soll weiter bei der ersten Behandlung die Gesamtmenge 20 ml Sauerstoff nicht übersteigen, sie wird später auf

60 bis maximal 100 ml/Insufflation erhöht. Die optimale Dosierung ist von der subjektiven Reaktion des Patienten abhängig zu machen. Es ist wichtig, zu wissen, daß man das Einströmen des Gases hören kann und daß die Patienten ein leichtes Ziehen im Wadenbereich verspüren. Die subjektiven Empfindungen sind um so stärker, je schneller insuffliert wird. Initial kann ein Druckgefühl im kleinen Becken mit gleichzeitigem Stuhldrang auftreten.

Nach der Insufflation soll der Patient 1/2 Stunde vollkommen flach liegenbleiben, um ein retrogrades Aufsteigen von Luftblasen in den Arterien zu vermeiden.

Bei guter Verträglichkeit wird die intraarterielle Sauerstoff-Insufflation in der Regel 3 x /Woche und abwechselnd am rechten oder linken Bein vorgenommen. Die Therapie wird nach 10—20 Insufflationen beendet und nur noch in 14tägigem Abstand fortgeführt, richtet sich aber nach dem klinischen Verlauf.

c) Indikationen und Kontraindikationen

Der Indikationsbereich für die intraarterielle Sauerstoff-Therapie ist bislang umstritten. Im allgemeinen werden bei obliterierenden Gefäßerkrankungen das Stadium II nach FONTAINE und nur mit Einschränkungen das Stadium II/III angegeben, wenn noch keine Ruheschmerzen bestehen (HASSE und Mitarb., RATSCHOW und DEMBROWSKI, ZIPP). MILLER und Mitarb. halten eine intraarterielle Sauerstoff-Applikation bei einer Claudicatio intermittens für effektlos, weil sie in eigenen Untersuchungen eine Steigerung der Muskeldurchblutung nicht nachweisen konnten. Ihrer Auffassung nach ist diese Behandlung jedoch dann indiziert, wenn ischämische Hautläsionen vorliegen, die keine foudroyante Progredienz aufweisen. Entgegen der allgemeinen Warnung, eine Sauerstoff-Insufflation im Stadium IV nicht durchzuführen, weil eine ausgedehnte Blockierung der arteriellen Blutversorgung in der ersten Phase der Insufflation bei bereits bestehender Ischämie zu katastrophalen Folgen führen kann, geben sowohl MÖLLER als auch SCHMIDT an, daß beginnende oder manifeste Nekrosen an den Akren keine Kontraindikation der intraarteriellen Insufflationstherapie sind. Als sichere Kontraindikation werden akute Arterienverschlüsse, akute Arterien-, Venen- oder Lymphgefäßentzündungen und eine vermehrte Thromboseneigung angesehen. Einen bestimmten Verschlußtyp als ideale Indikation für eine Sauerstoff-Therapie gibt es nicht (ZIPP).

d) Komplikationen

Die Frage nach Umfang und Art möglicher Komplikationen bei der intraarteriellen Gas-Insufflation wurde 1963 in einer kritischen Literaturübersicht und unter Berücksichtigung eigener Erfahrungen an 650 Sauerstoff- und 2100 Kohlendioxyd-Insufflationen von SCHMIDT untersucht.

Die an Tragweite zweifellos bedeutungsvollste, wenngleich außerordentlich seltene Komplikation ist die zerebrale Gas-Embolie. Sie ist durch retrogrades Aufsteigen von Gasblasen in der insufflierten Arterie oder nach Übertritt des Gases aus dem arteriellen Schenkel in die Venen über eine Passage der Lungenstrombahn und des Herzens möglich. Nach der Zusammenstellung von SCHMIDT sind bislang fünf Fälle sowohl nach intrafemoraler als auch nach intrabrachialer Sauerstoff-Insufflation bekannt geworden. Ein Patient verstarb, ein weiterer behielt Sehstörungen als Dauerfolge zurück, die restlichen 3 wurden völlig wiederhergestellt. Seither beobachteten nur noch BAIRD und Mitarb. ein zerebro-vaskuläres Ereignis, dessen Charakter und Schicksal jedoch nicht näher erörtert wurde. Nach SCHMIDT sollen solche Gas-Embolien bei Insufflation von CO_2 wegen der größeren Löslichkeit dieses Gases nicht auftreten können. Die Neigung zur Entwicklung einer zerebralen Embolie bei Insufflation in eine Armarterie ist deutlich größer als im Beinbereich. Eine Insufflationsbehandlung der oberen Extremitäten sollte daher besser unterbleiben.

Weniger dramatisch, aber häufiger sind kolikartige Abdominalschmerzen mit Erbrechen und Tenesmen während der Sauerstoff-Insufflation (HASSE und Mitarb., RATSCHOW; CLARKE und ROSS; MILLER und Mitarb.) und ein öfter zu beobachtender Juckreiz der Haut, für den HASSE und Mitarb. eine Histaminausschüttung postulieren. BAIRD und Mitarb. beobachteten unter etwa 380 intraarteriellen Injektionen 3mal eine geringe Phlebitis, WERNITZ und DÖRKEN bei über 100 Insufflationen 1mal eine reversible Nebenhodenschwellung auf der homolateralen Seite.

Schließlich sind lokale Gefäßschädigungen durch die wiederholte Arterienpunktion in grundsätzlich gleicher Weise wie bei der intraarteriellen medikamentösen Therapie möglich. Sie gehören aber bei Beachtung einer notwendigen subtilen Technik zu den sehr seltenen Komplikationen. Wir fanden im Zusammenhang mit der intraarteriellen Gas-Insufflation nur eine bemerkenswerte Arterienläsion beschrieben. Unter etwa 850 Femoralarterieninjektionen war es einmal zu einer Intimaablösung gekommen (MILLER und Mitarb.).

e) Klinische Ergebnisse

Klinische Erfahrungen mit der intraarteriellen Sauerstoff- oder Kohlendioxyd-Insufflation wurden speziell von MÖLLER; HASSE und Mitarb.; RATSCHOW; JUDMAIER; CLARKE und ROSS; SCHMIDT und DEUPMANN; BAIRD und Mitarb.; MILLER und Mitarb. sowie ZIPP mitgeteilt.

Übereinstimmend wurde gefunden, daß die intraarterielle Gas-Insufflation bei peripher-arteriellen Durchblutungsstörungen sinnvoll und nützlich ist.

Es wurden neben subjektiven Besserungen eine Verlängerung der schmerzfreien Gehstrecke bis zu vollständigem Verlust einer Claudicatio intermittens, ein Verlust oder eine Verminderung nächtlicher Ruheschmerzen und die Abheilung ulzeröser Prozesse, teilweise über mehrere Jahre, gesehen.

Der Versuch, die mitgeteilten Behandlungsergebnisse in exakten Zahlenangaben wiederzugeben, erweist sich als außerordentlich schwierig, weil oft Details zur Methode der Patientenauswahl, Ätiologie der Krankheitsbilder, Häufigkeit und Dauer der Behandlung und den Beurteilungskriterien fehlen oder statistisch nicht vergleichbar sind. Numerische Angaben sind daher nur annäherungsweise und vereinzelt möglich. Die zweifelsfrei besten klinischen Erfolge mit der intraarteriellen Sauerstoff-Insufflation lassen sich im FONTAINE-Stadium II (Claudicatio intermittens) nachweisen, auch wenn MILLER und Mitarb. die Claudicatio intermittens nicht als Indikationsgebiet für eine intraarterielle Sauerstoff-Therapie ansehen. HASSE und Mitarb., fanden nach einer Insufflationsbehandlung bei 98 Patienten des Stadiums II in rund 73 % eine Besserung, BAIRD und Mitarb. bei 10 Patienten unmittelbar nach Behandlungsende in 70 %. Von diesen 10 Patienten waren nach einem Jahr noch 37 % gebessert. ZIPP konnte bei 140 Patienten im Stadium II zeigen, daß der Besserungserfolg einer gefäßtrainierenden Kurbehandlung (Kohlensäurebäder, Gymnastik, Lagerungsübungen, Bürsten- und Bindegewebsmassagen, Syncardon, Vasotrain-Behandlung, Gehübung) durch zusätzliche intraarterielle Sauerstoff-

Behandlung von 66 % auf 78 % gesteigert werden kann und eine vorübergehende Besserung bei zusätzlicher Anwendung der intraarteriellen Sauerstoff-Insufflation länger anhält als ohne Insufflation. Weiter war die Zahl progredienter Verschlechterungen bei gleichzeitiger Sauerstoffbehandlung mit 2,2 % deutlich geringer als ohne Sauerstoff-Insufflation mit 16 %. Interessant ist an den Untersuchungen von ZIPP, daß grundsätzlich die mit Sauerstoff-Insufflation behandelten Patienten eine Auslese schwerer, durch die übliche Kurtherapie nicht zu beeinflussender Fälle darstellte. Überraschend sind die Ergebnisse von BAIRD und Mitarb. im FONTAINE-Stadium III. Hier wurden von 13 Patienten mit ausgeprägten Ruheschmerzen sämtliche Patienten zumindest temporär gebessert, überwiegend aber völlig beschwerdefrei. Von 12 Patienten wurden nach einem Jahr noch 58 % ohne erneuten Ruheschmerz gefunden. Wesentlich weniger günstig sind dagegen vergleichbare Ergebnisse von MILLER und Mitarb., der unter 17 Patienten mit Ruheschmerzen nur 3mal eine Besserung fand. Weitere Zahlenangaben fehlen in diesem Stadium.

Für das FONTAINE-Stadium IV (Gangrän) sind die Erfolgsquoten ähnlich diskrepant wie für das Stadium III. BAIRD und Mitarb. sahen unter 6 Patienten mit einer beginnenden Gangrän keinerlei Erfolge, MILLER und Mitarb. fanden bei 7 Patienten 3 Heilungen. Rückbildungen von Ulzerationen und Gangrän geben auch MÖLLER und SCHMIDT an.

Läßt man die Schweregrade der Durchblutungsstörung unberücksichtigt, so finden sich folgende Angaben über den Behandlungserfolg:

	Patienten Zahl	Gebessert	Unverändert	Verschlechtert
MÖLLER 1954	145	76 %	19 %	5 %
HASSE u. Mitarb. 1955	136	68 %	22 %	10 %

Summiert man die bislang bekannten Ergebnisse der intraarteriellen Sauerstoff-Therapie, so zeigt sich, daß im FONTAINE-Stadium II und III gleichartige Erfolge, wie mit anderen konservativen medikamentösen Behandlungsverfahren erreicht werden. Ihre Zweckmäßigkeit steht damit außer Frage.

Daß die intraarterielle Sauerstoff- bzw. Kohlendioxyd-Insufflation dennoch an Bedeutung verloren hat, dürfte daran liegen, daß ihre Durchführung an eine besondere technische Ausrüstung sowie größere Erfahrung gebunden ist und eine nicht unbeachtliche emotionelle Abneigung gegen die Methode vorliegt.

Literatur

BAIRD, R. J., R. T. MIYAGISHIMA u. C. J. LABROSSE: Arch. Surg. **88**, 23 (1964).

CLARKE, G. A. u. C. C. ROSS: Canad. Med. Ass. J. **83**, 305 (1960).

DEMBOWSKI, U. u. H. M. HASSE: Dtsch. med. Wschr. **81**, 936 (1956).

DUFF, F., A. D. M. GREENFIELD u. R. F. WHELAN: Lancet II, 230 (1953).

DUFF, F., A. D. M. GREENFIELD u. R. F. WHELAN: Clin. Sci. **13**, 365 (1965).

HASSE, H. M., H. KÖBLE u. G. LINKER: Medizinische 380 (1955).

JUDMAIER, F.: Die Sauerstoffbehandlung peripherer Durchblutungsstörungen. Urban & Schwarzenberg, Wien—Innsbruck 1956.

LEMAIRE, A., J. LOEPER u. E. HOUSSET: Gaz. hop. Paris **121,** 337 (1948).

MARSHALL, R. J. u. R. F. WHELAN: Brit. Med. J. II, 1448 (1956).

MILLER, J. H., D. C. HOFFMANN, R. P. JEPSON u. S. K. O'BRIEN: Ann. Surg. **168,** 844 (1968).

MÖLLER, W.: Therapiewoche **4,** 433 (1954).
—, Therapiewoche **3,** 231 (1953).

RATSCHOW, M.: Angiology **7,** 61 (1956).

RATSCHOW, M. u. U. DEMBOWSKI in: RATSCHOW, M.: Angiologie. Thieme, Stuttgart 1959.

SCHERER, F., H. B. WUERMELING u. K. H. LÖW: Dtsch. med. Wschr. **79,** 1619 (1954).

SCHMIDT, H. W.: Z. Kreisl.-Forschg. **52,** 108 (1963).

—, Dtsch. med. Wschr. **82,** 1999 (1957).

SCHMIDT, H. W. u. F. J. DEUPMANN: Dtsch. med. Wschr. **87,** 1638 (1962).

TEUBNER: Med. Welt **18,** 2265 (1967).

WERNITZ, W. u. P. DÖRKEN: Ärztl. Forsch. **8,** 308 (1954).

ZIPP, H.: Med. Klin. **63,** 2024 (1968).

VII. Die intraarterielle Therapie eitriger Infektionen

Die ersten intraarteriellen Heilmitteleinspritzungen wurden nicht bei Durchblutungsstörungen, sondern bei eitrigen Infektionen durchgeführt. Die in den geschichtlichen Vorbemerkungen gestreiften Behandlungsversuche BLEICHRÖDERS und UNGERS stellen die ersten Ansätze einer antibakteriellen Therapie dar. Daß sie unbefriedigend ausfielen, kann angesichts der damals zur Verfügung stehenden Heilmittel nicht überraschen. Damals wurden gewebsdesinfizierende und bakterizid wirkende Stoffe verwendet. Da sie schwere Gewebeschäden hervorriefen, blieben die erzielten Erfolge weit hinter den Erwartungen zurück. Die Anführung dieser Versuche hat deshalb nur 'rückschauende Bedeutung.

1. Intraarterielle Verwendung antiseptischer Lösungen

Außer Silberpräparaten, darunter Jodsilber und kolloidales Silber, sowie den von MORGENROTH geschaffenen, in der Chirurgie vielfach benutzten Chininabkömmlingen *Vuzin* und *Eukupin* fanden Naphtolpräparate, *Trypaflavin, Rivanol* und andere Akridinfarbstoffe Verwendung.

Wie BLEICHRÖDER und UNGER, die *Kollargol* benutzten, beschäftigte sich STUTZIN 1918 mit dem Problem der *„inneren Desinfektion des Gewebes"* durch Zuführung antiseptischer Lösungen mit dem arteriellen Blutstrom, die er als den „physiologischen Weg" bezeichnete. Wenig später — 1920 — teilte LANG Behandlungsergebnisse mit *Vuzin* bei schweren Phlegmonen an den oberen und unteren Gliedmaßen mit: er wandte bereits die venöse Stauung an.

NONNENBRUCH und WENZL teilten 1932 günstige Erfahrungen mit „intraarterieller *Trypaflavin*therapie" bei Streptokokkeninfektion an den Gliedmaßen mit. Auf breiter Grundlage wandte der Lissaboner Chirurg Raynaldo DOS SANTOS, der Wegbereiter der Arteriographie, seit 1929 die intraarterielle Arzneimittelzuführung an; er bezeichnete sie in Parallele zur Angiographie als „Arteriotherapie". Er zog bereits die Bauchschlagader, die er paravertebral punktierte, in die Behandlung ein.

LÉRICHE setzte sich im Jahre 1940 erneut für die „Therapie der Infektionen auf intraarteriellem Wege" ein und betonte, daß sich ihm diese Therapie seit Jahren bei der Behandlung von Gelenkeiterungen, infizierten Schußverletzungen, Phlegmonen, Lymphgefäßentzündungen und septischen Allgemeininfektionen bewährt habe.

Aus dieser Anfangszeit der intraarteriellen Therapie verdient festgehalten zu werden, daß fast alle Behandler von dem therapeutischen Wert der Methode überzeugt waren und trotz der Unzulänglichkeit der verwendeten Antiseptika eindrucksvolle Besserungen, ja Heilungen erzielten.

2. Intraarterielle Serumanwendung

Mehrere der genannten Chirurgen, darunter LÉRICHE, erwähnen die Verwendung von Serum zur Bekämpfung von Gliedmaßeninfektionen. Serum scheint in der Hauptsache bei Gasbrandfällen arteriell gegeben worden zu sein.

LÉRICHE macht keine näheren Angaben über seine Ergebnisse. HENRIET berichtete ausführlich über einen fast aussichtslosen, mit ausgedehnten Einschnitten sowie intravenösen und subkutanen Serumgaben behandelten Gasbrandfall, der bereits amputiert werden sollte und durch Einspritzungen von Gasbrandserum in die Arterie gerettet wurde. DE FOURMESTRAUX und BREDET hatten dagegen bei drei Gasbrandfällen mit der arteriellen Serotherapie keinen Erfolg.

Aufgrund arteriographischer Untersuchungen, die WILDEGANS bei 32 Gasbrandfällen durchführte, wird man sich gerade bei dieser Infektion von Serumeinspritzungen in die Schlagader keinen Nutzen versprechen dürfen, da die Blutversorgung des Infektionsgebietes fast immer nahezu völlig aufgehoben ist. Es mag aber sein, daß die Durchblutungsverhältnisse und damit die Vorbedingungen für die Serumanwendung nach vorausgegangener ausgedehnter Spaltung des infizierten Gewebes günstiger sind.

In jüngster Zeit ist wieder von Serumanwendung die Rede gewesen: SCHOOP hat die intraarterielle Serumperfusion der Gliedmaße bei Schlangenbiß vorgeschlagen.

3. Intraarterielle Vakzineanwendung

In verschiedenen Mitteilungen, so von LÉRICHE, MARQUES, ABREUE LIMA, FOURMESTROUX und FREDET u. a. werden die intraarteriellen Injektionen von Vakzinen erwähnt; sie wurden jedoch nur in vereinzelten Fällen, und zwar vorwiegend bei frischen gonorrhoischen Gelenkentzündungen, angewandt. Die Erfolge sollen durchaus befriedigend gewesen sein (PEREIRA und RODRIGUES, BORELLI u. a.).

BORELLI wandte die von ihm als „segmentäre intraarterielle Vakzinebehandlung" genannte Therapieform in großem Stil und nach neuartigen Gesichtspunkten an. Er bediente sich ihrer vornehmlich zur Bekämpfung chronischer Eiterungen an den Gliedmaßen und begründet die Einspritzung polyvalenter Impfstoffe mit den Aufgaben des retikuloendothelialen Systems: intrazelluläre Vernichtung der Erreger in den Speicherzellen, Bildung von Schutzstoffen und Mitwirkung bei der Überwindung der Entzündungserscheinungen. Die von ihm erzielten Ergebnisse machen seine Auffassung nicht unglaubwürdig. Sein Vorgehen, das sich hauptsächlich auf lange bestehende Knochenmarkeiterungen, Weichteilfisteln und Geschwüre erstreckte, war vielfach noch erfolgreich, wo andere Maßnahmen, einschließlich der chirurgischen Therapie, versagt hatten. Die Eiterungen waren zum Teil schon vor 12, in einzelnen Fällen sogar vor 20 und 25 Jahren aufgetreten, häufig erfolgte die Heilung allein aufgrund der Vakzineanwendung. Unter 65 behandelten Kranken waren nur 6 Versager; von 33 Knocheneiterungen und 6 Fisteln wurden alle geheilt.

Außer polyvalenten Vakzinen spritzte BORELLI *Insulin* allein (22mal) oder zusätzlich (8mal) intraarteriell ein und erreichte bei vielen, jeder Behandlung trotzenden Haut- und Weichteileiterungen, eindrucksvolle Heilungen. Insgesamt wurden von ihm 490 intraarterielle Einspritzungen durchgeführt; sie verteilen sich auf folgende Gefäßstämme:

Arteria subclavia (nach Freilegung)	7,
Arteria brachialis	132,
Arteria femoralis	317,
Arteria maxillaris ext.	4.

Nach den Erfahrungen BORELLIS birgt die Behandlung keinerlei Gefahren.

4. Intraarterielle Sulfonamidtherapie

Mit Beginn der Sulfonamidära gingen verschiedene Chirurgen, die sich schon vorher der arteriellen Einspritzungsbehandlung bedient hatten, dazu über, an Stelle antiseptischer Lösungen Sulfonamide zu verwenden. Bereits Lériche, Andreoin und Corora u. a. spritzten 1940 *Prontosil* in Arterien ein und fanden ihre Erwartungen bestätigt. Lériche empfahl die arterielle Sulfonamidanwendung zur Behandlung infizierter Schußverletzungen zu einem Zeitpunkt, an dem sich die Frage der besten Versorgung schußverletzter Gliedmaßen in den Vordergrund stellte, nämlich im Januar 1940; er pries die arterielle Therapie als „un des plus puissants moyens que nous ayons pour lutter contre certaines infections chirurgicales localisées".

Die Heilwirkung der 1935 von Domagk in die Therapie eingeführten sulfonamidhaltigen Azoverbindungen beruht auf der primären Verankerung dieser Stoffe in den Erregern, die dadurch in ihrer Lebens- und Entwicklungsfähigkeit gehemmt werden. Die zelluläre Abwehr selbst erleidet durch die Sulfonamide keine Einbuße und auch die Resistenzentwicklung hält sich in engen Grenzen.

Ihrem Wirkungsmechanismus entsprechend stellt die Sulfonamidtherapie eine ortsgebundene Maßnahme dar. Sie setzt die unmittelbare Berührung der antibiotisch wirksamen Stoffe mit den Erregern voraus. Ihre Erfolge sind um so besser, je größer die Anreicherung der Sulfonamide am Sitz der Infektion ist. Auf die Dauer der Einwirkung kommt es erst in zweiter Linie an. Nur dort, wo frische ortsgebundene Entzündungsvorgänge den Kontakt mit den Erregern vermitteln, entfalten die Sulfonamide ihren wachstumshemmenden, die Keimvernichtung vorbereitenden Einfluß. Diesen Voraussetzungen entsprechend ist der Indikationsbereich der Sulfonamid-Therapie begrenzt. Die Sulfonamidanwendung ist vornehmlich bei Staphylokokken- und Pneumokokken-Infektionen erfolgreich, wobei die Ausbreitung der Sulfonamide im Gewebe mitunter durch entzündliche Fibrinbarrieren behindert wird. Klinisch findet die Vorbedingung des örtlichen Kontaktes der Sulfonamide mit den Erregern darin ihren Ausdruck, daß der Wirkungsbereich der Stoffe nicht über den Krankheitsherd hinausreicht und vorbeugend keine wesentlichen Erfolge zu erzielen sind.
Die volle Entfaltung der Sulfonamidwirkung ist an eine ausreichende Durchblutung des Gewebes gebunden. Ihr wachstumshemmender Einfluß allein reicht nicht aus; die Abwehrleistung der Gewebssäfte und Zellen muß hinzukommen, damit der Körper die Infektion überwindet. Infolgedessen kommt alles darauf an, die Sulfonamide in möglichst hoher Konzentration an den Krankheitsherd heranzubringen.

Auf diese Weise stellt die intraarterielle Sulfonamidtherapie nahezu die Erfüllung der von Bosse, Bosse, Jäger 1943 aufgestellten Forderung dar:

> „Ideal wäre deshalb ein Sulfonamid, das ausschließlich in ein Organ hineingeht, welches Sitz der Infektion ist, so daß die Frage bei einer gegebenen Infektionskrankheit nicht nur lauten darf, welcher Erreger verursacht die Krankheit, sondern auch, in welchem Organ sitzt der Erreger."

Die intraarterielle Sulfonamidverabfolgung fand deshalb nicht wenig Befürworter. Wie die antibakterielle Injektionstherapie überhaupt ist sie jedoch nur in Verbindung mit den indizierten chirurgischen Behandlungsmaßnahmen sinnvoll.

Ein weiterer Vorzug der intraarteriellen Sulfonamidtherapie stellt die „Anreicherung am Entzündungsort" dar, wie bereits Domagk 1947 feststellte. Während die Sulfonamidkonzentration im Gewebe nichtentzündeter Organe stets niedriger als der Blutspiegel gefunden wird, kehrt sich dieses Verhältnis in Entzündungsgebieten geradezu um (EGGER). DRIESEN und RUMMEL erklären diese Beobachtung u. a. mit der während des Entzündungsablaufes erhöhten Exsudation in das Gewebe.

Angeregt durch LÉRICHE, der sich mit seiner ganzen Persönlichkeit — „de toute son autorité" — für ihn eingesetzt hatte, benutzten DEMIRLEAU und GUENANT den arteriellen Weg mit Erfolg bei 70 schweren Gliedmaßeninfektionen. Sie nahmen die Einspritzung perkutan vor; technische Schwierigkeiten oder Zwischenfälle traten nicht auf. Nach der Einspritzung wurde für einige Minuten eine Staubinde an die Wurzel der Glieder gelegt. Die Wirkung zeigte sich rasch, spätestens nach 3—4 Tagen. Sie bezeichnen ihr Vorgehen als den „logischeren" Weg gegenüber der per os-Verabfolgung.

Der Erfahrungsbericht von DEMIRLEAU und GUENANT enthält bereits alle wesentlichen Punkte der intraarteriellen Sulfonamidtherapie, so die Beschränkung auf wirklich schwere örtliche Infektionen und die Auffassung, daß es sich nur um eine unterstützende Maßnahme handele, die der chirurgischen Behandlung nicht vorgreift.

Über gute Erfahrungen berichteten ferner DE MARTINOFF und TITTELBACH, zwei russische Chirurgen, die 15 Kranken mit Gliedmaßeneiterungen „mit ausgezeichnetem Erfolg" Sulfonamide intraarteriell verabfolgten. BRANCHO-RIBEIRO, COURRIADES und RIGAUT, PLISAN, BRUNNER, HERBST, SINGER und ECKELBERG, JORNS und LETTOW u. v. a.

Auf arteriellem Wege unmittelbar an den Herd der Infektion herangeführte Sulfonamide sind mithin in der Lage, die Angriffskraft der Eitererreger zu brechen und dadurch selbst fortgeschrittene bakterielle Entzündungen einzudämmen.

5. Intraarterielle Antibiotikatherapie

a) Pencillininjektionen in die Arm- und Beinschlagader

Auf Entwicklung und Stand der Antibiotikatherapie braucht hier nicht eingegangen zu werden. Die wichtigsten dieser chemotherapeutisch hochwirksamen, aus pflanzlichen Organismen gewonnenen Stoffe, die Penicilline, wirken je nach verabfolgter Menge bakteriostatisch bis bakterizid auf die Erreger ein. Ihre chemotherapeutische Wirkung (NAUMANN) wird von zwei Faktoren bestimmt

a) von der konzentrationsabhängigen antibakteriellen Aktivität der verwendeten Mittel und

b) von der in vivo erreichbaren Wirkstoffkonzentration am Ort der Infektion. Sie steht in unmittelbarer Beziehung zur Dosierung und damit zur Verträglichkeit sowie zum Ausmaß der Resorption und Elimination des Stoffes.

Grundsätzlich verbinden die Penicilline eine hohe Parasitotropie (= antibakterielle Aktivität) mit geringer Organotropie (= Toxizität). Das „klassische" Penicillin G ist selbst bei höchster Dosierung atoxisch (ohne Berücksichtigung allergischer Schädigungen) und deshalb als das ideale Chemotherapeutikum bei eitrigen Infektionen anzusehen. Da selbst große Penicillinmengen einwandfrei vertragen werden, ist durch sie am ehesten das Ziel einer möglichst bakteriziden Einwirkung auf die Erreger zu erreichen. Voraussetzung ist freilich die Kenntnis des Erregertyps und seiner Penicillinempfindlichkeit.

Bei schweren Gliedmaßeninfektionen ist die intraarteriell-lokale Penicillinzuführung geradezu als die gegebene Applikationsmethode zu bezeichnen, da sie auf der einen Seite anders nicht erzielbare hohe Wirkstoffkonzentrationen am Krankheitsherd zuläßt, auf der anderen Seite aber den Kontakt mit dem Gesamtorganismus auf ein Minimum einschränkt. Diesem Umstand kommt um so größere Bedeutung zu, als einige eitrige Infektionen und Lokalisationen, wie z. B. die Osteomyelitis, zu ihrer

Bekämpfung so hohe durchlaufende Penicillingaben erfordern, daß sie in dieser Menge auf dem üblichen parenteralen Wege gar nicht zugeführt werden können, sondern nur intravenös oder eben intraarteriell.

Für die meisten Antibiotika läßt sich die Höhe des erreichbaren Blut- und Gewebsspiegels ziemlich genau ermitteln und so — entsprechend höher — für die intraarterielle Zuführungsweise ansetzen: für jede pro Tag parenteral applizierte mega-Einheit rechnet man mit einem Penicillinspiegel im Serum von 1 E/ml.

> Nach Möglichkeit sollte jeder Antibiotika-Anwendung eine Resistenzbestimmung vorausgeschickt und nach 2 Wochen wiederholt werden.

In ihrer Wirkungsweise unterscheiden sich die Penicilline grundsätzlich von den Sulfonamiden. Im Gegensatz zur Sulfonamidtherapie ist bei der Penicillinanwendung die Mitwirkung der Körperabwehr zur Infektionsüberwindung nicht von gleich großer Bedeutung. So wenigstens lautet die Erklärung dafür, daß selbst bei völligem Darniederliegen der humoralen und zellulären Abwehrkräfte mit Penicillin noch eindrucksvolle Heilerfolge zu erzielen sind. Im Gegensatz zu den Sulfonamiden entfaltet das Penicillin seine Wirkung weitgehend unabhängig von der Zahl der vorhandenen Erreger. Es wird auch durch Abbaustoffe toter Gewebe nicht nachteilig beeinflußt. Seine Wirkung erstreckt sich vorwiegend auf gramnegative Bakterien, insbesondere auf Streptokokken und Staphylokokken. Bei Staphylokokkeninfektionen sind G-Penicilline geradezu das Mittel der Wahl, sofern nicht gerade Penicillinase-bildende Formen vorliegen, bei denen sie unwirksam sind.

Da Sulfonamide und Penicilline auf die verschiedenen Erreger unterschiedlich stark einwirken, kann — bei Mischinfektionen — die Kombination beider von Vorteil sein. Andererseits wird die Penicillintherapie mitunter durch die Anwesenheit eines Sulfonamids eingeschränkt, da eine Wirkungshemmung auftritt. Die Voraussetzungen für ihren Einsatz sind bei beiden Stoffen insofern dieselben, als sie des unmittelbaren Kontaktes mit den Erregern bedürfen, um sie zu schädigen. Wie die Sulfonamide, so können die Penicilline einem Eiterherd auf arteriellem Wege in einer solchen Menge zugeführt werden, wie das weder peroral noch parenteral möglich ist. Dieser Vorteil fällt um so mehr ins Gewicht, als peroral oder parenteral zugeführtes Penicillin im Körper ungleichmäßig verteilt und verhältnismäßig rasch wieder ausgeschieden wird. Das geht insbesondere aus Untersuchungen von Zorn hervor, der die Penicillinkonzentration im Blut und im Granulationsgewebe wie in Entzündungsgebieten mit der von Knöll angegebenen Diffusions-Plättchenmethode bestimmen ließ. Bei intraarterieller Penicillinverabfolgung wurde die Anfangskonzentration, die im Blut erreicht wurde, um ein Vielfaches gegenüber intramuskulären Injektionen überschritten.

Nicht weniger wichtig als die Blutspiegelhöhe sind die Diffusionsverhältnisse im Gewebe und in den Körperflüssigkeiten. Um Elektrolytverschiebungen im Serum zu vermeiden, sollten bei maximalen Dosierungen nur Penicillinpräparate verwendet werden, die Natrium und Kalium in einem physiologischen Verhältnis zueinander enthalten.

Nicht grundsätzlich anders als der Wirkungsmechanismus des Penicillins ist die Wirkungsweise des Streptomycins, der Tetracycline, der Erythromycin-Gruppe und anderer Antibiotika mit zum Teil bedeutender Breitenwirkung, die in bezug auf ihre gute intravasale Verträglichkeit und hohe chemotherapeutische Wirksamkeit sämtlich auch für die intraarterielle Verwendung geeignet sind.

> Breitspektrum-Antibiotika wie *Reverin, Tetran, Oleandomycin* u. a. werden bevorzugt, wenn eine Resistenzprüfung der Erreger nicht oder zu Beginn der sofort indizierten Antibiotika-Therapie noch nicht möglich ist.

Die intraarterielle Antibiotika-Therapie läßt in ihrer geschichtlichen Entwicklung zeitlich zwei verschiedene Abschnitte unterscheiden:

> Zu Beginn der Antibiotika-Aera standen nur Lösungen von Penicillin G zur Verfügung. Sie wurden für einmalige oder wiederholte intraarterielle Injektionen benutzt. Später kam der Übergang zur *Infusionstherapie,* für die in erster Linie die neu entwickelten Breitspektrumpräparate herangezogen werden.

Ihrem Ursprungslande gemäß fanden die Penicilline, auch intraarteriell, zunächst in den angelsächsischen Ländern die stärkste Verbreitung (Classer, Herblin und Pollack, Shaffer, Din, Brancho-Ribeiro u. a.).

Beachtenswert sind vor allem die Erfahrungen Shaffers, der unter Anführung der Krankengeschichten über insgesamt 40 Kranke berichtet hat. Er behandelte neben schweren Infektionen an den Gliedmaßen und infizierten Operationswunden auch Frostschäden und Fälle von arteriosklerotischer sowie diabetischer Gangrän mit gleichzeitiger Infektion und erzielte mit perkutanen Injektionen in die Arm- und Beinschlagadern ausgezeichnete Erfolge. In allen Fällen konnte ein schnellerer Rückgang der Infektion erreicht werden als mit der bisherigen Anwendungsweise des Penicillins.

Später erschienen auch im europäischen Schrifttum zahlreiche einschlägige Veröffentlichungen, die durchgehend zustimmend lauteten (Christ, Pein, Jorns, Paulus, Hook, Schreiber, Singer, Din, Bernardi e Vergani, Kappert, Hadorn, Melceo, Blumin, v. Lutzki, Wenzl u. a. m.). Auf einige dieser Mitteilungen sei kurz eingegangen:

Schneider behandelte vornehmlich Panaritien, Sehnenscheideneiterungen und Gelenkempyeme; in der Regel war eine mehrmalige Injektion erfolgreich. Bei rechtzeitiger Behandlungsmöglichkeit konnten Sehnennekrosen oder Gelenkversteifungen verhindert werden. Schreiber staute etwa 10 Minuten, Hook, der das Gefäß zur Injektion freilegte, dagegen bis zu 6 Stunden; er konnte schwerste Unterarmphlegmonen günstig beeinflussen, die Sehnen blieben erhalten. Ähnlich eindrucksvolle Heilerfolge konnte ich mit meinen Mitarbeitern bei fortschreitenden Gliedmaßeneiterungen erzielen; nicht selten erfolgte bereits auf eine einmalige intraarterielle Penicillininjektion ein eindeutiger Umschwung.

Die von nahezu allen Behandlern angegebenen Erfolge der intraarteriellen regionalen Penicillintherapie wurden in erster Linie durch die Verabreichung verhältnismäßig hoher Einzeldosen erreicht. Auch v. Lutzki, Malceo, die Streptomycin verwendeten, u. a. befürworten deshalb die intraarterielle Stoßtherapie.

Um den besten Zeitpunkt für den Einsatz der Penicillinanwendung zu ermitteln, stellte BLUMIN Tierversuche an; nach künstlich gesetzten Wundinfektionen trat die bakterizide Wirkung um so sicherer ein, je früher mit der Behandlung begonnen wurde.

BLAICH und GERLACH fanden bei experimentellen und klinischen Untersuchungen, daß die intraarterielle Penicillininjektion zunächst mit einer Vasokonstriktion beantwortet wird, an die sich eine vasodilatorische Pause anschließt. Um die vasokonstriktorische Auswirkung zu überspringen, injizierten sie deshalb vor der Injektion ein gefäßerweiterndes Mittel. Auch ZORN ging so vor.

Überraschend gute Ergebnisse weist die intraarterielle Penicillinbehandlung der beginnenden Gangrän auf. SHAFFER, CHRIST, PEIN u. a. haben darüber berichtet. Nach eigenen Erfahrungen ist die Behandlung besonders dann angezeigt, wenn trockene Gewebsnekrosen anfangen, schmierig zu werden; das gilt namentlich für die diabetische Gangrän. Die regionale Penicillintherapie vermag die Infektion in der Regel zum Rückgang zu bringen, so daß die Absetzung des Gliedes vermieden werden kann.

> Die Überlegenheit der intraarteriellen Penicillinzuführung über die intramuskuläre und intravenöse Zuführungsweise ist hier absolut eindeutig; sie stellt geradezu die Therapieform der Wahl dar.

Die Erklärung ist in der Minderdurchblutung des Gewebes bei beginnenden Nekrosen und diabetischer Gangrän zu sehen. In gut durchbluteten Gliedmaßenenden mit reicher Kapillarausstattung erzielen intravenöse Penicillingaben noch eine durchaus hinreichende Konzentration, bei arteriellen Durchblutungsstörungen hingegen werden infolge ungenügender Verteilung und beeinträchtigter Diffusion der verabreichten Antibiotika nur unterschwellige arteriostatische Konzentrationen erreicht, die höchstens geeignet sind, der Entwicklung resistenter Keime Vorschub zu leisten. Allein die unmittelbare intraarterielle Penicillinzuführung mit Beschränkung des Penicillinverteilungsvolumens auf ein segmentales Stromgebiet vermag die Konzentration im Bereich der akralen Schäden so hoch zu treiben, daß es trotz Mangeldurchblutung zu wirkungsvollen bakteriostatischen Effekten kommt.

Alle zitierten Autoren stimmen darin überein, daß Unverträglichkeitserscheinungen und andere ernste Zwischenfälle nicht zu befürchten sind. PAULUS, der über 500, sowie VOLK und MAPPES, die über 400 intraarterielle Injektionen ausführten, sahen keine Schäden.

Ein neuer Weg in der intraarteriellen Behandlung eitriger Infektionen wurde von WENZL beschritten. Er suchte die Schulter- und Hüftgelenksgegend retrograd dadurch zu erreichen, daß er die Injektion in die A. brachialis bzw. femoralis mit der Drosselung der injizierten Arterien unterhalb der Injektionsstelle verband; dadurch wird eine Rückstauung des Blutes und eine Überschwemmung der höhergelegenen Körpergebiete mit Penicillin erzielt. Anstelle dieses retrograden Weges empfiehlt WENZL ferner die schon von BLEICHRÖDER angewandte Einführung eines Ureterkatheters in die A. femoralis in zentraler Richtung. Auf diese Weise soll die intraarterielle Penicillinanwendung bei chirurgischen und gynäkologischen Unterbaucherkrankungen durchgeführt werden, während die Einführung eines Katheters von der linken A. brachialis aus die Zuführung von Penicillin in bisher nicht erreichbarer Konzentration zum Herzen und besonders zu den Herzklappen ermöglichen soll. Auch Lungengewebe und Mittelfellraum können sowohl retrograd wie durch Katheterbenutzung über die linke A. brachialis erreicht werden.

Die Vorschläge WENZLS blieben nicht unwidersprochen. RIEPER (1952) bemängelte die schrankenlose Indikationsstellung WENZLS und warnt aufgrund einer mit Unterschenkelabsetzung endenden Behandlung einer Kalkaneusosteomyelitis mit intraarterieller Dauertropfinfusion vor einer hemmungslosen Anwendung der Methode. Im Gegensatz dazu steht die Stellungnahme ZORNS (1952), der zunächst im Tierversuch durch Arteriographie die Angaben WENZLS über den Rückfluß des Medikamentes in das zentrale arterielle Versorgungsgebiet nachprüfte und fand, daß die Drosselung der A. femoralis dicht unterhalb der Injektionsstelle den Aufstieg des Kontrastmittels bis fast zur Teilungsstelle der Aorta ergab. Das gleiche Ergebnis hatten Versuche, das Schultergebiet von der A. brachialis aus zu erfüllen.

Die retrograde intraarterielle Organbeschickung WENZLS hat sich nicht durchgesetzt. Die inzwischen entwickelte lumbale Aortenpunktion, deren Technik in Kapitel 4, S. 66 dargelegt ist, macht sie auch überflüssig. Dagegen hat sich die Kathetermethode einen festen Platz in der regionalen Zytostatika-Therapie maligner Tumoren erobert.

b) Sulfonamid- und Penicillin-Injektionen in die Halsschlagader

Die ersten Einspritzungen in Halsschlagadern mit therapeutischer Zielsetzung wurden viele Jahre vor der Einführung der zerebralen Arteriographie durch MONIZ im Jahre 1927, von MAUXEL, v. OPPEL, GOYANES, KNAUER, KIRSCH u. a. ausgeführt, ohne praktische Bedeutung zu erlangen. So benutzte KNAUER schon 1919 die Halsschlagadern zu *Neosalvarsan*injektionen zur Behandlung der progressiven Paralyse und der Hirnsyphilis und spritzte dieses Mittel bis zu 22mal in das gleiche Gefäß. Technisch wurde er dabei von keinem geringeren als von ENDERLEN beraten, der die ersten Einspritzungen in die Halsschlagader überhaupt vornahm.

> Bei den intrakarotidiellen Injektionen ist zu unterscheiden zwischen dem Versorgungsbereich der A. carotis externa und dem der A. carotis interna.

Einspritzungen in das Stromgebiet der A. carotis externa bieten gegenüber Injektionen in andere Stammarterien keine grundsätzlichen Besonderheiten hinsichtlich Verteilung und Ausbreitung der injizierten Lösung. Erreicht wird das innere Verteilungsnetz des Gefäßes, das sich auf Schädel- und Gesichtsweichteile sowie auf das Knochengerüst erstreckt. Die Injektion wird zumeist perkutan in die A. carotis communis ausgeführt; durch Vorschieben der Injektionskanüle kann aber auch direkt in die A. carotis externa injiziert werden. Einige Therapeuten haben die A. temporalis sup. aufgesucht und für die Injektion benutzt.

Der Bereich der A. carotis externa wird sowohl für Sulfonamid- wie für Penicillininjektionen herangezogen. Indikationen geben eitrige Prozesse wie Gesichtsfurunkel, Orbitalphlegmonen u. ä. DOS SANTOS behandelte infizierte Schädelbasisbrüche und eitrige Ostemyelitiden des Oberkiefers. Mir gelang ein eindrucksvolles Behandlungsergebnis bei einer ausgedehnten Osteomyelitis des Schädeldaches mit mehrfachen Knochenherden und einem großen epi- und subduralen Abszeß. Die Knochenherde und der Abszeß wurden in mehrmaligen Eingriffen eröffnet. Nach der Abszeßeröffnung entwickelte sich ein infizierter Hirnvorfall, der mit Lumbalpunktionen behandelt wurde. Zur Unterstützung wurden in die gleichseitige A. carotis communis zweimal je 10 ml einer 20 %igen *Cibazol*lösung perkutan injiziert. Nach den Einspritzungen ging die Infektion des Hirnvorfalles zurück, der Kranke genas völlig. Einspritzungen nur in das Stromgebiet der A. carotis *interna* haben das Ziel, Heilmittel unmittelbar dem Schädelinnenraum zuzuführen. Hirngewebe und Liquorräume sind auf diesem Wege jedoch nur mit Einschränkung erreichbar. Das ist gefäßtopographisch bedingt, denn die A. carotis interna versorgt lediglich das Großhirn und die zugehörigen Abschnitte der weichen Hirnhäute mit Blut; die Blutversorgung der übrigen Hirngebiete erfolgt durch die Aa. vertebrales.

Die Abgeschlossenheit des Stromgebietes jeder Halsschlagader hat zur Folge, daß sich das Pharmakon bei einseitiger Einspritzung nur in der Hirnhälfte der gleichen Seite auswirkt. Mit einer Einflußnahme auf die entgegengesetzte Hirnhälfte auf dem Wege über die Aa. communicantes anterior und posterior ist in der Regel nicht zu rechnen. Handelt es sich daher um eine Erkrankung, die eine Heilmittelbeeinflussung beider Hirnhälften in gleichem Maße erforderlich macht, so müssen beide Karotiden zu Einspritzungen herangezogen werden. Aber auch dadurch wird beiderseits nur der Versorgungsbereich der drei Großhirn-Arterien, nicht das Stromgebiet der A. basilaris mit Hirnstamm und Medulla oblongata erfüllt. Das wäre nur durch Einspritzungen in die Aa. vertebrales zu erzielen, die ihrer schweren Zugänglichkeit wegen für die intraarterielle Injektionstherapie weniger in Betracht kommen (S. 62).

Schwierigkeiten bereiten die verwickelten Permeabilitätsverhältnisse der Hirngefäße, von deren Durchlässigkeit Aufnahme und Verteilung aller parenteral, also auch der intravasal verabfolgten Stoffe im nervösen Zentralorgan abhängt. Hinsichtlich ihrer Durchlässigkeit besitzt sowohl die Bluthirn- wie die Blutliquorpassage auswählende Eigenschaften; man erkennt ihnen eine Schrankenfunktion zu. Während Kolloide auf dem Bluthirnweg ohne weiteres in das Hirngewebe gelangen, ist dies auf dem Blutliquorwege nicht der Fall. Hingegen ist die Blutliquorschranke für kristalloide Substanzen gut durchgängig, die Bluthirnschranke nicht, wovon jedoch als neurotrop bezeichnete Stoffe mit Kationencharakter, d. h. positiver elektrischer Ladung, eine Ausnahme machen. Die Feststellung, daß weniger das chemische als das elektrische Verhalten für die Passage des die Ernährung des Hirngewebes in erster Linie sichernden Bluthirnweges entscheidend ist, läßt die Zusammenhänge klarer erscheinen. So zählen Eiweißlösungen zu den Neutral-Kolloiden, die in alkalischer Lösung (Blut, Gewebssäfte) überwiegend negativ elektrisch aufgeladen sind. Der Durchtritt von Heilseren durch die Bluthirnschranke ist deshalb wenig wahrscheinlich, sofern die Seren nicht basische Anteile besitzen oder in saurer Umgebung umgeladen werden. Auch für pharmakologisch wirksame Stoffe ist eine Abhängigkeit ihres Durchdringungsvermögens vom Ladungssinn anzunehmen.

Nach diesen Vorbemerkungen liegt die Annahme nahe, daß die meisten intraarteriell injizierbaren Sulfonamide auf dem Blutwege ungehindert in Gehirn und Rückenmark übergehen, da sie, soweit freie aromatische und aliphatische Aminogruppen vorhanden sind, basische Eigenschaften besitzen.

Der Verteilungskoeffizient der geprüften Sulfonamidpräparate im Liquor bei parenteraler Zuführungsweise schwankt nach Schrifttumsangaben zwischen 0,1 und 0,8 mg %, d. h. je nach Art der Präparate sind 10—80 % der Serumkonzentration im Liquor zu finden. *Supronal* steht mit einem Verteilungskoeffizienten von 0,8 mg % an der Spitze der liquorgängigen Sulfonamide (Bunge). Sulfonamidkonzentrationen haben eine höhere Liquorgängigkeit.

Ihre Anwendung bei zerebralen und spinalen Krankheiten, die eine bakteriostatische Beeinflussung wünschenswert machen, erscheint deshalb aussichtsreich. Der Übertritt in den Liquor für bakxteriostatisch wirksame Konzentrationene ist auch nachgewiesen. Bei Meningitiden ist die Durchlässigkeit der Blutliquorschranke erhöht.

Penicilline gehen zwar ungehindert von der Blutbahn in das Hirngewebe über, erreichen aber nur bis zu einem gewissen Grade den Liquor. Die im in- und ausländischen Schrifttum niedergelegte Auffassung, nach der beim Menschen parenteral verabreichtes Penicillin nicht imstande sei, die Sperrvorrichtungen des Blut-Hirn- und des Blut-Liquorweges zu überwinden, trifft in dieser Ausschließlichkeit nicht zu. Therapeutisch wirksame Penicillin-Konzentrationen im Liquor sind allerdings nur bei hoher Dosierung und bei intraarterieller Zuführung zu erreichen. Auch sind Spitzenkonzentrationen im Liquor wirkungsvoller als die Aufrechterhaltung eines gleichbleibend hohen Penicillinspiegels im Blut. Von allgemeiner Bedeutung ist ferner die Zeit, in der eine maximale Penicillin-Konzentration im Liquor erzielt wird. Sie beträgt bei intramuskulärer Verabreichung mindestens 3 Stunden, gewöhnlich 10—12 Stunden, nach intraarterieller Zuführung ist sie wesentlich kürzer; ausschlaggebend ist nach BUSHE in jedem Falle die Höhe der Dosierung.

So verabreichte REGENDE Hunden intravenös wie intrakarotidiell Penicillin in Mengen zwischen 4000—40 000 IE/kg und fand die Höhe des Liquorspiegels zwar unabhängig von der Zuführungsweise, aber abhängig von der Höhe der Dosis. KOVANOW stellte experimentell ein Ansteigen der Konzentration im Liquor nach Steigerung der intrakarotidiell injizierten Penicillinmengen fest. Und Tierversuche von HOOK ergaben beim Vergleich von Penicillineinspritzungen in die A. carotis communis und die Vena jugularis wesentlich größere Penicillinwerte in Hirn und Rückenmark nach intraarterieller Gabe.

> Die mitgeteilten experimentellen Untersuchungen beweisen die Penicillindurchlässigkeit der Hirn-Liquor-Schranke. Weitere Versuche zeigen, daß Penicillin leichter als im gesunden Organismus, die Blut-Liquorschranke zu durchbrechen vermag, wenn sich im Bereich entzündliche Vorgänge abspielen.

Die Erklärung für diese vielfach bestätigte Tatsache liegt in der Beeinflußbarkeit des Schrankensystems durch Änderung der aktuellen Reaktion an den Grenzflächen. Die entzündungsbedingte Steigerung der örtlichen Azidität auf der Seite des Hirngewebes führt zu einer Steigerung der Schrankendurchlässigkeit, während gegenteilige pH-Änderungen eine abdichtende Wirkung auf die Durchlässigkeit der Schranke haben (BROMAN, BECKER und QUADBECK u. a.). Hierauf beruht auch die Diffusion von Penicillin in den Liquor bei Meningitis, die auch für andere Antibiotika, z. B. die Tetracyclingruppe, Chloramphenicol und Streptomycin, nachgewiesen wurde.

Bei der eitrigen Hirnhautentzündung hat man schon frühzeitig intrakarotidielle Injektionen zur Anwendung gebracht. Bereits 1929 berichtete STARLINGER aus der EISELSBERG-Klinik in Wien über Versuche zur Behandlung der eitrigen Hirnhautentzündung mit Einspritzungen in die Halsschlagadern.

Seit der Entdeckung der Antibiotika bietet sich aufgrund ihrer hohen Wirksamkeit bei gezielter Anwendung die regionale intraarterielle Penicillinzuführung in Form perkutaner Einspritzungen in die Halsschlagadern an. Mit ihr sind von verschiedenen deutschen, norwegischen und sowjetischen Ärzten, darunter BUDENKO, bemerkenswerte Erfolge bei Meningitis purulenta erzielt worden.

6. Intraarterielle Tuberkulostatika-Anwendung

Die Erfahrung, daß die Wirkung chemotherapeutischer Stoffe auf Krankheitserreger weitgehend von der erreichbaren Konzentration des Heilmittels am Ort der Erkrankung abhängig ist, gilt in besonderem Maße für die Anwendung der modernen Tuberkulostatika bei extrapulmonalen Tuberkulosen. Sie erklärt, warum — namentlich bei lokalisierten Tuberkuloseherden — mit der bei lokaler Anwendung möglichen hohen Konzentration des Mittels am Krankheitsort bessere Ergebnisse zu erzielen sind als durch orale Verabreichung, bei der das auf dem Blutweg über den ganzen Organismus verteilte Heilmittel nur in einer verhältnismäßig geringen und zur Überwindung des gefäßarmen spezifischen Granulationswalles nicht ausreichenden Konzentration an den tuberkulösen Erkrankungsherd gelangt. In diesem Umstand liegt die Rechtfertigung für gelegentliche Versuche, Tuberkulostatika durch intraarterielle gezielte Zuführung unmittelbar und in möglichst hoher Konzentration an den Herd heranzubringen, eine Methode, die in GOYANES MOND, PIETRI, AMORIN u. a. Vorläufer mit unzulänglichen Mitteln hat. Keinen Erfolg hatte KIRSCH, als er einen tuberkulösen Knochenherd im distalen Speichenende mit hohen intraarteriell verabfolgten *Eleudron*-Dosen behandelte; es trat eine erhebliche Verschlimmerung ein, der Prozeß griff auf die Weichteile über.

Hingegen gelang es mir, sechs Fälle von chirurgischer Tuberkulose, darunter eine fistelnde Handgelenks- und eine Fersenbeintuberkulose, durch wiederholte intraarterielle Streptomycininjektionen zur Heilung zu bringen.

Weitere Behandlungsversuche dieser Art wurden offenbar nicht unternommen, obwohl die Voraussetzungen für eine chemotherapeutische Einwirkung von Streptomycin auf periphere tuberkulöse Skelettherde kaum geringer sind als bei der örtlichen Einbringung von Tuberkulostatika in freigelegte oder fistelnde Tuberkuloseherde.

7. Die regionale Antibiotika-Therapie heute

Da bei schweren chirurgischen Infektionen häufig keine Zeit für Resistenzbestimmungen vorhanden ist, sind Antibiotika mit einem möglichst breiten Wirkungsspektrum besonders indiziert. Als wertvoll haben sich vor allem die Tetracycline, insbesondere das spritzfertige und intravasal gut verträgliche *Terramycin*, ein Oxytetracyclin, erwiesen, namentlich bei gezielter Anwendung, die deshalb stets anzustreben ist. Die nach ROLLE an ein injizierbares Antibiotikum zu stellenden Anforderungen — gute Verträglichkeit, rascher Wirkungseintritt, hoher Blut- und Gewebespiegel und lange Verweildauer im Organismus — werden nach den vorliegenden Untersuchungen von den Oxytetracyclinen durchaus erreicht (NAGKIHI). Besonders hervorzuheben sind die hohen Blutspiegelkonzentrationen, die, wie BAMBERG 1960 u. a. festgestellt haben, bereits 15 Minuten nach der intraarteriellen Injektion von 250 mg Tetracyclin erreicht werden.

Anfänglich stieß die intravasale Verabreichung der neuen Tetracyclinpräparate auf Schwierigkeiten, da sie Gewebsschäden hervorriefen und nur in stark saurem oder alkalischem Milieu wasserlöslich waren. Aber nach der Verbesserung ihrer Wasserlöslichkeit wurde auch eine gute intravasale Verträglichkeit erzielt.

Seit der Einführung der intraarteriellen Dauertropfinfusion in die regionale intraarterielle Therapie peripher arterieller Durchblutungsstörungen und Verschlußkrankheiten durch KAINDL 1953 wird die Infusionsmethode in zunehmendem Maße auch für die antibiotische Behandlung herangezogen. Sie hat vor der einfachen Injektion den Vorteil des langanhaltenden Kontaktes der Antibiotika mit dem Entzündungsherd. Weitere Vorzüge sind der gleichmäßig hohe Antibiotikaspiegel im Wirkungsbereich.

Hohe Antibiotikaspitzen und lang anhaltende Blutspiegelhöhe bilden die Voraussetzung für die chemotherapeutische Beeinflußbarkeit bakterieller Infektionen an durchblutungsgestörten Gliedmaßen. Erfahrungsgemäß verbindet sich mit der Mangeldurchblutung des Gewebes, bei arteriellen Verschlußkrankheiten ebenso wie bei der diabetischen Stoffwechselstörung mit ihren durch Insulinmangel bedingten Zellfunktionsstörungen, eine Beeinträchtigung von Ausbreitung und Diffusion der zugeführten Antibiotika, so daß eine ausreichende Wirkung nur durch hohe Antibiotikakonzentrationen zu erzielen ist. Infolgedessen überrascht es nicht, daß die intraarterielle Infusionstherapie zur Behandlung fortschreitender Eiterungen immer häufiger anstelle der Injektion eingesetzt wird.

Von den einschlägigen Veröffentlichungen seien zunächst einige Ergebnisse der *Injektionsbehandlung* mitgeteilt:

Bereits 1960 berichteten VÖGTLIN und FLUR über Erfahrungen mit dem Breitspektrumantibiotikum *Reverin,* das sie bei 10 Kranken im Alter von 42—82 Jahren mit infizierter diabetisch oder arteriosklerotisch bedingter Gangrän in die Beinschlagader injizierten, wobei sie 10 ml einer 1%igen *Novocain*-Lösung vorausspritzten und 25 mg Prednisolon zusätzlich zu 275 mg *Reverin* injizierten. In den von ihnen behandelten Fällen wurde ein gutes und relativ schnell einsetzendes Behandlungsergebnis erzielt.

BURGER-MESZÁROS nahm zunächst bei arteriellen Verschlußkrankheiten intraarterielle Penicillininjektionen vor, um einem drohenden Gangrän zuvorzukommen. Später ging er zur Verwendung der gerinnungshemmenden Antibiotika der Tetracyclinreihe über, da er die gerinnungsfördernde Aktivität des Penicillins fürchtete. Er verabreichte *Tetran-Chinoin,* — ein injizierbares Oxytetracyclin — und erzielte damit in 18 Fällen schwerer Durchblutungsschäden beachtenswerte Besserungen.

Tetran wurde auch von uns (JORNS, BROSIG) zur Injektionstherapie bei fortschreitenden Eiterungen an den Gliedmaßen, bei Gelenkinfektionen und bei Gangränfällen mit drohender oder bereits eingetretener Infektion erfolgreich verwendet, bevor wir zu der noch wirksameren Infusionsbehandlung übergingen.

LINKE berichtet über ausgezeichnete Erfolge sowohl mit *Tetran* wie mit *Reverin.* Die intraarteriellen Injektionen werden gut vertragen und führen zum Rückgang phlegmonöser Infektionen, zur Schmerzlinderung und zu einer schnelleren Demarkierung bestehender Nekrosen, eine Beobachtung, die auch von anderen wie von uns gemacht wurde. Ähnlich gute Ergebnisse erzielte LINKE bei infizierten Ulcera cruris. Er hebt hervor, daß bei der auf dem Boden arterieller Durchblutungsstörungen auftretenden infizierten Weichteilgangrän intravenöse und intramuskuläre Antibiotikagaben aufgrund der bestehenden Drosselung der Blutzufuhr auch nicht annähernd das zu leisten vermögen, was die gezielte intraarterielle Tetracyclin-Zuführung leistet. Die erreichten Gewebs-Konzentrationen liegen nach seinen Beobachtungen im Injektionsbereich um wenigstens drei Stunden lang höher, als in den übrigen Körpergebieten, bevor eine gleichmäßige Verteilung im Gesamtkreislauf eintritt.

Speziell zur Behandlung infizierter Weichteilwunden, Knochenbrüche und Osteosyntheseoperationen bedienten sich FOLK und MAPPES in der Freiburger Chirurgischen Klinik in 33 Fällen der intraarteriellen Antibiotikatherapie. Sie voerabreichten *Reverin;* als Einzeldosis wurden 275 mg langsam injiziert. Phlegmonöse Entzündungen klangen schon nach wenigen Injektionen ab. Überraschend war die häufige glatte Heilung infektionsgefährdeter komplizierter Frakturen. Schwere eitrige Infektionen machten bis zu 20 *Reverin*-Injektionen erforderlich. Selbst wenn die lokale oder parenterale Antibiotikaanwendung versagte, wurden mit intraarteriellen, 1—2 mal täglich vorgenommenen *Reverin*-Injektionen noch Heilungen erzielt.

Reverin (Farbwerke Hoechst) ist z. Z. das wirkungsvollste Breitspektrum-Antibiotikum zur intraarteriellen Verwendung. Es zeichnet sich durch seine besonders große antibiotische Aktivität und seine strukturspezifischen Eigenschaften v o r anderen Antibiotika aus und eignet sich gleichermaßen zur Bekämpfung phlegmonöser Eiterungen wie bakterieller Allgemeininfektionen. Vornehmlich bei der infizierten Gangrän auf diabetischer und arteriosklerotischer Grundlage hat sich *Reverin* bewährt. Infolge seiner ausgezeichneten intravasalen Verträglichkeit läßt sich seine antibakterielle Aktivität voll ausnutzen (Dimmling und Wagner, Heite, Ritzerfeld).

Bereits nach intravenöser Verabreichung von 275 mg *Reverin* werden nach Dimmling und Wagner Serumkonzentrationen von mehr als 25 ml erreicht. Untersuchungen von Ritzerfeld zeigten, daß derartige Spiegel in vitro schon nach der kurzen Einwirkungszeit von 10 Minuten bakterizid wirken, wobei Keimreduktionen bis zu mehreren Zehnerpotenzen auftreten. Als Tagesdosis werden im allgemeinen zweimal 275 mg *Reverin* angegeben.

Schneeweiss und Bock, die *Reverin* bei diabetischer und arteriosklerotischer Gangrän verabfolgten, um trotz der peripheren Durchblutungsstörungen hohe regionale Gewebskonzentrationen zu erzielen, heben ausdrücklich hervor, daß das *Reverin* „auch bei intraarteriellen Applikationen beschwerdefrei vertragen wird und sein breites Wirkungsspektrum ohne Nebenwirkungen entfaltet".

Schneeweiss und Bock injizieren nacheinander intraarteriell in dieser Reihenfolge:

10 ml in einer 1 %igen *Novocain*-Lösung
40 mg *Urbason solubile*
275 mg *Reverin* in 10 ml Aqua dest.
Injektionsdauer 1—3 Minuten.

Singer, der sein Vorgehen bei vorgeschrittenen peripheren Durchblutungsstörungen (Stadieneinteilung s. Kap. 6) der jeweils vorliegenden Krankheitsphase anpaßt, verwendet neben *Acetylcholin, Ronicol* und Adenosinpräparaten wie *Laevadosin*, Sulfonamide, Penicillin und *Reverin.* Nach seinen Angaben ist es möglich, Kranke in den Stadien III und IV, also Nekrose- und Gangränfälle, durch intraarterielle Injektionen von Vasodilatantien und Antibiotika in das ungefährlichere Stadium II zurückzuführen. Singer betont dabei die entzündungshemmende, konservierende und die Demarkation fördernde Wirkung der Antibiotika, die er „möglichst oft" intraarteriell verabfolgt. Lange bestehende Nekrosen sprechen nach seinen Beobachtungen auf langsam injiziertes *Acetylcholin* (25—50 mg in 1—3 ml 1%igem Procain gelöst) und *Benzimidon (Donaupharmazie GmbH, Linz)* und je nach Bedarf nachinjizierte Antibiotika gut an.

Zahlreiche Mitteilungen über die intraarterielle Antibiotikatherapie mittels *Infusionen* (Kraft-Kinz, Mufson, Pratesi, Hadorn, Pässler, German und Stötter). Amann, Lorbeck u. a. bestätigen die Erfolgsberichte; u. a. wird die akute und die chronisch-fistelnde Osteomyelitis mit Auswahl als besonders geeignet zur gezielten intraarteriellen Behandlung mit Breitspektrumpräparaten bezeichnet.

Bemerkenswert ist die immer häufiger erfolgende Heranziehung des intraarteriellen Weges zur Infektionsverhütung bei komplizierten Frakturen, Eingriffen an Knochen und Gelenken, drohender Infektion bei arteriosklerotischer oder diabetischer Gangrän, wobei die prophylaktisch erzielten Ergebnisse es ermöglichten, die Gangränfälle abwartend zu behandeln. So berichten z. B. ENGELHARDT, HÜLSEMANN, SEIDLER und STÖTTER über 50 Kranke mit vorwiegend diabetischer Gangrän, bei denen außer der exakten Stoffwechseleinstellung zu Beginn der klinischen Behandlung intraarterielle Dauerinfusionen mit *Reverin* und Adenosintriphosphat bzw. Adenosinmonophosphat vorgenommen wurden. Zusätzlich wurde, insbesondere nach Rückgang der entzündlichen Erscheinungen, eine kombinierte orale und intraarterielle Corticosteroid-Therapie durchgeführt. Die örtliche Behandlung erfolgte nach chirurgischen Gesichtspunkten. Aufgrund dieses konservativen Vorgehens gelang es, operative Eingriffe auf ein Minimum einzuschränken; in 94 % der Fälle genügte die konservative Behandlung allein.

Überraschend günstige Ergebnisse bei insgesamt 12 Kranken mit arteriosklerotischer oder diabetischer Gangrän hatten auch AMANN und LORBECK. Intraarterielle Oxytetracyclin-Infusionen, die sie nach dem Vorschlag von ENGELHARDT zusammen mit Vasodilatantien und Corticosteroiden gleich zu Beginn der Behandlung durchführten, waren sowohl prophylaktisch wie vor allem therapeutisch fast regelmäßig erfolgreich.

Corticosteroide gelten bei Zuckerkranken, zumal mit bakterieller Infektion, als kontraindiziert. VÖGTLIN und FLURY u. a. lehnen das Vorgehen ENGELHARDTS und seiner Mitarbeiter infolgedessen ab, aber es mag sein, daß die intraarterielle regionale Verabfolgung kleiner Mengen noch keine Verschlechterung des Stoffwechsels nach sich zieht.

Seit 1964 ziehe ich zusammen mit meinen Mitarbeitern SEDLARIK und BROSIG bei schweren Gliedmaßeneiterungen, insbesondere bei Gangränfällen auf diabetischer und arteriosklerotischer Grundlage, die intraarterielle Infusionstherapie mit *Tetran* oder *Reverin* und Vasodilatantienzusatz routinemäßig heran.

Von diesem Vorgehen haben wir die erwarteten, oft überraschenden Auswirkungen gesehen. Die Infektion wird in der Regel zum Rückgang gebracht oder zumindest am Fortschreiten gehindert. In der überwiegenden Zahl der Fälle läßt sich die drohende Gliedabsetzung vermeiden; es genügt, die Nekrosen zu entfernen oder demarkierte Zehen zu amputieren. Im Durchschnitt waren 10 *Reverin*-Injektionen erforderlich.

Zur Wahl des Mittels und zur Dosierung ergibt sich folgendes: Als zur Zeit wirksamstes, gut verträgliches und intraarteriell am meisten herangezogenes Breitspektrum-Antibiotikum ist das *Reverin-Hoechst* zu nennen. Als Einzeldosis wird 1 Ampulle *Reverin* = 275 mg in 10 ml Aqu. bidest. gelöst und innerhalb von 1—2 Minuten injiziert. Die Injektionen erfolgen täglich, notfalls auch zweimal täglich, bei Rückgang der lokalen Infektion jeden 2. Tag. Zu Infusionszwecken werden je nach Schwere der eitrigen Infektion 1—3 Ampullen *Reverin* in 50—100 ml Aqu. bidest. gelöst und innerhalb von 45—60 Minuten infundiert. Die Infusionen erfolgen anfangs täglich, dann jeden zweiten Tag. — Beabsichtigte Zusatzmittel werden entweder als Mischspritze mit dem *Reverin* zusammen gegeben oder aber im Anschluß an die Injektion bzw. Infusion gesondert in die Arterie eingespritzt.

Steht für die Infusion keines der zahlreichen Infusionsgeräte zur Verfügung (Kap. 4), so genügt ein auf 1,5—2 m Höhe über die Kanülenlage verlängerter, gewöhnlicher Infusionsständer; das Infusionsgefäß kann notfalls aber auch an einem entsprechend hoch angebrachten Haken an der Wand aufgehängt werden.

Zusammenfassend lassen sich nachstehende Feststellungen treffen:

Die regionale Antibiotikabehandlung ermöglicht für eine ganze Reihe wichtiger Anzeigengebiete eine Infektionsprophylaxe. Der durch die intraarterielle Verabfolgung bewirkte prophylaktische Schutz ist offenbar zuverlässiger und stärker, als dies bei oraler oder intravenöser Antibiotikaanwendung der Fall ist. Die Überlegenheit des intraarteriellen Weges beruht auf der direkten Zuführung der Antibiotika zu dem infektionsgefährdeten Gebiet. Als außerordentlich wertvoll hat sich die infektionsverhütende Kraft intraarterieller Antibiotikagaben in Fällen drohender arteriosklerotischer oder diabetischer Gangrän erwiesen. Dabei schneidet die diabetische Gangrän besser ab als die arteriosklerotische Gangrän, was ursächlich mit dem bei der diabetischen Angiolopathie besser entwickelten Umgehungskreislauf zu erklären ist. Als besonders wertvoll erweist sich die intraarterielle Antibiotika-Infusion in der Vorbereitung auf nicht mehr zu umgehende Gliedabsetzungen. Durch die Ausschaltung oder Hintanhaltung fortschreitender Entzündungserscheinungen werden die Aussichten auf eine möglichst komplikationslose Heilung des Amputationsstumpfes meist wesentlich verbessert.

Daß die Antibiotika gerade bei der intraarteriellen Zuführungsweise eine ausgezeichnete entzündungshemmende, gewebserhaltende und der Demarkation förderliche Wirkung entfalten, wird von so erfahrenen Ärzten wie SINGER, SCHOOP und PÄSSLER bestätigt. WIDMER, SCHULZE-BERGMANN und DIECKMEYER führen die Operationsvorbereitung gleichfalls mit intraarteriellen Antibiotika-Injektionen oder -Infusionen durch. Oft, wenn auch nicht immer, wird der Infekt zurückgedrängt und eine sparsame Teilabsetzung möglich. SCHULZE-BERGMANN behandelte 8—10 Tage intensiv in dieser Weise vor. DIECKMEYER hebt den Wert des Versuches hervor, mit dieser Vorbehandlung feuchte Nekrosen in die trockene Form zu überführen. FISCHER schickt intraarterielle Injektionen von *Priscol*, *Actihaemyl* und *Reverin* der Sympathektomie voraus und setzt sie zunächst auch nach dem Eingriff fort.

Die in fast allen Veröffentlichungen hervorgehobene eindrucksvolle und zumeist schlagartig eintretende Wirkung der intraarteriellen Antibiotika-Verwendung dürfte vornehmlich auf die unmittelbare Zuführung dieser Chemotherapeutika zum Infektionsherd zurückzuführen sein. Die therapeutischen Erfolge bei Infektionen sind jedoch — das sei hier besonders hervorgehoben — an die frühzeitige oder zumindest rechtzeitige Eröffnung umschriebener Eiterherde gebunden. Insbesondere die Spaltung fortschreitender Phlegmonen ist Vorbedingung für eine erfolgreiche chemotherapeutische Beeinflussung.

> Nur in Verbindung mit chirurgisch indizierten operativen Maßnahmen hat die Anwendung neuzeitlicher und hochwirksamer Antibiotika mit breitem Wirkungsspektrum und guter Verträglichkeit Erfolgsaussichten.

Ganz abgesehen davon, daß ein wirklicher Umschwung bei fortschreitenden Eiterungen nur durch die Spaltung des Entzündungsgebietes zwecks Eiterentleerung und

Gewebsentlastung möglich ist, entspricht es grundsätzlich dem Wesen der Chemotherapie, die vornehmlich über das verwickelte System der körpereigenen Abwehr mit der bakteriellen Infektion fertig wird, daß ihrem Einsatz die Beseitigung aller exogenen und endogenen biologischen Fremdkörper vorausgeht, da sie das ideale Nahrungssubstrat für die Bakterienbesiedlung darstellen und jede Keimabwehr blockieren (WALTER).

Das Bestreben mancher Chirurgen in der Anfangszeit der arteriellen Angiotherapie mit ihren mitunter wirklich überraschenden Erfolgen, nach Möglichkeit ohne örtliche chirurgische Eingriffe auszukommen und die Bekämpfung der bakteriellen Infektion allein auf dem Wege der intraarteriellen Heranführung antiseptischer oder bakteriostatisch wirkender Mittel zu beherrschen, ist grundsätzlich abzulehnen. Diese Auffassung widerspricht sowohl der Zielsetzung wie den Möglichkeiten der i.a. Antibiotikatherapie. Diese verlangt den umgekehrten Weg, nämlich zuerst Schaffung der Voraussetzungen für eine wirksame Chemotherapie, dann deren Einsatz mit dem Ziel, die Schwere der Infektion zu brechen und auf die bakteriellen Entzündungsvorgänge entgegen ihrer Ausbreitungsrichtung einzuwirken.

Der Forderung nach chirurgischer Intervention bei eitrigen Entzündungen an den Gliedmaßen entspricht bei der diabetischen Gangrän die Notwendigkeit einer optimalen Stoffwechseleinstellung. Wie jene bildet die Einstellung des Diabetikers die Voraussetzung für den Erfolg der intraarteriell verabfolgten Antibiotika zur Verhütung oder Bekämpfung der bakteriellen Infektion bei den chirurgischen Komplikationen des Zuckerkranken.

Nicht nur bei der intraarteriellen Antibiotika-Therapie der arteriosklerotischen und der diabetischen Gangrän erscheint nach den vorliegenden Erfahrungen die zusätzliche i.a. Injektion oder Infusion durchblutungsfördernder Mittel wertvoll. Sie ist wohl überhaupt für die erwünschte rasche Verteilung der injizierten Mittel im arteriellen Stromgebiet von Vorteil und außerdem geeignet, einer vorhandenen Verengerungsbereitschaft und den aus ihr möglicherweise entspringenden Gefahren entgegenzuwirken.

Bereits UMBACH, PHILIPP und MANLINGER wählten 1955 die Kombination mit 50 mg *Acetylcholin,* die sich neben dem *Ronicol compositum* auch uns bewährt hat, und empfahlen, auf diese Weise eine aktive, quasi physiologische Hyperämie in dem peripheren arteriellen Injektionsgebiet zu erzeugen.

WIDMER, MOSER u. a. sprechen sich ebenfalls für die Zugabe gefäßaktiver Pharmaka zu den Antibiotika-Lösungen aus. HESS, SCHOOP u. a. äußern dagegen Bedenken gegen die Kombination von Vasodilatantien und Antibiotika, weil durch die Zugabe des gefäßerweiternden Mittels das Chemotherapeutikum zu rasch abflösse und der Vorzug der intraarteriellen Zuführung dadurch aufgehoben werden könnte (S. 107).

Nach DIECKMEYER ist die Wirksamkeit der Antibiotika bei zusätzlichen parenteralen Gaben von Vasodilatantien (i.v., i.m. und oral) größer als bei kombinierter intraarterieller Applikation.

Bei eitriger Thrombophlebitis verwenden AMANN und LORBECK ein Breitband-Antibiotikum zusammen mit *Acetylcholin.* ANOCARDO und PELLEGRINO kombinieren Terramycin mit Heparin.

Bei älteren Patienten kann eine medikamentöse Steigerung der Herzkraft durch *Strophantin* von Nutzen sein; sie führt zu einer Strömungsverbesserung auch in der Peripherie.

Entbehrlich erscheint das noch häufig geübte Vorspritzen einer 10 %igen *Novocain*- oder *Jenacain*lösung zur Ausschaltung des Injektionsschmerzes. Der schmerzlindernde Einfluß der intraarteriellen *Novocain*injektion ist so gering bzw. zweifelhaft, daß auf die Präinjektion in die Schlagader verzichtet werden kann. Außerdem vermeidet die heute gebräuchliche Dauertropfinfusion der Antibiotika in ein arterielles Gefäß nahezu jede schmerzhafte Reaktion.

Die Kombination mit anderen Zusatzmitteln wie Corticosteroiden, Histaminpräparaten, Hyaluronidase, Insulin u. a. ist teils umstritten, teils noch nicht ausreichend erprobt. Demgegenüber ist die kombinierte Verwendung verschiedener Antibiotika bei gegebener Anzeige als wirkungssteigernd anzusehen und deshalb empfehlenswert. Die Kombinationstherapie setzt allerdings Erregernachweis und Resistenzbestimmung voraus. Wesentlich ist ferner, daß sich die Kombinationspartner nicht antagonistisch beeinflussen. Sie müssen, jedes Mittel für sich, in voll wirksamer Dosierung gegeben werden; auch sollten die Diffusionsverhältnisse der einzelnen Präparate sich weitgehend ähneln (WALTHER). Als Nachteil einer unkritischen Kombinationstherapie sind eine Resistenzsteigerung, die Möglichkeit vermehrter Superinfektionen sowie das Auftreten toxischer und allergischer Reaktionen zu nennen.

8. Regionale Antibiotika-Perfusion bei schwersten Gliedmaßeninfektionen

Der „letzte Schrei" der intraarteriellen Antibiotika-Anwendung stellt — in Anlehnung an die Perfusionstherapie maligner Tumoren — die gezielte regionale Antibiotika-Perfusion bei schwersten lebensbedrohenden eitrigen Infektionen an den unteren und namentlich an den oberen Gliedmaßen dar. Die aufwendigere und komplizierte Methode der intraarteriellen Antibiotika-Therapie macht die chirurgisch-operative Behandlung zwar auch nicht überflüssig, ist aber offenbar noch in verzweifelten Fällen, bei denen eine Sepsis droht oder nur die Gliedabsetzung übrig zu bleiben scheint, erfolgversprechend.

Die Antibiotika-Perfusion setzten erstmalig BAKER und Mitarb. 1964 bei einer Gliedmaßeneiterung ein. Eine fortschreitende Streptokokkengangrän des Fußes, bei der die Amputation unvermeidbar schien, wurde durch regionale Perfusion über A. und V. femoralis zur Heilung gebracht; das durch Blutleerebinde vom Körperkreislauf isolierte Bein wurde mit antibiotikaangereichertem Blut bei 38 ° C über eine Stunde mit 110 ml durchströmt. O_2, CO_2-Druck und pH wurden im Bereich der Norm gehalten. Nach 24 Stunden trat ein dramatischer Umschlag zur Besserung ein.

Des gleichen Prinzips bedienten sich in einer Notsituation mit drohender Armabsetzung PIETSCH und HINZE. Da ihnen weder eine Herz-Lungen-Maschine noch ein Oxygenator zur Verfügung stand, behalfen sie sich unter Verzicht auf Sauerstoffsättigung des Blutes mit der Apparatur der künstlichen Niere. Insgesamt wurde dreimal an der oberen und zweimal an der unteren Extremität erfolgreich in dieser Weise perfundiert.

Die beiden regionalen Perfusionen an den unteren Gliedmaßen erfolgten ohne Hämodialysator, nur mit Hilfe der Rollenpumpe für den extrakorporalen Kreislauf, der nach Freilegung und Kathetereinführung in A. femoralis communis und in die V. femoralis nach Einmündung der V. saphena magna unter Drosselung des Blutumlaufes durch Gummischlauchumschnürung hergestellt wurde. Nach Beendigung der Perfusion wurden die Gefäßwunden durch atraumatische Naht verschlossen.

Als Antibiotika wurden *Oleandomycin,* ein Erythromycin (2 mg/ml Konservenblut) und *Tetran Chinoin-Budapest* (1,2 mg/ml Konservenblut) in Kombination mit *Oleandomycin* verwendet. Bei den Bein-Perfusionen wurde der Verlust durch Abfluß des zugeführten Blutes über Umgehungsbahnen in den Körperkreislauf („Leakage") — maximal etwa 3 ml/1 Stunde — durch antibiotikaangereichertes heparinisiertes Blut laufend ausgeglichen; wegen der praktisch vollkommenen Isolierung des Armes konnte der Abflußverlust vernachlässigt werden.

In zwei Fällen konnte die Infektion durch die isolierte Antibiotika-Infusion des Gliedes völlig beherrscht werden; in den drei weiteren Beobachtungen, die gleichfalls zusätzlich operativ versorgt wurden, war es möglich, von der bereits in Erwägung gezogenen Amputation abzusehen, die fortschreitende Weichteileiterung zu begrenzen und eine komplikationslose Heilung zu erzielen. Nachteilige Folgen für den Gesamtorganismus oder im Hinblick auf die perfundierten Gliedmaßen wurden nicht beobachtet.

Die überzeugenden therapeutischen Erfolge von PIETSCH und HINZE bei wirklich schwersten Gliedmaßeneiterungen werden ohne Frage zu weiterem Vorgehen mit der regionalen Perfusion in der eingeschlagenen Richtung veranlassen.

Literatur

AMAN, E. u. W. LORBEK: Wien. med. Wschr. **112,** 177 (1961).

AMORIEN, A.: Rev. Tbc. (Bras.) **6,** 561 (1937); Ref. Z. Org. Chir. **88,** 438 (1938).

ANDREOIU, C. u. K. COCORA: Spital **60,** 92 (1940); Ref. Z. Org. Chir. **86,** 486.

ARNULF u. FRIEH: Presse med. Nr. 31.

ARTHOLD, M. K.: Wien. med. Wschr. **101,** 339 (1951).

ASSMANN, F.: Therapie der peripheren Durchblutungsstörungen unter Berücksichtigung der diabetischen Gangrän. Chirurg **30,** 63 (1959).

BAMBERG, H.: Med. Welt 727 (1960).

BERNARDI E VERGANI: Folia angol. (Milano) **3,** 15 (1951).

BICK, H. D. u. G. LERCH: Zur Behandlung der arteriosklerotischen Gangrän. Dtsch. med. Wschr. **78,** 918 (1953).

BLUMIN, J. SH.: Chirurgija Moskau 751 (1952).

BÖHM, FL.: Dtsch. med. Wschr. **72,** 679 (1947).

BOSSE, P., G. BOSSE u. H. M. JÄGER: Die örtliche Sulfonamidtherapie. Wiss. Verlagsges. Stuttgart 1943.

BRANCHO-RIBEIRO, E.: An. paulist. de med. e cir. **48,** 93 (1944).

BROMANN, T.: Acta Physiologica Scandinacia Vol. 2 (1941).

BRUNNER, W.: Zbl. Chir. **68,** 482 (1941).

—, Dtsch. Z. Chir. **255,** 28 (1941).

BURGER-MESZARS, K.: Therapie Hungaria **11,** 33 (1933).

BUSHE, K. A.: Med. Klinik **53,** 1097 (1958).

CERNY, V. u. A. WINKLER: Bratislavske lek. listy **44,** 43 (1964).

CHRIST, A.: Praxis H. 20 (1951).

DEMIRLEAU, J. u. GUENANT: Presse med. **42,** 580 (1942).

DIMMLING u. WAGNER: Arzneimittel-Forschg. **13,** 1288 (1965).

DOMAGK, G.: Patholog. Anatomie und Chemotherapie der Infektionskrankheiten. Thieme, Stuttgart 1947.

DRIESEN, W. u. W. RUMMEL: Dtsch. med. Wschr. **76,** 965 (1949).

EGGER, P.: Verteilung der Sulfonamide in Organen. Schwabe, Basel 1946.

FOURMESTRAUX, J. DE u. DE FREDET: Mém. Acad. Chir. **63**, 1347 (1937); Ref. Z. Org. Chir. **87**, 324 (1938).

FRIEDEMANN, U. u. A. ELKELES: Z. exp. Med. **80**, 1 und 2 (1931).

—, Klin. Wschr. Nr. 49 (1931).

FRIEDRICH, H.: Med. Klin. 1643 (1938).

GERMAN, W. u. G. STÖTTER: Medizinische 1713 (1959).

GLASSER, S. T., J. J. HERRLIN u. B. POLLACK: J. A. M. A. **128**, 796—802 (1945).

GOLDHAHN, R.: Zbl. Chir. 96 (1944).

GOINARD, P.: Presse med. Nr. 5 (1935).

HEITE: Chemotherapie **1**, 364 (1960).

HENRIET, J.: Rev. méd. Suisse rom. **57**, 817 (1937); Ref. Z. Org. Chir. **87**, 87 (1938).

HENSCHEL, W. F. u. O. JUST: Anaesthesist **6**, 174 (1957).

HEPPNER, F. u. J. R. MÖSE: Onkolyse maligner Gliome durch apathogene Clostridien (Stamm „M 55"). Zbl. Neurochir. **27**, 183—192 (1966).

HERBST, R.: Wien. med. Wschr. Nr. 14/15 (1946).

HOFMANN, W.: Behandlungsprobleme der akuten und chronischen Osteomyelitis. Zbl. Chir. **88**, 1620 (1963).

HOOK, W.: Zschr. Ärztl. Fortbildg. 79 (1952).

—, Dtsch. Ges. Wes. **3**, 242 (1948).

IVANOW, V. et V. KUVANOV: Chirurgija (russ.) Nr. 9, 28—31 (1939).

JORNS, G.: Der Stoffzutritt zum Gehirn. Ärztl. Fortbldg. **245** (1944).

—, Zur Frage des Stoffaustausches zwischen Blut und Gehirn. Med. Klin. Nr. 1, 1936.

—, Regionale intraarterielle Heilmittelanwendung. Zschr. ges. Inn. Med. u. ihre Grenzgeb. **11**, 129 (1956).

—, Regionäre intravasale Heilmittelanwendung. Zbl. Chir. **78**, 602 (1953).

—, D. Dtsch. Ges. Wes. 714 (1949) u. 412 (1954).

KAPPERT, A.: Untersuchungen über den Wirkungsmechanismus der intraarteriellen Therapie. Med. Welt **16**, 1486 (1964).

KAPPERT, A.: Helv. med. Acta 25 (1947).

—, D. Med. Welt **15**, 752 (1965).

KIRSCH, R.: Beiträge zur Behandlung der Knochen- und Gelenktuberkulose. Zbl. Chir. **73**, H. 11 (1948).

KNAUER, A.: Münch. med. Wschr. (1919).

KRAFT-KINZ, J.: Zur Amputationshöhe bei Gliedmaßengangrän infolge obliterierender Gefäßerkrankungen. Chirurg **33**, 306 (1962).

KRAMER, W.: Fortschritte auf dem Wege zu einer Chirurgie ohne Eiter. Zbl. Chir. **73**, 120 (1948).

LANDGRAF, O. u. F. PRUSS: Erfahrungen bei der Behandlung peripherer Durchblutungsstörungen mit über 700 intraarteriellen Injektionen von Acetylcholin, Acetylcholin-Ronikol, Acetylcholin-Ronikol-Mestinon. Die Medizin. 1475 (1955).

LANG, A.: Dtsch. Z. Chir. **158**, 390 (1920).

LÉRICHE, R.: Mém. Acad. Chir. Par. **66**, 47 (1940).

—, Mém. Acad. Chir. Par. **64**, 220 (1938).

LÉRICHE, R. u. FONTAINE: Dtsch. med. Wschr. Nr. 9 (1936); Med. Welt 851 (1935).

LUCCARELLI, V.: Policlinico 1985—1999, 2038—2044 (1938); Ref. Z. Org. Chir. **92**, 684.

—, Policlinico H. 46 (1935); Ref. Zbl. Chir. 2347 (1936).

LUTZKI, A. v.: Zbl. Chir. **78**, 588 (1953).

MALCEO, A. L.: Chirurgija Moskau 88 (1959).

MARQUES, R. u. ABREU E LIMA: Arwu. brasil. Cir. e Ortop. **6**, 374—385 (1938).

MARTINOFF, DE: Khirurgiya **5**, **22** (1943).

NAUMANN, P.: Dtsch. med. Wschr. **88**, 165 (1963).

NONNENBRUCH u. WENZL: Dtsch. med. Wschr. **57**, 456 (1932).

PÄSSLER, H. W.: Zbl. Chir. **83**, 356 (1958).

PAULUS, H. J.: Zbl. Chir. **78**, 718 (1953).

—, Zschr. ges. Inn. Med. 129 (1956).

PEIN, F.: Zbl. Chir. **77**, 1282 (1952).

PEREIRA, S. u. A. RODRIGUES: Rev. Orthop. (Fr.) **27**, 19 (1941); Ref. Zbl. Chir. **67**, 143 (1942).

PEREIRA, S., A. RODRIGUES u. R. CARVALHO: Presse med. Nr. 87 (1939); Ref. Zbl. Chir. Nr. 3, 121 (1942).

PIETSCH, P. u. M. HINZE: Der Chirurg **37**, 397 (1966).

PLISAN: Grekov 68/I (1948).

POPKIROW: Die heutige Therapie der Osteomyelitis, Berlin 1960.

RIEPER, W.: Zbl. Chir. 77, 450 (1952).

RITZERFELD: Klin. Wschr. **38**, 698 (1960).

ROLLE, J.: Med. Welt 1107 (1962).

SIEGEL, J.: Z. ärztl. Fortbildg. **38**, 337 (1944).

—, Wien. Zschr. Inn. Med. 93 (1949) u. 469 (1950).

SINGER, R. u. ECKELBERG: Wien. med. Wschr. 238 u. 262 (1949).

SCHNEEWEISS, J. u. E. BOCK: Wert und Unwert konservativer Therapie bei der Therapie diabetischer Patienten. Med. Klin. **56**, 1791 (1961).

SCHNEIDER, E.: Med. Klinik 385 (1941).

SCHREIBER, M.: Zbl. Chir. **72**, 1231 (1947).

STARLINGER, F.: Langenbecks Arch. klin. Chir. **156**, 474 (1929).

STUTZIN, J.: Dtsch. med. Wschr. Nr. 43 (1918).

UMBACH, W., K. PHILIPP u. F. MANLINGER: Dtsch. med. Wschr. **80**, 1251 (1955).

VÖGTLIN, J. u. R. FLURY: Praxis (Bern) **49**, 33 (1960).

VOLK, H. u. G. MAPPES: Dtsch. med. Wschr. **88**, 1477 (1963).

WALTER, A. M.: Arch. klin. Chir. **304**, 61 (1963).

WENZL, O.: Zbl. Chir. **76**, 1083 (1951).

WINKLER, A.: Med. Klin. 237 (1944).

ZORN, G.: Zbl. Chir. **77**, 1658 (1952).

VIII. Die regionale intraarterielle Therapie maligner Geschwülste

1. Einleitende Bemerkungen

Die Chemotherapie bösartiger Geschwulste ist immer mehr unentbehrlich geworden, bislang jedoch fast ausnahmslos nur als zusätzliche Maßnahme im Kampf gegen den Krebs und andere Malignome von Bedeutung. Sie dient in erster Liene der Ergänzungsbehandlung bei operativen oder radiologischen therapeutischen Maßnahmen, sei es, daß örtliche Rückfälle verhütet oder operativ nicht mehr angreifbare, zerstreute Geschwulstherde in ihrer Weiterentwicklung aufgehalten werden sollen. In diesen Rahmen gehört heute auch die intraarterielle Zuführung chemotherapeutisch wirksamer Stoffe und Pharmaka, von denen eine tumorozide Wirkung erwartet werden kann.

Da die klinischen Erfahrungen, über die noch berichtet werden wird, zu dem Schluß kommen lassen, daß bei erfolglos radiologisch behandelten Patienten mit den zur Verfügung stehenden chemotherapeutischen Mitteln wesentliche Erfolge nicht mehr zu erreichen sind, liegt das Schwergewicht der intraarteriellen Chemotherapie gegenwärtig bei den nicht vorbestrahlten Tumoren. Ihr weitest gestecktes Ziel ist es, nach eingetretener Remission des Malignoms noch einen radikalen Eingriff durchführen zu können.

a) Die Wirkungsweise der zytostatischen Substanzen

Als Chemotherapeutika werden vornehmlich Zytostatika verwendet. Nachstehend eine Übersicht und Gliederung der gebräuchlichsten zytostatischen Substanzen (Tab. 9):

Tabelle 9. Einteilung zytostatischer Substanzen nach FÖLSCH

Chemische bzw. biochemische Charakterisierung		Substanz
Alkylierende Substanzen	N-Lost-Verbindungen	Zyclophosphamid *(Endroxan)* Chlorambucil *(Leukeran)* Melphalan *(Alkeran, Sarcolysine)*
	Äthylenimine	Thiotepa *(Thio-Tepa „Lederle“)*
	Äthylenimin-benzochinone	Trinzichon *(Methotrexat)*
Antimetaboliten	Folsäure-Antagonisten	Amethopterin *(Methotrexat)* Mercaptopurin *(Purinethol)*
	Purin-Antagonisten Pyrimidin-Antagonisten	Vinblastin *(Velbe)*

Chemische bzw. biochemische Charakterisierung		Substanz
Alkaloide		5-Fluor-Uracil *(Fluro-Uracil)*
	Methylhydrazine	1-Methyl-2-p(isopropylcarbamoyl)-benzylhydrazin *(Natulan)*

Zu der Gruppe der alkylierenden Substanzen zählt neben den bisher bevorzugt verwendeten Stickstoff-Lost-Präparaten das immer häufiger therapeutisch herangezogene Tri-Äthyleniminobenzochinon, das mit dem Präparat *Bayer E 33* verwandt und unter der Bezeichnung *Treminon* im Handel ist. Es besitzt wie alle Substanzen dieser Gruppe die Fähigkeit, in die verschiedenen biochemischen Systeme der Gewebszelle einzugreifen und dadurch Zellteilungshemmungen zu bewirken. Diese Wirkungsweise schließt eine selektive, nur die Geschwulstzelle treffende zytotoxische Schädigung aus. Normale Zellen, etwa in der Geschwulstumgebung, sind vielmehr in fast dem gleichen Maße betroffen. Infolgedessen ist bei der Verabreichung der Zytostatika mit Nebenwirkungen auch an den Schleimhäuten des Darmes, der Mundhöhle und vor allem an den Blutbildungszellen und den Keimzellen zu rechnen. Diese Schäden müssen bei der Zytostatika-Therapie bis zu einem gewissen Grade in Kauf genommen werden, da nach Schmidt in einer Tumorzelle keine biochemische Reaktion nachzuweisen ist, die nicht auch in der normalen Zelle geleistet würde; die Stoffwechselunterschiede zwischen den beiden Zellarten sind nur quantitativer und nicht qualitativer Natur.

Auf die Gruppe der karzinolytisch wirksamen Antimetaboliten trifft die mangelnde therapeutische Spezifität in derselben Weise zu. Antimetaboliten sind Antagonisten des Zellstoffwechsels; sie greifen bevorzugt in die Nukleinsäuresynthese ein, je nachdem, welcher der N-haltigen Anteile der Nukleinsäuren, die Purinbasen oder die Pyrimidinbasen, sich als antagonistisch beeinflußbar erweisen, werden Purinanaloge wie das 6-Merkaptopurin- oder Pyrimidinanaloge wie das 5-Fluoruracil unterschieden.

Das gegenwärtig gebräuchlichste Antimetabolit, das *Methotrexat*, ist ein Folsäureantagonist. Die Folsäure gehört zur Gruppe der Vitamine. Ihre biochemisch aktive Form ist Folininsäure oder citrovorum factor, ein Reduktionsprodukt der Folsäure. *Methotrexat* besitzt wie die alkylierenden Substanzen verschiedene Angriffspunkte im Zellstoffwechsel, vermag wie diese auch Reaktionen von Zellen des normalen Gewebes zu hemmen und ist mithin in seiner Wirkung gleichfalls nicht geschwulstspezifisch.

Die genannten Zytostatika werden in erster Linie peroral, parenteral und intratumoral zugeführt. Aufgrund der großen toxischen Eigenschaften der bisher zur Verfügung stehenden Zytostatika, insbesondere der Lostpräparate, die auf normales Gewebe fast ebenso toxisch wirken wie auf bösartige Geschwülste, sind die Möglichkeiten ihrer Anwendung beschränkt. Deshalb wurde schon seit geraumer Zeit versucht, den arteriellen Weg zu gehen, um die Stoffe in verhältnismäßig hoher Konzentration und demgemäß großer Wirkung gezielt an den örtlichen Geschwulstbezirk heranzubringen. Man hoffte, auf diese Weise den gefürchteten schädigenden Auswirkungen auf den Gesamtorganismus, die zusammen mit der zwangsläufig erfolgenden Schädigung auch des gesunden Gewebes in der Geschwulstumgebung und in weiteren Bereichen des Körpers die ohnehin schon herabgesetzte Widerstandsfähigkeit der Krebskranken schwächen, bis zu einem gewissen Grade entgehen zu können. Es ist sicher berechtigt, die gleichen Gesichtspunkte und Vorteile, die für die intraarterielle Zuführung vasoaktiver und antibakterieller Mittel gelten, für die regionale intraarterielle Zytostatika-Therapie heranzuziehen. Gerade wegen der großen Toxizität der verwendeten Substanzen und den Schädigungen namentlich des blutbildenden Gewebes erscheint die regional begrenzte Zuführungsweise erfolgversprechend.

In der schematischen Darstellung der verschiedenen Applikationsformen und -möglichkeiten (Abb. 34) tritt das Wesen der gezielt und auf das Tumorgebiet beschränkten intraarteriellen Therapieform deutlich hervor. Sie ist nur eine der möglichen chemotherapeutischen Beeinflussungen bösartiger Geschwülste, aber ohne Frage die sinnvollste und aussichtsreichste. Sie kann in Form von Injektionen oder Infusionen erfolgen; dazu kommt die isolierte regionale Perfusion der Tumorregion.

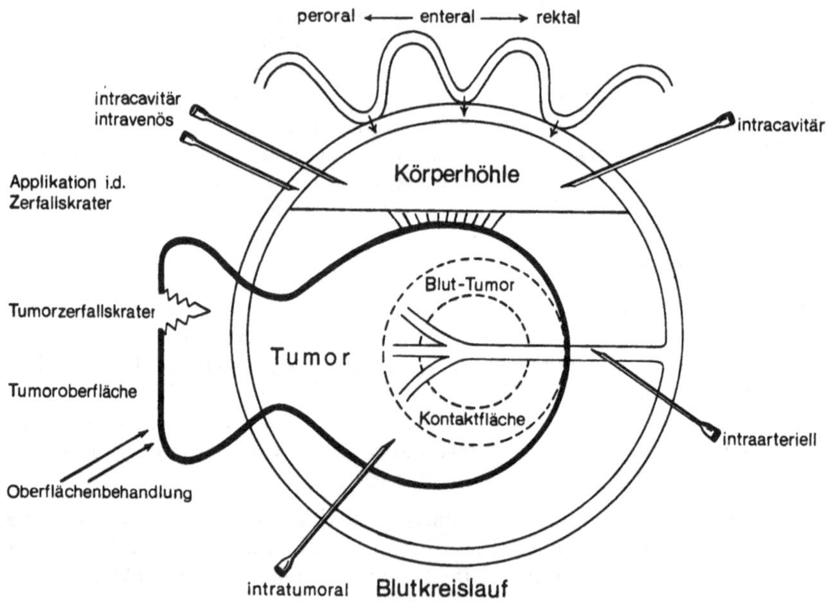

Abb. 34. Applikationsformen und -möglichkeiten zytostatischer Substanzen bei der zytostatischen Behandlung von Malignomen (nach F. Meythaler)

> Die indirekte intraarterielle Zytostatika-Zuführung läßt am ehesten erwarten, daß die karzinolytischen Substanzen die Geschwulstzellen in ausreichender Konzentration erreichen. Das hat freilich zur Voraussetzung, daß das Geschwulstgewebe in möglichst allen seinen Bezirken in enger Beziehung zu der terminalen Geschwulststrombahn steht.

Der intraarterielle Weg unter Benutzung einer Stammarterie, namentlich in Form der Langzeitinfusion, entspricht durchaus den Bedingungen, unter denen sowohl die alkylierenden Substanzen als auch die Antimetaboliten wirksam werden. Bei ersteren hängt der therapeutische Effekt nach den experimentellen Untersuchungen von DRUCKREY und Mitarb. grundsätzlich von der Konzentration des Mittels am Wirkungsort ab, und die dürfte bei gezielter regionaler Zuführung die höchst erreichbare sein. Für die Behandlung mit Antimetaboliten hingegen kommt es in erster Linie auf einen anhaltenden Kontakt mit dem Geschwulstgewebe an, der bei der intraarteriellen Dauertropfinfusion gegeben ist.

b) Die Geschwulststrombahn

Die morphologischen Voraussetzungen für eine zytostatische Beeinflussung des Geschwulstgewebes von der arteriellen Blutbahn aus scheinen auf Grund der überreichen Blutversorgung und des großen Gefäßreichtums bösartiger Geschwülste durchaus gegeben. Nach SALZER ist in $^{2}/_{3}$ aller malignen Tumoren mit einer vermehrten Vaskularisation zu rechnen. Das Arteriogramm maligner Tumoren unterscheidet sich mitunter so sehr von der angiographischen Gefäßdarstellung gutartiger Geschwülste oder Entzündungsherde, daß es für die differentialdiagnostische Trennung maligner von benignen Tumoren an den Gliedmaßen nützlich sein kann (VOGLER, SCHOLZ u. a.).

Namentlich Krebsgeschwülste sind hervorragend gut mit Blutgefäßen versehen. Als einer der ersten stellte dies THIERSCH in ausgedehnten Untersuchungen an menschlichen Gesichtskrebsen fest. Er wies durch Injektion der arteriellen Strombahn eine ungeheure Vaskularisation des Gewebes auch in der unmittelbaren Geschwulstumgebung nach. Seine Beobachtungen wurden von GOLDMANN an menschlichen Leichen bestätigt. Nach GOLDMANN enthalten selbst gefäßarme Gewächse immer noch mehr und zahlreichere Blutgefäße als das benachbarte normale Gewebe. Allerdings ist der Gefäßreichtum der Geschwülste sehr wechselnd. Die Gefäße verlaufen völlig regellos. Ihr Kaliber ist nahezu überall gleich groß. Überwiegend finden sich Kapillargefäße, die unmittelbar aus großen Gefäßstämmen entspringen. In der Peripherie der Gewächse, also in den Wachstumsgebieten, ist die Gefäßentwicklung am stärksten. In der Umgebung bilden wuchernde Gefäßschlingen einen „Wall um den Tumor“ und lassen Bilder entstehen, „wo ganze Gefäßarkaden gleichsam der Neubildung zustreben“.

Abgesehen von den echten Gefäßgeschwülsten, die fast ausschließlich aus Blutgefäßen bestehen, entspricht die Gefäßversorgung bösartiger Neubildungen im großen und ganzen der Ausbildung ihres bindegewebigen Anteils. Krebsgeschwülste mit reichem bindegewebigem Grund besitzen im Vergleich mit anderen Körpergeweben und Organen eine stark entwickelte Strombahn, jedoch mit pathologischen Strömungsverhältnissen (RICKER). In anderen Geschwülsten, in denen das Bindegewebe gegenüber der Masse der Geschwulstzellen erheblich zurücktritt, wie etwa in den hypernephroiden Geschwülsten, finden sich ausschließlich Kapillargefäße.

Man kennt ferner Krebse, in denen die Bindegewebsentwicklung unter Erdrückung des eigentlichen Krebsgewebes und gleichzeitigem Rückgang der Gefäßversorgung derartig fortgeschritten ist, daß sich Befunde vergleichbar der chronischen Induration parenchymatöser Organe ergeben. Die Szirrhen gehören dieser Gruppe an. Auch Nekrosen als Folge der Gefäßrückbildung und des in terminalen Strombahnabschnitten häufig auftretenden Strömungsstillstandes wurden festgestellt. In dieser Hinsicht verhält sich das Geschwulstgewebe ähnlich dem Gewebe anderer Organe.

In der Annahme, daß sich die Geschwulstzellen aus sich heraus, d. h. aus dem Geschwulstkeim entwickeln, leitet man die Entstehung des Stromas einschließlich der Strombahn aus dem ortsständigen Bindegewebe der Geschwulstumgebung ab. Neuerdings gelang jedoch der Nachweis, daß es auch geschwulsteigene Gefäße gibt. Das gilt namentlich für viele bösartige Knochengeschwülste. Diese Gefäße treten nachträglich mit der Gefäßversorgung des Mutterbodens in Verbindung. Die Strombahn kann also durchaus ein eigener Bestandteil der Neubildung sein, auch wenn es sich nicht um Gefäßgeschwülste handelt: sie entbehrt jedoch keineswegs des Strömungszusammenhanges mit dem Körperkreislauf, von dem aus sie infolgedessen beeinflußbar ist.

Mindestens ebenso fesselnd wie die Frage nach dem Bestehen und der Ausbildung der Strombahn in Geschwülsten ist die nach ihrer funktionellen Bedeutung. Darüber gibt es bisher nur ganz unzureichende Beobachtungen. Nach allem, was man bisher weiß, ist zu vermuten, daß die ernährenden Aufgaben wie die pathologischen Störungen des Geschwulstkreislaufs annähernd die gleichen sind, wie im gewöhnlichen Granulationsgewebe des Körpers. Die in den verhältnismäßig weiten Blutgefäßen der meisten Geschwülste stark verlangsamte Strömung, die einer regen Stoffwechseleigentätigkeit entgegensteht, wird wahrscheinlich durch die überreiche Gefäßversorgung und den Überfluß des Geschwulstgewebes an Kapillaren mehr als ausgeglichen.

Die Besonderheiten der Gefäßversorgung bösartiger Geschwülste, insbesondere der ungeheure Gefäßreichtum der Geschwulst selbst und ihrer unmittelbaren Umgebung, der auch Veranlassung war, daß Geschwulstgewebe durch die intraarterielle Injektion gefäßverödender Mittel zum Absterben zu bringen, wie es LAUWERS versucht hat, fordern eigentlich geradezu zu einer selektiven regionalen Zytostatika-Therapie durch intraarterielle Zuführung auf. Die hierzu erdachten Behandlungsverfahren wurden demgemäß ausgebaut und auf das gesteckte Ziel auszurichten gesucht.

Letztlich schließt jedoch auch eine so isoliert wie nur irgend möglich durchgeführte regionale intraarterielle Perfusion geschwulsttragender Gewebe oder Organe eine Schädigung gesunden Gewebes durch die verwendeten hochtoxischen Zytostatika nicht aus. Selbst bei diesen Methoden wird unvermeidlich nicht nur die Geschwulst selbst und ihr Lager, sondern auch das umgebende gesunde Gewebe durchströmt und von den Substanzen in Mitleidenschaft gezogen. Mithin besteht stets die Gefahr, daß Teile des peritumoralen Gewebes nekrotisch werden und zu Komplikationen Anlaß geben.

Von diesen Überlegungen ausgehend, hat BROCK der Perfusionsflüssigkeit *Suprarenin* hinzugesetzt. Nach seinen im Experiment gewonnenen Beobachtungen verengen sich unter dem Adrenalineinfluß nur die Gefäße des normalen Gewebes in der Geschwulstumgebung, während die Geschwulstgefäße weitgestellt bleiben. Aufgrund dieser Beobachtungen scheint es nach BROCK möglich, eine selektive Durchströmung des Geschwulstgewebes mit zytostatischen Stoffen unter Schonung des gesunden Gewebes vorzunehmen.

Die wechselnde, zum Teil auch ungenügende Blutversorgung bösartiger Geschwülste hat zu der Auffassung geführt, das Vorkommen regressiver Veränderungen im Geschwulstgewebe sei eine Folgeerscheinung unzureichender Gefäßversorgung einzelner Tumorregionen. Die Hauptursache dürfte aber doch im Verhalten der Geschwulstzellen selbst zu suchen sein (DIBBELT).

Nach neueren Untersuchungen, die sich auf Tumorangiogramme stützen, besitzt jeder Geschwulsttyp seine eigene Angioarchitektur, die durch zahlreiche atypische Gefäße gekennzeichnet ist. Das gilt insbesondere für die in dieser Hinsicht besonders gut erforschten Tumoren der Kiefer- und Gesichtsregion (SCHOENMACKERS, SCHEUNEMANN und SCHRUDDE).

2. Methoden der regionalen intraarteriellen Therapie maligner Tumoren

a) Intraarterielle Zytostatika-Injektionen

Weder in der Technik noch in ihrer Auswirkung unterscheidet sich die intraarterielle Injektion zytostatischer und antimitotischer Stoffe grundlegend von der intraarteriellen Verabfolgung anderer intravasal verträglicher Substanzen. Auch hier ist nur mit einer zeitlich beschränkten Verweildauer der Zytostatika im arteriellen Stromgebiet und einem zwar verzögerten, aber unvermeidlichen und nicht unerheblichen *Übertritt in den Allgemeinkreislauf* zu rechnen. Das gilt auch dann, wenn die Injektion mit venöser Blutrückstauung verbunden wird.

Da es sich bei den gebräuchlichen zytostatischen Stoffen ausnahmslos um toxische Mittel handelt, bedeutet der nicht vermeidbare Übertritt in den Systemkreislauf entweder die Notwendigkeit der Dosisbegrenzung auf kaum wirksame Konzentrationen oder aber die Inkaufnahme toxischer Schädigungen des Organismus, die kaum hinter denen bei intravenöser Zytostatikaverabreichung zurückstehen. Abbildungen 35 a und b drücken aus, daß die einfache intraarterielle Injektion keine ausreichende Überlegenheit über andere Zuführungsarten verbürgt.

Als Zytostatika werden für die intraarterielle Injektionstherapie vorwiegend alkylierende Substanzen, vor allem Stickstofflostpräparate mit kurzer biologischer Halbwertszeit, verwendet.

SULLIVAN und Mitarb. verwendeten auch den Antimetaboliten 4-Amino-N^{10}-methylpteroyl-glutaminsäure *(Methatrexat)*, einen Antagonisten der Folsäure, der sich bei der Behandlung von Fällen kindlicher Leukämie bewährt hat. Aus noch zu erörternden Gründen, die mit der Abhängigkeit der Metaboliten von der Mitoseaktivität der Tumorzellen zusammenhängen, hatte SULLIVAN jedoch nicht die erwarteten Erfolge, es schien vielmehr, daß sich die intraarterielle Therapie in Form von Einzelinjektionen nicht wesentlich von der intravenösen Zuführungsweise unterschied.

Die Technik der Injektion von Zytostatika in die Schlagader der Gliedmaßen oder des Halses mit oder ohne Freilegung des Gefäßes weicht nicht von dem üblichen Vorgehen ab. Vielfach wird für die intraarterielle Zuführung der Mittel ein intraarterieller Katheter — auch mit temporärer Ligatur der Arterie — eingelegt, um bestimmte Organe oder Körperregionen zu erreichen (BIERHAN und Mitarb., SULLIVAN und Mitarb.), nachdem als erste KLOPP und Mitarb. den intraarteriellen Zugangsweg mit der intraaortalen Kathetereinführung gewiesen hatten (S. 78).

Zu diesen beiden Möglichkeiten der intraarteriellen Stoffzuführung ist grundsätzlich festzustellen, daß die unmittelbare Einführung des Medikamentes in das zum Geschwulstsitz führende arterielle Gefäß ungleich wirksamer sein muß als die Injektion oder Infusion in einen stromaufwärts eingelegten Arterienkatheter.

Die Kathedermethode ergibt nach WIDMER sogar „höchstens eine 1,1- bis 1,3mal höhere Konzentration im anvisierten Gewebsbezirk“. Die Ergebnisse der frühen Zytostatika-Anwendung ermutigen durchaus zu einer Fortsetzung der Bemühungen um Verbesserung und Vervollkommnung der Methodik sowie zur Suche nach wirksameren und zugleich weniger giftigen Präparaten.

Die ersten, die den Weg der Injektion in die A. brachialis bzw. femoralis zunächst bei 17 hoffnungslos inkurablen Patienten mit vorgeschrittenen Geschwülsten an der Haut (Metastasen) und an den Gliedmaßen beschritten, waren Bierhan und Mitarb. Sie hatten sich eingehend mit der Blutversorgung von Hautgeschwülsten beschäftigt und gefunden, daß der Farbstoff Fluorescin-Natrium nach intraarterieller Injektion im Tumorbereich rascher erscheint und länger verweilt als in der angrenzenden unveränderten Umgebung. Im Falle eines positiven Fluoreszenztestes war mithin eine Steigerung der Konzentration intraarteriell zugeführter Zytostatika im Tumor zu erwarten. Die klinischen Beobachtungen bestätigen diese Vermutung. Intraarterielle N-Lost-Applikationen ergaben eine Zunahme des zytostatischen Effektes. Im übrigen waren die Wirkungen wechselnd, nur bei vier Patienten mit Mykosis fungoides war der Erfolg „prompt und dramatisch".

Aufgrund klinischer Erfahrungen überprüften Klopp und Mitarb. den Wert der intraarteriellen Zytostatika-Therapie. Anlaß war eine versehentlich in die A. brachialis erfolgte N-Lost-Injektion bei einem Patienten mit Morbus Hodgkin. Die intensive Reaktion an Arm und Hand bildete sich völlig zurück. Unter dem Eindruck der starken örtlichen Gewebsreaktion gingen Klopp und Mitarb. regional begrenzte Geschwülste mit intraarteriellen Injektionen an und erzielten makroskopisch und mikroskopisch erkennbare Tumorremissionen. Die auftretenden Reaktionen an Haut und Schleimhäuten verglichen sie mit den Folgezuständen örtlich fraktionierter Röntgenbestrahlungen und sprachen von einem „radiomimetischen" Effekt.

Jorns und Paulus behandelten Melanom- und Sarkom-Patienten nach der Geschwulstentfernung intraarteriell mit Lostpräparaten; bei einem inkurablen Chondrosarkom führte die Lostanwendung zu generalisierter Metastasierung.

b) Die intraarterielle Zytostatika-Infusion

Vorzüge der Dauerinfusion. Begreiflicherweise ging man bei der intraarteriellen Zytostatika-Anwendung sehr bald von der Injektions- zur Infusionsbehandlung über. Die kontinuierliche intraarterielle Zuführung bot sich aufgrund der mit der Dauerinfusion verbundenen Vorzüge (S. 42) und bei dem zumeist benutzten Arterienkatheterismus von vornherein an.

Für die kontinuierliche intraarterielle Stoffzuführung sprachen weiter experimentelle Beobachtungen über die Wirkung der zur Verfügung stehenden Krebshemmstoffe: Bestimmte Antimetaboliten haben bei kurzfristiger Einwirkung, selbst bei massiver Dosierung, einen nur geringen karzinostatischen Effekt, wie Burchenal und Mitarb. feststellen konnten. Ausreichende zytozide Wirkungen treten erst nach längerer Berührung der zytotoxischen Substanz mit den Krebszellen in Erscheinung. Ausgehend von der Annahme besonderer biologischer Eigenschaften der Antimetaboliten entwickelten Sullivan und Mitarb. ein neuartiges Behandlungsverfahren, indem sie sich von der bisher auch von ihnen benutzten Einzelinjektion abwandten und zu Dauerinfusionen von *Methotrexat* unter Zuhlfenahme einer Bowman-Pumpe übergingen. Die Behandlung wurde 6 bis 10 Tage ohne Unterbrechung fortgesetzt, wenn nicht lokale, allgemeine toxische Reaktionen oder andere Komplikationen zur Unterbrechung zwangen. Im Zusammenhang mit diesem Vorgehen regte Sullivan gleichzeitig tägliche intramuskuläre Injektionen des Metaboliten — „citrovorum factor" — an. Er ging dabei von der Annahme aus, durch die intramuskuläre Verabreichung des Metaboliten die toxische Wirkung des Antimetaboliten auf den Gesamtorganismus abschwächen zu können. Und in der Tat konnten supraletale *Methotrexat*dosen primär der Tumorstrombahn zugeführt werden. Die Patienten erhielten pro Tag 50 mg *Methotrexat* in 1000 bis 2000 ml physiologischer Kochsalzlösung. Partielle und vollständige Geschwulstrückbildungen wurden beobachtet. Besonders auffallend war der rasche Eintritt zytostatischer Wirkungen; die ersten klinischen Regressionen zeigten sich bereits nach 3 bis 4 Tagen!

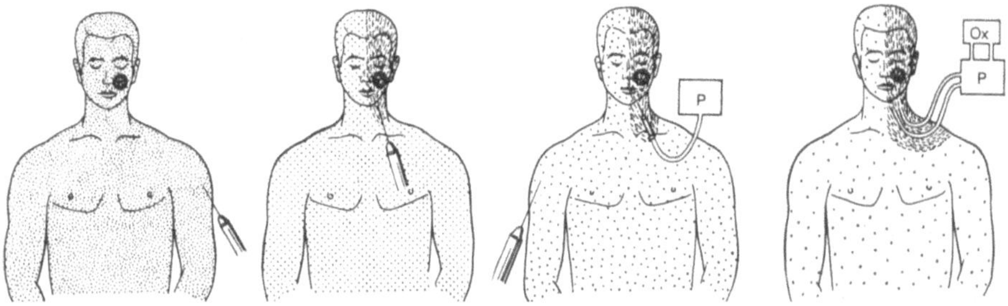

a b c d

Abb. 35. Die Bedeutung der Zuführungsweise auf die Wirkung zytostatischer Substanzen (nach Magdon)

a) Allgemeine Chemotherapie: Substanzkonzentration im Geschwulstbereich durch toxische Wirkungen auf den Gesamtorganismus stark eingeschränkt; b) Intraarterielle Injektion: Hohe Substanzkonzentration im Geschwulstbereich nur kurzzeitig möglich; c) Intraarterielle Infusion: Langfristige Einwirkungsmöglichkeit, namentlich bei Verringerung der toxischen Gesamtwirkungen durch Verwendung von Gegengiften; d) Regionale Perfusion: Hohe Substanzkonzentration im Geschwulstbereich bei verhältnismäßig geringen toxischen Auswirkungen auf den Gesamtorganismus P: Pumpe Ox: Oxygenator

Und schließlich war zu erwarten, daß die Dauerinfusion geeignet sei, den Schwierigkeiten einer Isolierung bestimmter Körpergebiete vom übrigen Kreislauf, wie sie die regionale Perfusion voraussetzt, aus dem Wege zu gehen.

Die regionale Dauerinfusion gestattet zweifellos eine anhaltende, sich auf längere Zeit erstreckende arterielle Zuführung der Mittel, deren Konzentration pro Zeiteinheit infolgedessen zugunsten einer größeren Gesamtmenge herabgesetzt werden kann, so daß mit entsprechend geringeren toxischen Auswirkungen zu rechnen ist. Das ist namentlich dann der Fall, wenn von den intraarteriell zugeführten Substanzen ein Großteil im arteriellen Stromgebiet verbraucht oder durch gleichzeitig verabfolgte, gegensinnig wirkende Stoffe die Toxizität des injizierten Mittels vermindert wird (Abb. 35 c).

Der Gedanke, bösartige Geschwülste durch regionale Infusionen gezielt isoliert anzugehen, geht auf Klopp und Mitarb. zurück; sie berichteten als erste, daß sich durch die fraktionierte intraarterielle Verabfolgung von Stickstofflostpräparaten in die das Geschwulstgebiet versorgenden Schlagadern Rückbildung und Schmerzlinderung erzielen lassen, am besten, wenn gleichlaufend der venöse Rückfluß unterbunden wird. Sie bedienten sich dabei, wie bereits erwähnt, des Arterienkatheterismus, der es gestattet, auch die Kopf- und Halsregion sowie das Beckengebiet isoliert vom allgemeinen Kreislauf mit wirksamen zytostatischen Stoffen zu beschicken. KLOPP und Mitarb. infundierten bei Frauen mit vorgeschrittenem Gebärmutterkrebs Zytostatika in die Aorta abdominalis, indem sie von der A. femoralis aus einen kräftigen Polyäthylenkatheter in die Abdominalregion hochschoben und mehrere Wochen liegen ließen, um die Zytostatika laufend zuführen zu können. Der Gewebsspiegel im Beckenbereich ließ sich erhöhen, wenn die Gefäße der unteren Gliedmaßen während der Infusion durch Manschettendruck abgesperrt wurden.

In dieser oder einer gering abgeänderten Form wurde das Vorgehen KLOPPS von zahlreichen Autoren in Amerika übernommen (BOIMAN, HOLZAEPFEL, BARNES, ARIEL und v. a.). In Deutschland ist SPECHTER in gleicher Weise bei ausgedehnten Uterus- und Vaginalkarzinomen vorgegangen.

Vornehmlich mit der chemotherapeutischen Behandlung bösartiger Geschwülste im Ausbreitungsgebiet der A. carotis externa beschäftigten sich SULLIVAN, WESTBURY und Mitarb. sowie ESPINER und Mitarb. Sie berichteten darüber auf einem Symposion der *Royal Society of Medicin* in London 1961.

SULLIVAN hatte bei 51 Patienten mit Tumoren an Kopf und Hals Dauerinfusionen mit *Methotrexat* zum Teil über 3 bis 4 Wochen durchgeführt und bei 8 Kranken mit gut begrenzten Geschwülsten vollständige Tumorrückbildung erzielt.

WESTBURY war bei 32 Patienten mit gleichartigen Tumorerkrankungen weniger erfolgreich, er bezeichnet seine Ergebnisse als enttäuschend.

ESPINER behandelte 18 Kranke mit Kopf- und Halstumoren mit *Methotrexat.* Die Dauerinfusion führte er mit hochangebrachter Tropfflasche, also unter Verwendung des Schwerkraftprinzips, durch. Ferner wandte er bereits die indirekte Katheterisierung der A. carotis externa von der A. temporalis superficialis aus an. Bei vier seiner Patienten erzielte er völlige Geschwulstrückbildung. Besonders beeindruckend war der Erfolg bei einem Wangen- und einem Gaumenkrebs. ESPINER vermutete bereits, daß die chemotherapeutische Wirksamkeit durch Vorbestrahlung gemindert würde.

Über weitere klinische Erfahrungen mit der Dauerinfusion zytostatisch wirksamer Substanzen wird am Schluß dieses Kapitels berichtet.

Wahl und Dosierung der Zytostatika. *Alkylierende Substanzen.* Für die regionale Infusion wurden und werden die meisten der gebräuchlichen Zytostatika verwendet. SULLIVAN benutzte zunächst alkylierende Stoffe wie Stickstofflost und Phenylalanin-Lost, von denen hier vor allem *Thio-Tepa* und *Sarkolysin* genannt seien.

In Deutschland wird *Trenimon,* das eine ausgesprochene proliferationshemmende Wirkung ausübt, die zudem der Konzentration der Lösung weitgehend parallel läuft, viel verwendet. Über die im Blut erreichbare Konzentration und über die Verweildauer von *Trenimon* im Gewebe liegen keine verwertbaren Angaben vor (SCHEUNEMANN). Intravenös gelangt es in der Klinik in der Dosierung von 0,003 mg/kg zur Anwendung. LINKE und FREUDENBERGER, die ein sehr großes Krankengut übersehen, waren bei Dosierungen zwischen 0,001 bis 0,003 mg/kg bei keinem ihrer Patienten zum Abbruch der chemotherapeutischen Behandlung genötigt. Unverträglichkeiten wie Leberschädigungen, Darmblutungen, Durchfälle, Haarausfall, allergische Reaktionen, wie sie als Behandlungsfolge bei anderen Zytostatika beschrieben wurden, beobachteten sie nicht. Eine bedrohliche, jedoch reversible Granulozytopenie unter 1000/ccm trat nur zweimal, d. h. in 0,5 % der Fälle auf.

SCHEUNEMANN und Mitarb. verabfolgten *Trenimon* bei intraarteriellen Dauerinfusionen in höherer Dosis — 0,004 bis 0,014 mg/kg in 24 Stunden — und stellten nach 2—3 Behandlungstagen bei ihren Patienten eine Verschlechterung des Allgemeinzustandes fest. Ernstliche Beeinträchtigungen der Knochenmarkfunktion wurden bei keinem Patienten beobachtet. Die *Trenimon*-Doses darf jedoch auch bei intraarterieller Verabreichung nicht beliebig erhöht werden; GASTPAR und SCHREINER sahen nach einer intraarteriellen Einzelinjektion von 0,6 mg *Trenimon* schwere Gewebsschäden im Versorgungsgebiet der A. carotis externa auftreten. Aufgrund der vorliegenden Erfahrungen empfiehlt es sich, die tägliche *Trenimon®*-Dosis bei intraarteriellen Einzelinjektionen oder Kurzzeitinfusionen im Bereich der A. carotis externa auf 0,2—0,3 mg zu beschränken. JUNGHANS und Mitarb. hingegen haben an vier Tagen je 0,6 mg *Trenimon* in die A. hypogastrica infundiert, ohne daß Gewebsschäden auftraten. Außer unterschiedlicher Gewebstoleranz spielt für die Verträglichkeit des Mittels auch die Ausdehnung des infundierten Endarteriengebietes eine Rolle.

Im Gegensatz zum *Trenimon* wird *Endoxan* für die regionale Infusionstherapie als wenig geeignet bezeichnet, weil es nach BROCK und Mitarb. erst durch die Leberpassage aus seiner inaktiven Transportform in die aktiv-zytotoxische Form umgewandelt wird. Demzufolge ist bei einigermaßen zuverlässiger Isolierung des mit dem Mittel beschickten regionalen Stromgebietes, sei es zur Infusion, sei es zur Perfusion, mit einer nennenswerten tumorschädigenden Wirkung gar nicht zu rechnen.

Antimetaboliten. Wie schon begründet (S. 143), bietet für die intraarterielle Infusion mit der bei ihr möglichen langdauernden Einwirkung der auf diesem Wege dem Tumorbereich zugeführten zytotoxischen Stoffe die Verwendung von Antimetaboliten des Nukleinstoffwechsels besondere Vorteile. Der Einbau der Nukleinsäuren in die Geschwulstzellen ist abhängig von der Mitoserate des jeweiligen Tumors. Infolgedessen sind die Antimetaboliten vornehmlich während der Zellteilung wirksam. Das bedeutet, daß die Gesamteinwirkungsdauer eine große Rolle spielt. Dabei sollte sich die Einwirkungszeit auf sieben Tage erstrecken, weil sich die für Zellteilung und pathologisches Zellwachstum wichtigen Nukleinsäuren in dieser verdoppeln. Das hat Veranlassung gegeben, die intraarterielle Langzeitinfusion fraktioniert möglichst auf wenigstens sieben Tage auszudehnen.

Als geeignete Antimetaboliten in angegebener Dosierung erwiesen sich

- *Methotrexat* (4-Amino-N^{10}methylpteroylglutaminsäure)
  0,5—1,0 mg/kg/24 Stunden
- 5-Fluorouracil *(FU)*
  5,0—7,5 mg/kg/24 Stunden
- 5-Fluor-2-deroxy-nidin *(FUDR)*
  0,1—0,3 mg/kg/24 Stunden

Über die Resorptions- und Eliminierungszeit von *Methotrexat* liegen eingehende Untersuchungen von FREEMAN u. a. vor, die vergleichsweise für andere Metaboliten Geltung besitzen. Nach oraler Verabreichung erscheint *Methotrexat* bereits nach einer halben Stunde im Blut. Die Ausscheidung erfolgt nach 4—6 Stunden. Nach intravenöser Verabfolgung wird die Substanz innerhalb von 24 Stunden durch die Nieren ausgeschieden. Die Halbwertszeit im Plasma beträgt weniger als eine Stunde. FREEMAN fand nach intravenösen Gaben von 4,5—8,0 mg *Methotrexat,* das im Plasma zu 46 % an Eiweiß gebunden ist, 18—29% der Substanz im Körpergewebe verteilt; die durchschnittliche Halbwertszeit betrug hier 2 Stunden und 20 Minuten.

Die toxische Wirkung der Antimetaboliten weist Beziehungen auch zur Mitoseaktivität der normalen Zellen auf. Gewebe mit hoher Proliferationsquote wie Knochenmark, Mund- und Darmschleimhaut von den toxischen Nebenwirkungen sind besonders stark betroffen. Demzufolge stehen bei intraarteriell durchgeführter Chemotherapie mit Antimetaboliten Knochenmarksschäden mit peripherer Leukopenie und Thrombopenie im Vordergrund der auftretenden Komplikationen. Nach intraarteriellen Kurz- und Langzeit-Infusionen im Bereich der A. carotis externa bilden sich ferner an den Lippen und an der Mundschleimhaut multiple Schleimhautnekrosen aus, die meist nach 2—3 Wochen abheilen.

Bei gestörter Nierenfunktion wird *Methotrexat* nach BURCHENAL und Mitarb. und FREEMAN verzögert ausgeschieden, was zu einer Kumulation des Mittels führt. Eine verminderte Toleranz gegenüber *Methrotrexat* wird bei bereits vorbestrahlten und mit anderen Chemotherapeutika vorbehandelten Patienten gefunden, insbesondere soll das durch ionisierende Strahlen vorgeschädigte Knochenmark stärker auf zytotoxische Substanzen reagieren. Namentlich ältere und kachektische Kranke sind als besonders empfindlich anzusehen.

Für Dosierung und Infusionsdauer spielt, wie bereits angedeutet, auch die Körperregion oder — genauer — die Ausdehnung des Endarteriengebietes, das mit dem Zytostatikum erfüllt werden wird, eine wesentliche Rolle. Nachstehende Tabelle gibt für einige Zytostatika die Dosen pro kg/Körpergewicht an, die als noch verträglich für die Infusion im Bereich der Beckenorgane und der unteren Gliedmaßen ermittelt wurden:

Substanz	*mg/kg Körpergewicht*
Stickstofflost	0,6— 2,0
Phenylalanin-Lost	1,5— 2,0
Thio-Tepa	1,0— 1,5
5-Fluorurazil	20 —30
Amethipterin	3 — 6

Für Infusionen in der Kopf-Hals-Region und an den oberen Gliedmaßen liegen die entsprechenden Dosen um 25—50 % niedriger.

Die Toxizität von *Methotrexat* hängt ferner von der Länge der Infusionszeit ab. Bei kontinuierlicher Infusion von 24 Stunden Dauer, wie sie SULLIVAN durchgeführt hat, wirkt *Methotrexat*, wahrscheinlich infolge Summation der bei keiner Dauerinfusion ganz vermeidbaren toxischen Nebenwirkungen, toxischer als bei Einzelinjektionen. SCHEUNEMANN und Mitarb. gingen aus diesem Grunde zu Kurzinfusionen von nur 50 Minuten Dauer über und konnten bei gleichem Erfolg die tägliche *Methotrexat*dosis von bisher 5 mg auf 12,5—18,75 mg erhöhen.

Aufgrund jüngster amerikanischer Forschungen zeichnet sich eine weitere Möglichkeit ab, die toxischen Auswirkungen chemotherapeutisch wirksamer Antimetaboliten auf normales Gewebe einzuschränken. Nach den mitgeteilten Untersuchungen ist die mitotische Teilung normaler Zellen einem „zirkadianen“ Rhythmus unterworfen, wobei der tägliche Gipfel der mitotischen Zellaktivität morgens zwischen 6 und 7 Uhr gelegen ist. Die verabfolgten Antimetaboliten hatten je nach dem Zeitpunkt der täglich vorgenommenen Injektionen eine unterschiedlich starke Wirkung auf die normalen Zellen; sie war am stärksten, wenn Mitosegipfel und höchster Wirkungsgrad zusammenfielen.

Da für die Krebszellen im Gegensatz zum tageszeitlichen Mitoserhythmus normaler Zellen eine fortlaufende Zellteilung anzunehmen ist, würde die toxische Schädigung des gesunden Gewebes geringer sein, wenn die Verabreichung der Antimetaboliten zu einem Zeitpunkt möglichst geringer Mitoseaktivität erfolgen würde.

Das Antidot-Prinzip. Die zeitliche Dehnung, die die Langzeitinfusion bedeutet, die verhältnismäßig geringe Menge an toxischer Substanz, die dem terminalen Stromgebiet einer Endarterie in der Zeiteinheit zugeleitet wird, die Verdünnungs-, Abfang- und Entgiftungsvorgänge, die infolge des kontinuierlichen Kontaktes zwischen den intraarteriell zugeführten Substanzen und den Gewebszellen ablaufen, stellen an sich eine gewisse Garantie für die Verhütung wesentlicher toxischer Schäden dar.

Die trotz Dauerinfusion noch möglichen toxischen Nebenwirkungen der infundierten gewebsunverträglichen Lösungen können durch parenterale Verabreichung von Gegenmitteln weiter vermindert oder völlig verhindert werden. Das gilt auch für die Auswirkungen der Zytostatika auf die Blutbildungsstätten. Infolgedessen ist das Antidot-Prinzip zu einem wichtigen Faktor bei der Chemotherapie maligner Tumoren geworden.

Als erster hat, ausgehend von klinischen Beobachtungen, SULLIVAN vorgeschlagen, die intraarterielle Dauerinfusion von Antimetaboliten in 4—6stündigen Zwischenräumen durch intramuskuläre Injektion des Metaboliten, der Folininsäure *(Leukovorin)* — citrovorum factor — zu ergänzen. Folininsäure soll die Giftigkeit der meisten Antimetaboliten weitgehend aufheben, die gefürchteten Knochenmarkdepressionen sollen fast ganz entfallen, so daß die Infusionsbehandlung auf mehrere Tage ausgedehnt werden kann. Es ist ferner möglich, die Infusionsbehandlung bei fortschreitendem Geschwulstwachstum oder dem Auftreten eines Rezidivs nach einigen Monaten zu wiederholen.

Das Antidot-Prinzip wurde später, wenigstens im Tierversuch, mit Natrium-Thiosulfat für die Stickstoff-Lost-Präparate erprobt.

Den Vorschlägen SULLIVANS folgend wird die intraarterielle Verabreichung von Antimetaboliten zumeist mit intermittierenden intramuskulären Gaben des entsprechenden Antidots gekoppelt, so *Methotrexat* mit citrovorum factor, *FUDR* mit Thymidin. Die Kombination von Antimetabolit und Metabolit ist aber nicht unwidersprochen geblieben. WESTBURY, der, wie erwähnt (S. 150), bei der intraarteriellen chemotherapeutischen Behandlung von Tumoren des Kopf- und Halsbereiches weniger günstige Erfolge als SULLIVAN erzielte, vermißte bei manchen Kranken außerdem die sonst nicht fehlenden toxischen Reaktionen an der Mundschleimhaut. Er warf deshalb die Frage auf, ob die Nebenwirkung durch die intermittierende Verabfolgung von citrovorum factor verhindert würde, d. h., ob nicht etwa die Schutzwirkung der Folininsäure zu groß sei und dadurch die zytostatische Wirkung auf das Tumorgewebe übermäßig abgeschwächt würde. Aufgrund dieser Erwägungen korrigierte er sein Behandlungsschema und verzichtete auf die zusätzliche intramuskuläre Injektion des Metaboliten. Dieses Vorgehen WESTBURYS war ein weiterer Grund für SCHEUNEMANN und Mitarb. zu Kurzinfusionen überzugehen, bei denen sie gleichfalls den citrovorum factor zugunsten einer stärkeren Wirkung des intraarteriell gegebenen *Methotrexat* fortließen.

Die technische Durchführung der intraarteriellen Zytostatika-Infusion. Die Vorbereitung des Patienten entspricht der vor jeder Operation. Besonderheiten ergeben sich aus der beabsichtigten Dauerinfusion nicht. Die Prämedikation richtet sich danach, ob die Arterienfreilegung in örtlicher oder, wie zumeist, in allgemeiner Betäubung vorgenommen werden soll.

Krankenzimmer und Bett des Kranken müssen die Voraussetzung für eine geringstmögliche Infektionsgefährdung bieten. Bei Infusionen mittels der Kathetermethode ist es unumgänglich nötig, daß sich der Patient in einer möglichst keimarmen Umgebung befindet. Das ist von entscheidender Bedeutung, wenn weder ein Infusionsgerät noch eine Motorpumpe zur Verfügung stehen, die es gestatten, die Langzeitinfusion im geschlossenen System durchzuführen.

Daß eine zuverlässige Sterilisation aller für die Arterienpunktion und -infusion benötigten Instrumente, Spritzen und Geräte vorangehen muß, ist eine selbstverständliche Forderung.

Die intraarterielle Infusion gewebsgefährdender Chemotherapeutika ist an den Arterien-Katheterismus gebunden, der die Freilegung des arteriellen Gefäßes voraussetzt. Das gilt für sämtliche Applikationsorte, die für die zytostatische Beeinflussung von Tumorregionen in Frage kommen. Nur bei der offenen Punktion ist die richtige Lage und die ausreichende Fixierung des eingeführten Katheters gesichert. Beides ist notwendig, um Gefäß- und Gewebsschäden nach Möglichkeit zu verhindern.

Wie in Kapitel 4 dargelegt wurde, reicht für die chirurgische Freilegung der Arterien an den Gliedmaßen häufig die örtliche Betäubung aus. Für die Kathetereinführung in die meisten anderen arteriellen Gefäße ist dagegen allgemeine Betäubung, möglichst in Form der Intubationsnarkose, unentbehrlich.

Die Einführung des Katheters erfolgt in der Regel mit der von Seldinger ausgearbeiteten Technik. Dabei wird die Spitze des durch eine Punktionskanüle in die Arterie eingeschobenen Katheters (Ödman-Katheter) zweckmäßigerweise durch eine weiche Gefäßklemme oder ein Nabelbändchen im Gefäß fixiert, bevor die Kanüle herausgezogen wird.

Der endgültigen Befestigung des Katheters dient eine Tabaksbeutelnaht, die an der Punktionsstelle angelegt wird. Man kann die Tabaksbeutelnaht der Punktion des Gefäßes aber auch vorausschicken und dann die Kanüle innerhalb des Fadenringes einstechen. Nach der Entfernung der Kanüle wird die Naht geknüpft; sie darf nicht zu fest angezogen werden, damit der Faden nicht durchschneidet und eine Dehiszenz auftritt; sie könnte dem Einsickern des Infusates in das Wundgebiet und damit der Nekroseentstehung Vorschub leisten.

Zur größeren Sicherung der Katheterbefestigung werden meist weitere Nähte hinzugefügt. Anstelle der — für sich allein wenig zuverlässigen — Tabaksbeutelnaht kann man mit Junghans den Katheter nach Art der Witzel-Fistel durch Einzelknopfnähte in der Gefäßwand fixieren. Weitere Fixierungsmethoden, die speziell bei der Katheterisierung der A. carotis in Frage kommen, wurden bereits im Kapitel 4 bei der chirurgischen Freilegung dieses Gefäßes angeführt (S. 55).

Anstelle der Gefäßpunktion kann sich zur Kathetereinführung die Inzision der Arterienwand als gefäßschonender erweisen und deshalb vorzuziehen sein. Das gilt namentlich für die Katheterisierung der A. carotis, die nach Sullivan genau an der Teilungsstelle durch einen kleinen Einstich eröffnet wird. Bei manchen Applikationsorten, z. B. an den Gliedmaßen, ist es möglich, den Übertritt der injizierten toxischen Substanzen in den allgemeinen Kreislauf nach Passage der terminalen arteriellen Strombahn durch Verlegung der venösen Abflußbahnen zu verhindern. In der Regel wird bei der kontinuierlichen intraarteriellen Infusion jedoch im Vertrauen auf die tropfenweise Zuführung verhältnismäßig geringer Mengen in der Zeiteinheit und die Wirksamkeit des Antidots auf die Drosselung des venösen Abflusses verzichtet. Vielfach, wie im Gesichts-Kiefer-Bereich, ist eine venöse Abflußdrosselung gar nicht möglich.

Infusionen in die A. carotis und andere Arterien des Kopf-Hals-Bereiches machen es stets notwendig, sowohl die Lage des Katheters als auch die Ausbreitung der infundierten Flüssigkeit durch vorausgespritzte Farbstofflösungen nach den auf S. 79 angegebenen Regeln zu kontrollieren. Farbstoffkontrollen werden zweckmäßigerweise auch während der chemotherapeutischen Behandlung vorgenommen, da stets mit der Möglichkeit einer Katheterverlagerung zu rechnen ist.

Zur Durchführung der intraarteriellen Dauerinfusion ist nicht unbedingt eines der zahlreich angegebenen Infusionsgeräte oder eine automatische Motorpumpe erforderlich, aber doch anzuraten. Am meisten hat sich die Dauerinfusions-Apparatur *„Perfusor"* der Firma *Braun/Melsungen* (S. 76) bewährt. Nicht zu empfehlen sind für die Zytostatika-Infusion die einfachen, überhoch angebrachten Infusionsbehälter. Sie reichen für einfache Infusionen in die A. femoralis aus, sind für andere Körperregionen jedoch weniger geeignet, da sie eine ständige Überwachung erfordern; auch kann sich die Tropfgeschwindigkeit in Abhängigkeit von Lage und Bewegungen des Patienten leicht ändern, so daß keine Gewähr für eine gleichmäßige Tropfenfolge gegeben ist. Bei den automatisch arbeitenden Motorspritzen sind Ingangsetzung und Ablauf des Infusionsvorganges in jedem Falle einfacher und Zwischenfälle infolgedessen weniger zu befürchten.

Die Infusionsdauer richtet sich nach der Art des verwendeten Stoffes, der beabsichtigten Dosierung und der Ausdehnung des arteriellen Stromgebietes, in das infundiert wird. Auch Sitz und Ausdehnung der Tumorregion spielen eine gewisse Rolle. So kann die Dosierung verhältnismäßig niedrig gehalten werden, wenn der in die Arterie retrograd eingeführte Katheter bis in die unmittelbare Nähe des Tumorsitzes vorgeschoben werden kann. Ähnlich liegen die Dinge, wenn Geschwülste der Kiefer-Gesichts-Region über die A. maxillaris oder lingualis fast direkt erreicht werden können. Die Infusion in die Beckenregion erfordert dagegen größere Lösungsmengen und dementsprechend eine längere Infusionsdauer oder eine größere Infusionsgeschwindigkeit.

Weiter kommt es auf die Wirkungsweise der gewählten zytotoxischen Substanz an. Stickstoff-Lostpräparate mit ihrer kurzen Halbwertszeit können als Kurzinfusion in verhältnismäßig hoher Dosierung verabfolgt werden; Antimetaboliten infolge ihrer Wirkungsabhängigkeit von der Mitoseaktivität der Geschwulstzellen werden hingegen als Langzeitinfusionen über längere Zeit täglich, also fraktioniert, über wenigstens sieben, längstens aber dreißig Tage lang verabfolgt.

Auch für die Dauer der täglich durchgeführten Einzelinfusionen gibt es keine bindenden Vorschriften. Meist liegt die Zeit zwischen 30 und 90 Minuten bei N-Lost-Präparaten. Antimetaboliten dagegen sind aus bereits erörterten Gründen ohne Unterbrechung bis zu 24 Stunden infundiert worden.

Sind toxische Nebenwirkungen ausgeblieben oder aufgetretene abgeklungen, kann die Einzelinfusion wiederholt werden. Die Häufigkeit der Wiederholung richtet sich wiederum nach dem Behandlungsplan für die Gesamtdosierung, wird aber häufig durch die Verträglichkeit des Mittels, auftretende Komplikationen und das Verhalten des Tumors bestimmt.

Unumgänglich ist die ärztliche Überwachung des Patienten während der ganzen Dauer der Infusion und danach.
Ebenso notwendig sind tägliche Blutbildkontrollen und Reststickstoffbestimmungen.

Am Ende der Einzelinfusion wird der Katheter provisorisch verschlossen, bei Verwendung des Venoflex-Systems mit einem zugelöteten Kupplungsstück. Um einer möglichen Thrombosierung zu begegnen, wird das Rohr täglich mit 1000 bis 2500 IE Heparin durchgespült. Abzulehnen ist der Versuch, einen thrombosierten Katheter freizuspritzen. Gelingt die Beseitigung des Thrombus nicht durch Absaugen, wird die Kapillare wiederholt mit Heparin ohne nennenswerten Druck aufgefüllt. In den meisten Fällen kommt es danach zur Lösung des Thrombus.

Nach Beendigung der intraarteriellen Infusionsbehandlung wird der Arterienkatheter herausgezogen und die Gefäßpunktionsstelle komprimiert. Wurde die Arterie zur Einführung der Plastikkanüle nicht punktiert, sondern inzidiert, empfiehlt es sich zur Vermeidung von Nachblutungen die Inzisionsstelle nach Entfernung des Katheters durch eine feine fortlaufende Naht zu verschließen.

Regionale Verschiedenheiten. Für die dargelegte Technik ergeben sich Abweichungen aus regionalen Besonderheiten. Hier sei nur auf vier große Anwendungsbereiche der intraarteriellen Zytostatika-Infusion eingegangen: In die Kopf-Kiefer-Region wird vornehmlich durch Freilegung und Punktion der A. carotis communis (S. 51) infundiert. Sowohl das Versorgungsgebiet der A. carotis interna wie das der A. carotis externa können durch Vorschieben des durch die Kanüle eingeführten Arterienkatheters von der A. carotis communis aus erreicht werden.

Die A. carotis ist jedoch auch auf indirektem Wege zu erreichen. Sie wird auch dazu gesondert aufgesucht und katheterisiert (S. 52), sei es, daß die chemotherapeutische Beeinflussung maligner Tumoren an Kopf und Kiefer über die A. thyreoidea cranialis beabsichtigt ist, sei es, daß ein Zugenkrebs durch Vorschieben eines Katheters in die A. lingualis erreicht werden soll. Nur bei der Zuführung des Zytostatikums durch Katheterisierung der A. temporalis superficialis ist die Freilegung dieses Gefäßes in örtlicher Betäubung ausreichend.

Für die Dauerinfusion im Gesichts- und Kieferbereich ist die Positionskontrolle der Katheterlage und der Flüssigkeitsausbreitung im Tumorbezirk durch Farbstoffproben besonders wichtig. Zur Infusion in die obere Extremität wird die freigelegte A. axillaris oder — zumeist — die A. brachialis punktiert. Sehr proximal gelegene Tumoren können die Freilegung und Kanülierung der A. subclavia erfordern. Die A. brachialis wird auch herangezogen, wenn der Arterienkatheter so hoch geschoben werden soll, daß auf diese Weise Lungengeschwülste gezielt chemotherapeutisch beeinflußt werden können.

Auch an der unteren Extremität wird die intraarterielle Infusion zytostatischer Lösungen einmal mit der Blutströmung zur Beeinflussung von Gliedmaßengeschwülsten, zum anderen aber retrograd durchgeführt, um Tumoren der Beckenregion, aber auch im Leberbereich und selbst innerhalb des Brustkorbes gelegene Malignome chemotherapeutisch angehen zu können. So wurde der Versuch gemacht (S. 162), inoperable Bronchialkarzinome und Lungenmetastasen über die Bronchialarterien zu erreichen, indem ein Ballonkatheter von der A. femoralis aus zum Aortenbogen hochgeschoben wurde, bis die Katheteröffnung in die Höhe des Bronchialarterienabganges gelangt war.

Für intraarterielle Infusionen im Beckenbereich und den unteren Gliedmaßen werden auch die A. iliaca und ihre beiden großen Zweige benutzt. Das Gefäß wird dazu durch operativen Eingriff entweder extra- oder intraperitoneal aufgesucht. Den Gynäkologen hat sich zur Zytostatika-Infusion bei Vaginal- und Uteruskarzinomen die Kathetereinführung in die A. iliaca interna bzw. A. hypogastrica (Abb. 36)

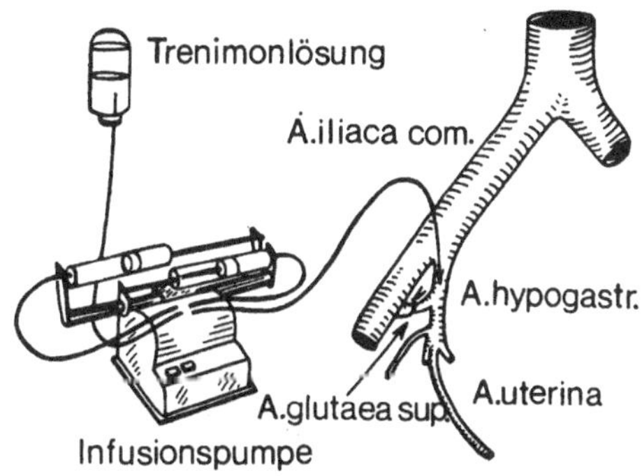

Abb. 36. Infusion von *Trenimon* in die A. hypogastica bei Gebärmutterkrebs (nach E. Junghans u. Mitarb.)

bewährt, ein Vorgehen, das bereits 1959 von Sullivan empfohlen worden war. Um die Ausbreitung des Karzinoms besser übersehen zu können, erfolgt die Freilegung der Arterie grundsätzlich transperitoneal. Die A. hypogastrica ist aufgrund ihrer topographischen Lage und ihres Durchmessers für die intraarterielle Variante der Tumor-Chemotherapie besonders geeignet. Auch ersteckt sich ihr Versorgungsbereich, namentlich dann, wenn die A. glutaea superior dicht unterhalb ihres Abganges unterbunden wird, in der Hauptsache auf das äußere und innere weibliche Genitale. Ferner kann das Gefäß, sollte es während der Infusion zur Thrombosierung kommen, ohne Nachteil unterbunden werden.

Komplikationen.

Man kann unterscheiden:

1. Zwischenfälle und deren Folgen, die mit der technischen Seite der Methode zusammenhängen, nämlich

   ungenaue Lage und Lockerung ddes Katheters mit Austritt von Infusat in die Umgebung der Punktionsstelle,

   Wundinfektion,

   Blutung an der Punktionsstelle,

   Arteriitis, arterielle wie venöse Thrombosen (S. 87),

   Lungenembolien.

Um den Gefahren, die mit unrichtiger Lage des Arterienkatheters verbunden sind, aus dem Wege zu gehen, ist die mehrfach erwähnte Positionskontrolle mittels der Fluoreszenzprobe vor und während der Infusion von entscheidender Bedeutung. Liegt der Katheter nicht richtig, muß er zurückgezogen und erneut durch Vorschieben in die richtige Lage zu bringen gesucht werden. Der Fluoreszenztest kann, wie erwähnt, auch während der Infusion zur Kontrolle der Katheterlage und der Ausbreitung der infundierten Lösung vorgenommen werden.

Auch mittels Angiographie durch den Katheter kann das Einflußgebiet des Zytostatikums röntgenologisch kontrolliert werden. Da die intraarterielle Infusion über lange Zeit geht oder zumindest der Katheter oft über viele Tage liegen bleibt, kommt es durchaus vor, daß sich der Arterienkatheter verschiebt. Dabei kann das gewebstoxische Infusat neben dem Rohr aus- und in das Gewebe übertreten, wo es nekrotisierend wirkt. Sind Anzeichen dafür vorhanden, so muß die Infusion sofort abgebrochen und der Katheter entfernt werden. Gegen die Gewebsschädigung und die in diesen Fällen drohende Wundinfektion sind entsprechende Gegenmaßnahmen einzuleiten, wie Schienenruhigstellung der Extremität, Gaben von Antibiotika, Heparin-Salbenverbände. Über die Behandlung der seltenen Arteriitis wurde bereits auf S. 91—93 berichtet.

Über die Häufigkeit der „technischen" Komplikationen gibt nachstehende Tabelle Aufschluß:

Tabelle 10. Komplikationen, die auf die Infusionstechnik zurückzuführen sind (nach HERTER und Mitarb.)

Komplikationen	Anzahl der Komplikationen bei 18 Patienten
Undichtigkeit zwischen Arterie und Katheter	7
Verlagerung des Katheters	4
Verstopfung des Katheters	8
Infektion	3
arterielle Hämorrhagie	3

2. Toxische Schäden durch die Zytostatika-Infusion.

a) *Lokal.* Die intraarterielle Zytostatika-Zuführung ruft je nach Örtlichkeit fast ausnahmslos mehr oder weniger deutliche Nebenwirkungen hervor: Erythem, Schleimhautreizung, Ulzerationen; an den Gliedern starke Ödeme, Parästhesien, Lähmungserscheinungen. Bei den ersten Anzeichen muß die Infusion sofort abgebrochen werden. Stärkere Ödeme machen die Hochlagerung des Gliedes und Heparinsalbenverbände erforderlich. Auch die intravenöse Verabreichung von 100 mg Heparin wird empfohlen. Zu den örtlichen Schäden sind auch die nekrotisierenden Vorgänge im Tumorbereich zu zählen; sie können je nach Sitz des Malignoms zu Perforationen und Fistelbildungen führen.

b) *Allgemein.* Diese Schäden kommen dadurch zustande, daß unkontrolliert große Mengen von Zytotoxinen in den allgemeinen Blutkreislauf gelangen und damit zum Nervengewebe und vor allem zu den Blutbildungsstätten gelangen. Demgemäß treten Ekchymosen, gastrointestinale Störungen und irreparable Nervenschädigungen in Erscheinung. Dazu kommt der mehr oder weniger erhebliche Abfall der roten und weißen Blutzellen, dem durch Blutübertragungen begegnet werden kann. Allerdings treten auch Todesfälle auf.

Die schwerwiegendste Komplikation stellt ohne Frage die Knochenmarksdepression dar, wie die Tabelle 11 zeigt.

Tabelle 11. Komplikationen, die durch allgemeine zytotoxische Wirkungen der verwendeten chemotherapeutischen Substanzen verursacht wurden (nach HERTER und Mitarb.)

Substanz	Anzahl der Patienten	Schädigung des hämatopoetischen Gewebes	Todesfälle
Methotrexat	27	14	3
Methotrexat und 6-Aminonikotinamid	3	3	2
5-Fluoruracil	3	1	0
Thio-Tepa	1	1	0

Auf verschiedene Weise wird versucht, der Schädigung der Blutbildungsstätten entgegenzuwirken, u. a. dadurch, daß ein Teil des autologen Knochenmarkes vor der Infusion oder Perfusion abgesaugt und nach Durchführung der intraarteriellen Zytostatika-Therapie wieder eingesetzt wird. OETTGEN und Mitarb. suchen das blutbildende Gewebe dadurch zu schützen, daß sie bei Infusionen in die obere Körperhälfte das Beckengebiet durch eine Kompression der Bauchschlagader mit einem pneumatischen Gürtel für die Dauer der Zytostatikazuführung (10—15 Minuten) ausschalten.

Einen grundsätzlich anderen Weg zur Verminderung der depressiven Wirkung der Zytostatika auf das Knochenmark haben MILLER und Mitarb. eingeschlagen, indem sie gleichzeitig mit der intraarteriellen Infusion eine Infusion von Zitrovorumfaktor in die aus dem Geschwulstgebiet abführende Vene vornahmen; auf diese Weise erzielten sie bei 14 Patienten mit vorgeschrittenen, chirurgisch nicht mehr angreifbaren malignen Tumoren verschiedener Lokalisation Remissionen über mehrere Wochen.

Indikation. Die mannigfachen Zwischenfälle und häufigen Komplikationen, die mit der Methode der regionalen intraarteriellen Infusion fast zwangsläufig verbunden sind, nach Häufigkeit und Schwere aber wesentlich hinter denen bei der regionalen Perfusion zurückstehen, schränken den Anwendungsbereich und die Indikation für die intraarterielle Chemotherapie maligner Tumoren stark ein. Eine Anzeige sollte im Einzelfall erst nach sorgfältiger Abwägung aller Behandlungsmöglichkeiten und -aussichten gestellt werden.

In erster Linie kommen fortgeschrittene, lokal noch begrenzte und von vornherein inoperable Tumoren, die noch nicht zu Fernabsiedlungen geführt haben, für diese Behandlung in Frage. Die gleiche Einschränkung gilt für Rezidivtumoren nach Radikaloperation oder Intensivbestrahlung.

In Übereinstimmung mit ESPINER und MALHERBE fanden SCHEUNEMANN und Mitarb. die intraarterielle *Methotrexat*-Therapie wesentlich wirksamer, wenn die Patienten mit Röntgenstrahlen nicht vorbehandelt waren. Besonders bei Verzicht auf den Zusatz von citrovorum factor können nach SCHEUNEMANN therapeutisch wirksame *Methotrexat*-Konzentrationen kaum verabfolgt werden, weil die Gefahr einer irreversiblen Schädigung des hämatopoetischen Systems unter diesen Umständen zu groß erscheinen muß. Die *Methotrexat*-Therapie hat demnach bei erfolglos bestrahlten Patienten keinen großen Nutzen. Eine bis an die Toleranzdosis gehende zytostatische Therapie stellt hier eher eine zusätzliche Belastung dar, die den Krankheitsverlauf möglicherweise beschleunigt.

Die intraarterielle Form der Chemotherapie bösartiger Geschwülste wird immer häufiger dem radikalen chirurgischen Vorgehen in der Erwartung vorausgeschickt, dadurch günstigere Vorbedingungen für eine dann mögliche Radikaloperation schaffen zu können. Nach den Erfahrungen von OETTGEN und Mitarb. ermöglicht oft erst die chemotherapeutisch bewirkten Rückbildungen der Geschwülste radikale Eingriffe. Ergibt sich jedoch keine ausreichende Tumorregression, kann ohne weiteren Zeitverlust die Intensivbestrahlung eingeleitet werden.

Die Beobachtung, nach denen *Methotrexat* bei nicht vorbestrahlten Patienten besonders wirksam ist, spricht für die von mancher Seite geäußerte Empfehlung, die radiologische Behandlung der Chemotherapie grundsätzlich nachzuordnen. Dieser Begründung der intraarteriellen Zytostatika-Infusion wird man sich nicht verschließen können. Etwas anders verhält es sich mit der Erwägung von WESTBROCK und ZAVELING, die kontinuierliche intraarterielle Chemotherapie, die sie günstig beurteilen, stets vor der Röntgentherapie einzusetzen.

Beiden Behandlungsverfahren scheint gemeinsam zu sein, daß es schwierig ist, ausgedehntere Geschwülste völlig zu vernichten. Nach anfänglich guter Tumorremission verbleibt vielfach ein Resttumor aus Narbengewebe und eingelagerten lebensfähigen Krebszellen, die mehr oder weniger therapieresistent sind. Das ist nach SCHEUNEMANN wahrscheinlich nicht auf eine ebenfalls erörterte „Chemoresistenz", sondern auf die ungenügende Durchblutung des Narbengewebes, das auch der Ausbreitung des Zytostatikums entgegensteht, zurückzuführen.

Behandlungsergebnisse. Im ganzen gesehen sind die therapeutischen Ergebnisse der intraarteriellen Infusionsbehandlung beeindruckend. Sie werden vornehmlich dann erreicht, wenn die Geschwulstbildung und -ausbreitung auf den Infusionsbezirk beschränkt ist, wie häufig bei den Gewächsen der Kopf- und Halsregion, aber auch der Beckenorgane, der Leber und der Gliedmaßen. Bemerkenswerte Erfolge wurden selbst bei örtlich weit fortgeschrittenen Krebsen erzielt.

Namentlich SULLIVAN und Mitarb. berichteten über erstaunliche Rückbildungen: Mit 101 verwertbaren Kuren erreichten sie bei insgesamt 130 Kranken 17mal eine vollständige und 62mal eine teilweise Rückbildung der Geschwulst. Die günstigen Ergebnisse hatten SULLIVAN und Mitarb. bei Neoplasmen der Kopf- und Halsregion, die sie mit *Methotrexat* in täglichen Dosen von 50 bis 100 mg bei kontinuierlicher Infusion bei gleichzeitiger Gabe von Zitrovorumfaktor intramuskulär in sechsstündigen Abständen von je 6 mg über einen Zeitraum von ein bis zwei Wochen behandelten. Bei 48 Patienten mit objektiv auswertbaren Befunden wurden 14 vollständige und 26 teilweise Tumorregressionen erzielt.

Andere Autoren wie WESTBROCK, OETTGEN, CLARKSON, HERTER mit ihren Mitarbeitern waren nicht ganz so erfolgreich, erkennen aber die Überlegenheit der regionalen Infusion über die allgemeine Chemotherapie durchaus an.

WESTBURY und Mitarb. berichten über die Behandlung von 26 Patienten mit Karzinomen der Kopf- und Halsregion mit *Methotrexat* und Zitrovorumfaktor; 18 Patienten zeigten eine geringe Regression des Tumors und nur 3 eine vollständige Rückbildung.

Wenig ermutigende Ergebnisse teilte ESPINER mit (S. 150). Die erzielten Therapieerfolge waren mit einer großen Anzahl von infusionsbedingten Komplikationen erkauft worden.

Als nicht viel günstiger, aber doch sehr eindrucksvoll im Vergleich mit der üblichen Chemotherapie inoperabler Tumoren bezeichnen OETTGEN und Mitarb. die Ergebnisse, die sie mit intraarterieller Dauerinfusion in die Hauptarterie des Versorgungsgebietes bei 40 Patienten mit histologisch gesicherten Plattenepithelkarzinomen des Nasen-Rachen-Raumes erzielten. Sie sahen deutliche Besserungen, die aber nicht länger als acht Monate anhielten. Bei 16 der 40 Patienten war nach Abschluß der Behandlung kein Tumorgewebe mehr nachweisbar, aber auch diese Patienten erlebten innerhalb eines Jahres ihr Rezidiv. Um das blutbildende Gewebe des Beckens während der Infusion der Antimetaboliten weitgehend vor dem toxischen Einfluß zu schützen, wurde erfolgreich versucht, den Kreislauf der unteren Körperhälfte durch ein Abdominaltourniquet zu unterbrechen.

GASTPAR und SCHREINER behandelten Neoplasmen im Kopf-Hals-Bereich durch regionale intrakarotidielle Infusionen und erzielten Tumorremissionen und mehr oder weniger anhaltende Schmerzlinderung.

Sechzig Patienten mit meist bereits inoperablen und irradiablen Malignomen am Kopf haben BRÉHANT und Mitarb. zytostatisch mit 5-Fluorurazil-Infusionen über die A. temporalis superficialis in die A. carotis externa behandelt. In fast allen Fällen wurde Besserung erzielt, auch auffallende Wachstumsverlangsamung und Rückbildungsneigung unter Besserung des Allgemeinzustandes.

SCHEUNEMANN hat einen Erfahrungsbericht über 23 intraarteriell-chemotherapeutisch behandelte Patienten mit bösartigen Geschwülsten des Kiefer-Gesichts-Bereiches gegeben. Mit der intraarteriellen *Methotrexat*-Therapie konnten günstigere Ergebnisse als mit intraarteriellen *Trenimon*-Infusionen erzielt werden. Der intraarteriellen *Trenimon*-Therapie sind nach SCHEUNEMANN bei den Tumoren im Kiefer- und Gesichtsbereich Grenzen gesetzt, weil nach wiederholten Gaben von 0,3—0,5 mg bereits schwere lokale Gewebsschäden auftraten.

SCHEUNEMANN kommt deshalb zu dem Schluß, daß die intraarterielle Chemotherapie auf seinem Arbeitsgebiet, zu dem auch SCHLEGEL und GABKA Beiträge beigesteuert haben, sich noch im Stadium der klinischen Forschung befinde und daß der therapeutische Wert sich endgültig noch nicht beurteilen lasse.

Malignome der verschiedensten Lokalisation wurden von HERTER und Mitarb. u. v. a. mit regionalen Infusionen zytostatischer Substanzen behandelt.

HERTER u. Mitarb. berichten 1963 kritisch über 42 Tumor-Patienten, die langzeitige intraarterielle Infusionen mit *Methotrexat*, 5-Fluoruracil, *Thio-Tepa* oder der Kombination von *Methotrexat* und 6-Aminonicotinamid, unter gleichzeitiger intramuskulärer Verabreichung der entsprechenden Metaboliten Zitrovorumfaktor und Nikotinamid, erhielten und von denen 5 aufgrund schwerer Schädigungen des blutbildenden Gewebes verstarben; nur bei 23 Patienten verlief die Infusion vollkommen komplikationslos (vgl. Tabelle S. 159). Trotzdem anerkennt HERTER die eindeutige Überlegenheit der regionalen Infusion gegenüber der allgemeinen Chemotherapie.

WATKINS und SULLIVAN berichteten 1964 über insgesamt 134 Krebspatienten mit chirurgisch oder radiologisch sicher nicht mehr beeinflußbaren Neubildungen, die einer zumeist mehrwöchigen intraarteriellen Infusionsbehandlung unterzogen wurden. Als Infusionsorte dienten A. carotis communis (Hirngeschwülste), die A. subclavia (Geschwülste der oberen Gliedmaßen), A. iliaca (Geschwülste der Beckenregion und der unteren Gliedmaßen) und A. hepatica (Leberabsiedlungen); 17 Patienten zeigten eine Remission ihres Leidens mit Überlebenszeiten bis zu 37 Monaten.

Erfolgversprechende Versuche, inoperable Lungengeschwülste durch kontinuierliche Infusionen mit Fluoruracil und Zyklophosphamid mittels der Kathetermethode über die A. brachialis zu beeinflussen, teilten FRECKMANN, MENDEZ, MAURER und FREY mit. Die Überlebenszeit der gebesserten Kranken betrug durchschnittlich 14 Monate. Inoperable Bronchialkarzinome und pulmonale Metastasen haben BUSCIANI-FRANCALONI und BALATRES erfolgreich mit intraarteriellen Zytostatikainjektionen behandelt. Sie führten die selektive Infusion über die Bronchialarterien aus, indem sie Ballonkatheter zur Blockierung der Aorta von der A. femoralis aus zum Aortenbogen hochschoben, bis die Katheteröffnung in die Höhe der Bronchialarterien gelangt war.

Für die gezielte chemotherapeutische Beeinflussung maligner gynäkologischer Geschwülste, insbesondere der Plattenepithel-Karzinome der Vagina und des Collum uteri, stehen außer der Durchflutung des Tumorgebietes mittels des extrakorporalen Kreislaufs (S. 81) zwei weitere Verfahren zur Verfügung:

a) Die Infusion in die Aorta abdominalis über einen von der A. femoralis aus hochgeführten Arterienkatheter (S. 78, 80). Diese Methode wurde erstmalig von KLOPP u. Mitarb. bei inoperablen Karzinomen des Uterus und der Vagina angewandt und in der Folge von verschiedenen amerikanischen Gynäkologen (ARIEL, BOIMAN und Mitarb., CROMER und Mitarb.) fast unverändert übernommen. In Deutschland hat SPECHTER über „sichtbare Erfolge" mit diesem Verfahren berichtet.

b) Die andere Möglichkeit besteht in der kontinuierlichen Zytostatika-Infusion direkt in die transperitoneal freigelegte A. iliaca interna, wie sie von SULLIVAN bereits 1959 propagiert und mit Erfolg angewendet wurde. Neben amerikanischen Autoren wie CAHILL und Mitarb. haben sich auch englische Gynäkologen (TRUSSET und Mitarb.) u. a. dieses Verfahrens bedient. In Deutschland tritt JUNGHANS für die Dauerinfusion in die A. hypogastrica ein. Als Karzinostatikum dient *Trenimon*, von dem vier Tage lang 0,6—1,0 mg in physiologischer Kochsalzlösung infundiert werden; anschließend intravenöse bzw. perorale *Trenimon*gaben. In dieser Weise wurden 7 Frauen mit gynäkologischen Krebsen behandelt, die das Versorgungsgebiet der A. iliaca interna noch nicht überschritten hatten. Erzielt wurden in drei Fällen nachweisbare palliative Erfolge, die objektiv in einer kurzfristigen Tumorregression bestanden. Ein Fall blieb unbeeinflußt, drei weitere schieden für die Beurteilung aus; bei zwei von ihnen war die *Trenimon*-Infusion an die WERTHEIMsche Operation als Rezidivprophylaxe angeschlossen worden. JUNGHANS hält die intraarterielle Dauerinfusion zwar nicht für ein Routineverfahren, zumal die Gefahr ernster Komplikationen, insbesondere durch Leckwerden der Kathetereinpflanzungsstelle, zu groß sei, aber der herkömmlichen Zytostatika-Therapie vor allem bei dem inoperablen Kollumkarzinom, das lange lokalisiert bleibt, ehe es metastasiert, für deutlich überlegen.

Durch die Kombination von intraarteriellen Infusionen von *Methotrexat* und gleichzeitiger Infusion von Zitrovorumfaktor in eine aus dem Tumorgebiet abführende Vene konnten MILLER und Mitarb. die depressive Wirkung auf das Knochenmark trotz höherer Dosierung wesentlich mildern. Sie behandelten auf diese Weise 14 Fälle mit fortgeschrittenen, chirurgisch aussichtslosen Tumoren von Kopf und Hals, Lunge und Beckenorganen und erzielten Remissionen von mehrwöchiger Dauer. Ein ausgedehntes Karzinom der Vagina ging vollständig zurück. Bei malignen Geschwülsten des Kopfes und Halses beeindruckt besonders der Rückgang der Einflußstauung.

Blasengeschwülste behandelte REUTER.

Über regionale infusionstherapeutische Erfolge bei 7 inoperablen Prostatakarzinomen haben GASSER und BOECKL berichtet. Die Infusionsbehandlung wurde mit der temporären Konservierung des Knochenmarkes bei tiefen Temperaturen verbunden.

c) Regionale Infusion radioaktiver Substanzen

Die Gewinnung wirksamer, das gesunde Gewebe trotzdem weniger gefährdender Substanzen läßt weitere Fortschritte erwarten. Hier ist vor allem an die Verwendung radioaktiver Isotope zu denken (HICKEY und Mitarb., MORINO und Mitarb.).

Da kolloidal gelöste und feste Stoffe, wie Kristallsuspensionen, zusammen mit dem Lösungsmittel an Zelloberflächen und Gewebsfasern niedergeschlagen oder von Speicherzellen aufgenommen werden (S. 45), liegt die intraarterielle Verwendung radioaktiver Substanzen besonders nahe. MORINO verwendet Ytrium^{90} und Au^{98}, die, auf Kohlenstaub absorbiert, die Kapillargrenze angeblich nicht zu überschreiten vermögen. Sie werden in einmaliger, 10 bis 30 Minuten dauernder Infusion entweder nach Gefäßfreilegung oder nach Katheterung der zuführenden Arterie verabreicht.

HOWITZ wendet mehrtägige Infusionen von Isotopen an. Außer der chemischen Affinität bestimmter Geschwulstarten zu den strahlenaktiven Substanzen ist nach PAPE und SEYSS bei der Behandlung mit Radioisotopen die schon (S. 145) angeführte Tatsache von Bedeutung, daß der Blutstrom in den Geschwulstgefäßen gesondert vom übrigen Kreislauf und so langsam fließt, daß mit einer Anreicherung der Isotope im Gewebe gerechnet werden darf.

Inwieweit bei diesem Vorgehen Schäden durch Ausschwemmung radioaktiver Teilchen möglich sind, ist noch nicht festgestellt. Zweckmäßig werden Isotope gewählt, deren Halbwertszeit dem Zeitpunkt der möglichen Ausschwemmung angepaßt ist. Bemerkenswert erscheinen ferner die Bemühungen ARIELS, primäre Leber- und Pankreaskarzinome durch Radioisotope (Ytrium^{90}) günstig zu beeinflussen. ARIEL erzielte eindeutige Lebensverlängerungen und hält die Methode für eine Bereicherung der bisherigen Therapie.

Überraschende experimentelle und klinische Ergebnisse teilten MÖSE, PROBST und HEPPNER 1967 mit. Sie weisen nach, daß durch intratumorale wie intravasale Verabfolgung von Sporen des apathogenen Chloridinstammes M 55 eine *Onkolyse maligner Tumoren* bewirkt wird. Optimale Wirkungen scheinen unter der Voraussetzung erreichbar, daß

a) die Blutversorgung des Malignoms durch Endarterien erfolgt und daß
b) allein im Geschwulstbereich eine für die Sporensuspensorien durchlässige Endothelschranke vorhanden ist.

Letztere darf nur hier und nicht in der nicht-neoplastischen Geschwulstumgebung den Austritt der Sporen aus den Gefäßen zulassen, so daß mithin ein Höchstmaß von Konzentration am Wirkungsort erzielt und jede Schädigung gesunden Gewebes vermieden wird. Diese Vorbedingungen treffen in besonderem Maße für Glioblastome zu. Sie sind in arteriellen Randgebieten des Hirns gelegen und lassen die sonst überall vorhandene Blut-Hirnschranke vermissen. Bei dieser Geschwulstform kommt es auch beim Menschen nach intrakarotidieller Zuführung von Sporensuspensionen, die mit 10—14 Milliarden Sporen nachweislich ohne Schädigung gut vertragen werden, um den 5. bis 8. Tag nach der Injektion zu einer völligen Onkolyse.

d) Die intermittierende regionale Perfusion

Ausgehend von der Infusionsbehandlung KLOPPS verknüpften CREECH und Mitarb. dieses Verfahren 1959 durch Zwischenschaltung einer Herz-Lungen-Maschine mit dem Prinzip des partiellen extrakorporalen Kreislaufes in Normothermie.

Durch die Heranziehung des partiellen Maschinenkreislaufes wird eine kontinuierliche intraarterielle Zuführung verhältnismäßig großer Zytostatikamengen zum arteriellen Versorgungsgebiet einer bösartigen Geschwulst im Gliedmaßen- oder Organbereich gewährleistet. Das Tumorgebiet wird dabei durch eine möglichst vollständige abgeklemmt, unterbunden, durch aufblasbare Ballonkatheter, die man in die Gefäße einführt, abgesperrt oder durch Extremitätenabschnürung bzw. nach MARTIN durch ein pneumatisches Abdominal-Tourniquet gedrosselt werden. Die Abriegelung des Durchströmungsgebietes macht es möglich, die teils durch Perfusatübertritt, teils durch irreparable Schädigung des mitdurchströmten gesunden Gewebes im Tumorbezirk verursachten toxischen Schäden verhältnismäßig niedrig zu halten.

Die technisch, personell und materiell sehr aufwendige Methode der regionalen Perfusion, für die Spezialapparaturen und eine eingearbeitete Ärztegruppe erforderlich sind, wird ebenso wie die intraarterielle Zytostatika-Infusion in erster Linie zur chemotherapeutischen Beeinflussung fortgeschrittener, lokal aber noch einigermaßen begrenzter maligner Tumoren als Zusatztherapie entweder für sich allein oder, wie zumeist, in Verbindung mit der allgemeinen Chemotherapie angewendet. Weniger häufig wird die hochkonzentrierte Durchflutung der Tumorregion der chirurgischen

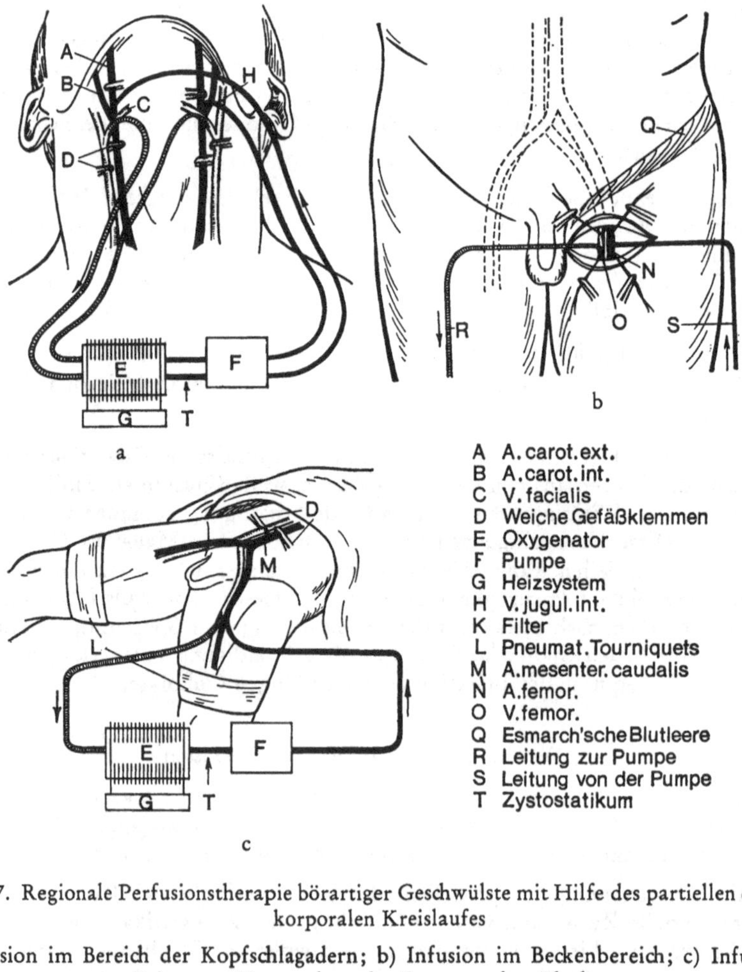

Abb. 37. Regionale Perfusionstherapie bösartiger Geschwülste mit Hilfe des partiellen extrakorporalen Kreislaufes

a) Infusion im Bereich der Kopfschlagadern; b) Infusion im Beckenbereich; c) Infusion am Bein unter Verwendung der ESMARCHschen Blutleere

Unterbrechung aller kollateralen Gefäßverbindungen zu dem übrigen Kreislauf abgeriegelt. Diese Isolierung erfolgt in der Weise, daß die Verbindungsgefäße entweder Entfernung operabler Malignome als Vorbeeinflussung und Rezidivprophylaxe vorausgeschickt.

Die intermittierende Perfusionsmethode eignet sich vorzugsweise für maligne Tumoren an den Gliedmaßen, läßt sich aber auch für Geschwülste am Kopf und im gesamten Bauchraum heranziehen; in Abb. 37 a-c ist die Anwendungsweise schematisch wiedergegeben: Über eine Herz-Lungen-Maschine ist das jeweilige Gefäßversorgungsgebiet kurzgeschlossen, um mit Hilfe einer Pumpeinrichtung durchströmt zu werden. Die Wahl der hierfür geeigneten Zytostatika wird u. a. dadurch mitbestimmt, daß sich die regionale Perfusion im Höchstfall auf 2—3 Stunden ausdehnen läßt. Aus diesem Grunde kommen Antimetaboliten, die nur bei längerer, sich über Tage erstreckender Einwirkungsdauer von Nutzen sind, weniger in Betracht. An ihrer Stelle finden deshalb die kurzfristig kanzerostatisch wirksamen alkylierenden Substanzen, in erster Linie also Lostpräparate, Verwendung.

Genannt seien:	Stickstoff-Lost	*Trenimon*
	Phenylalanin Lost	*Mitomycin 8*
	Amethoperin.	

Die Dosierung kann pro Liter Perfusionsblut festgelegt werden, für *Trenimon* z. B. 3—5 mg/l. Exakter ist die Dosierung pro kg/Körpergewicht, wie es der Abschnitt auf S. 150 angibt.

Speziell für die Perfusionstherapie bösartiger Hirngeschwülste eignet sich nach den Untersuchungen und Erfahrungen von Cerny und Winkler das Zyklophosphamid, ein Chemotherapeutikum aus der Reihe der modifizierten Nitrogen-Mustarde; in der von ihnen benutzten Konzentration kam es weder zu Veränderungen an den Gefäßen noch zur Zerstörung von Hirn- und peripheren Nerven.

> In den verschiedenen, für die Perfusion vorgesehenen Körperregionen sind die Möglichkeiten einer ausschließlich lokalen Zytostatika-Wirkung unterschiedlich. Infolgedessen ist die Perfusionsmethode nicht für jedes Organ oder jeden Tumor geeignet. Es kommt vielmehr stets darauf an, inwieweit sich das zu perfundierende Gebiet gegen den allgemeinen Körperkreislauf abriegeln läßt. Die Isolierungsmöglichkeit allein ist entscheidend. Sie wäre nahezu ideal möglich bei Organen mit Einzelgefäßversorgung wie den Nieren, wenn nicht die lokalisierten Geschwülste dieser Organe für die Perfusion nicht in Frage kämen, weil sie radikal extirpiert werden können.

Von allen anderen Tumorregionen und Organen lassen sich die Gliedmaßen durch Verwendung von Blutleerebinden oder eines Abdominaltourniquets am besten für Perfusionszwecke isolieren.

Die technische Durchführung einer Gliedmaßenperfusion, die hier nur für die unteren Extremitäten dargestellt werden soll, entspricht im Prinzip völlig den Maßnahmen und Erfahrungen, die für den extrakorporalen Kreislauf mit Herz-Lungen-Maschine entwickelt worden sind. Die dafür benutzten Geräte arbeiten nach dem

Oxygenator-Pumpsystem (Abb. 38), das vor der Operation mit heparinisiertem Blut angefüllt wird; Zitratblut ist weniger geeignet. Der körpereigene Kreislauf wird durch intravenöse Verabreichung von 1 mg Heparin/kg Körpergewicht heparinisiert. Bei Tumoren des Fußes kann die A. poplitea, bei Tumoren des Unterschenkels und distalen Oberschenkels wird die A. femoralis und für die Gesamtperfusion der unteren Extremitäten muß die A. iliaca externa freigelegt und kanüliert werden. Dies soll so weit proximal geschehen, daß einerseits alle zur Tumorregion führenden Gefäße erreicht werden, andererseits aber noch weiter oberhalb der Punktionsstelle eine Absperrung des Blutabflusses vorgenommen werden kann. Bei der Perfusion über die A. iliaca externa ist ein Tourniquet angebracht worden. Dann werden die Katheter oberhalb desselben eingeführt, wobei sich die Spitze des Katheters jeweils unterhalb des Tourniquets befindet.

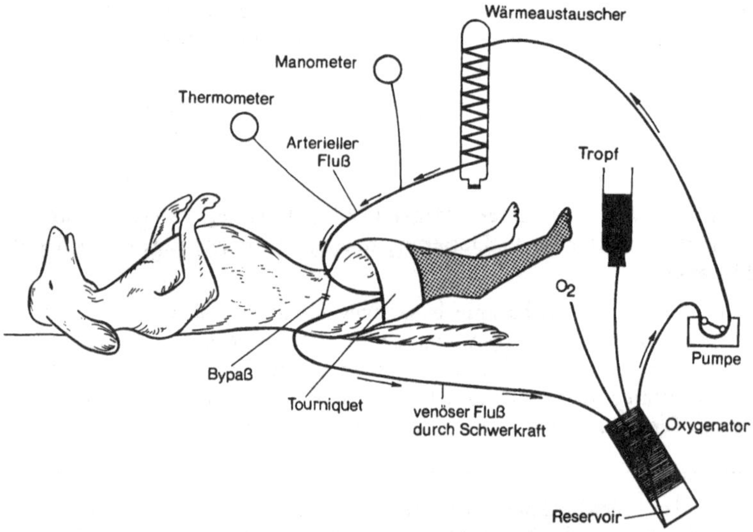

Abb. 38. Schema eines extrakorporalen Kreislaufes zur regionalen Perfusion (nach E. Magdon, G. Bacigalupo, H. Gummel)

Für die exakte Vornahme der regionalen Perfusion sind eine konstante Durchflußmenge, eine konstante Temperatur und ein gleichbleibender Arteriendruck unbedingt einzuhalten. Für die Infusionsdauer ist die Halbwertszeit des verwendeten Mittels maßgebend.

Als erste Anzeichen toxischer Auswirkungen ist die Zunahme des Druckes auf der arteriellen Seite während der Perfusion zu werten. In diesem Fall empfiehlt es sich bereits, die Perfusion abzubrechen. Das ist erst recht beim Auftreten lokaler Reizerscheinungen und den stets *besorgniserregenden Ödemen* notwendig. Der extrakorporale Kreislauf wird bei derartigen Komplikationen mit 1500—2000 ml eines Plasmaexpanders, z. B. 6%igem *Dextran,* aufgefüllt und die perfundierte Region unter Zusatz von 100 mg eines Cortisonpräparates ausgewaschen, um das restliche Zytostatikum daraus zu entfernen.

Nach der Entfernung der Katheter werden die Gefäßpunktionsstellen genäht und das noch im Körper vorhandene Heparin mit Protaminsulfat neutralisiert. Die Kopf-Hals-Region ist schwieriger zu isolieren. Die bisher ausgearbeiteten Methoden der unilateralen oder bilateralen Karotis-Katheterisierung mit Drosselung der Vena jugularis beziehen das vertebrale Venensystem in die Isolierung nicht mit ein. Infolgedessen ist ein ständiger und erheblicher Perfusatverlust unvermeidbar. Aus diesem Grunde sollte vielleicht anstelle der Perfusionsmethode der regionalen Dauerinfusion bei der zytostatischen Behandlung von bösartigen Geschwülsten der Hirnregion der Vorzug gegeben werden.

Die regionale Perfusion des *Gehirns* (bilateral über die A. carotis communis und die V. jugularis interna) mit Hilfe des oxygenierten extrakorporalen Kreislaufes wurde bereits 1957 von WOODHALL und Mitarb. in Angriff genommen. Bei den von ihnen perfundierten Patienten betrug der Leakage-Faktor, d. i. der Zytostatikaverlust durch Austritt aus dem arteriellen Schenkel des Maschinenkreislaufes, 12,5 bis 45 %. Die klinischen Ergebnisse werden trotzdem als ermutigend bezeichnet.

Weitere Versuche mit dieser Methode stammen von JESSE. Er gibt einen Leakage-Faktor von 75 % an! AUST und ZUCHE hingegen fanden bei unilateralem Vorgehen geringere Werte. AUST z. B. gibt für den Abfluß aus der isoliert perfundierten Hirnhälfte in den übrigen Kreislauf nur mit 10—15 % bei unilateralem Vorgehen an. Tierexperimentelle und klinische Erfahrungen von MAGDON und Mitarb. ergaben eine Verlust durch Leakage in Abhängigkeit von den Perfusionsbedingungen zwischen 46 und 100 %. Bei Glioblastomen hatten sie bei Verwendung von *Endoxan* keine signifikanten therapeutischen Wirkungen.

HÜBNER und Mitarb. sahen bei der selektiven Hirnperfusion zwecks zytostatischer Behandlung von sechs histologisch gesicherten Glioblastomen gleichfalls keine eindeutige Besserung. Auch sie verwendeten *Endoxan*, und das ist möglicherweise der Grund, warum der erwartete Erfolg ausblieb: *Endoxan* wird, wie bereits erörtert, erst nach Hydrolyse in der Leber in die chemotherapeutisch wirksame Form verwandelt.

Große Schwierigkeiten bereitet auch die Isolierung der *Leber*. Sie läßt sich aber trotzdem ziemlich weitgehend durchführen. Die Perfusion der *Brustdrüse* bleibt hingegen wegen der nicht zu isolierenden subklavikulären Gefäße unvollkommen.

Auch die Durchströmungsbehandlung der *Beckenorgane* ist mit großen Schwierigkeiten verbunden. Die unzureichende Isolierungsmöglichkeit und die dadurch bedingten hohen Perfusatverluste engen die Anzeichen zur Perfusion der Beckenregion stark ein, so erwünscht gerade bei den im Beckenraum lokalisierten, häufig nicht mehr resezierbaren Geschwülsten eine chemotherapeutische Beeinflußbarkeit ist.

Bei den Krebsen der *Gebärmutter* und der *Blase* sind mit der Perfusionsmethode verhältnismäßig günstige Ergebnisse erzielt worden, während Tumoren des Darmkanals kaum ansprechen.

Selbst wenn die Durchströmungsgeschwindigkeit so eingestellt wird, daß der Druck in dem abgeriegelten Strömungsgebiet unter dem Druck im Körperkreislauf liegt, läßt sich ein Perfusatverlust durch „leakage" nicht gänzlich vermeiden. Die Menge der dadurch in das Gewebe abfließenden Substanz läßt sich durch verschiedene Untersuchungsverfahren exakt ermitteln (STEHLIN und Mitarb., FIELD, BOECKL und STEINBEREITHNER). Zur Verminderung des Perfusatverlustes hat SHINGLETON ein sorgfältig ausgeklügeltes Hyperthermie-Hypothermie-System angegeben. Er hat sich dabei die Abhängigkeit der zytostatischen Wirksamkeit von der Temperatur zunutze gemacht und das Blut der perfundierten Körperregion auf 38—39 ° C erwärmt, den übrigen Körper aber auf 31—32 ° C abgekühlt.

Wenn es nicht möglich ist, das Gefäßgebiet des Geschwulstsitzes ausreichend zu isolieren und dadurch einen bedeutenderen Übertritt toxischer Substanzen in den großen Kreislauf zu verhindern, wird die regionale Infusion der aufwendigeren und schwierigeren Perfusionstherapie vorgezogen.

Die Anzahl der Komplikationen zu Lasten der Perfusionsmethode ist unbestritten erheblich. KREMENTZ fordert deshalb sorgfältige Auswahl und Vorbereitung der Patienten, einwandfreie Technik und strenge Kontrolle der Perfusionsbedingungen sowie langfristige Nachbeobachtung. Unter diesen Voraussetzungen könnte, so fügt er vorsichtig hinzu, die Anwendung der Methode zur Therapie von Sarkomen und Melanomen eine gewisse praktische Bedeutung erlangen.

Obenan in der Reihe der Komplikationen stehen die Schäden durch Übertritt der zytostatischen Substanzen aus dem Perfusionsgebiet in den allgemeinen Kreislauf sowie Schädigungen, die durch Überschreiten der Toleranzgrenze des normalen Gewebes infolge zu hoher Dosierung entstehen. Erstere betreffen vornehmlich das hämatopoetische Gewebe, letztere rufen lokale, u. U. bis zur Gliedmaßengangrän reichende Gewebsnekrosen hervor. Zu diesen toxischen Schäden kommen technische Fehler und die durch sie bedingten Zwischenfälle.

REEMTSMA teilt die bei der regionalen Perfusion auftretenden Komplikationen in drei Gruppen, deren Art und Schwere aus nachstehender Aufstellung ersichtlich ist.

Die mit der regionalen Perfusionsbehandlung erzielten therapeutischen Ergebnisse entsprechen bisher nicht den gehegten Erwartungen; die besten Erfolge werden bei Melanomen und Fibrosarkomen der unteren Gliedmaßen erzielt. Ein Drittel der behandelten Kranken zeigt deutliche Anzeichen der Geschwulstrückbildung, die in vielen Fällen sogar monatelang anhielt. Schmerzlinderung tritt in fast der Hälfte der Fälle ein, und in 10—20 % der Beobachtungen bleibt die Geschwulstbildung monatelang stationär. Weitere, zum Teil sehr ausgedehnte Erfahrungen liegen in den Veröffentlichungen von NOWIKOW und Mitarb., HITSCHCOCK und Mitarb., MALAN und Mitarb. u. v. a. vor.

Durchweg wird die Methode der regionalen Perfusion sowohl zur palliativen Therapie wie zur Ergänzung der lokalen chirurgischen Maßnahmen empfohlen. Die Angaben über eine Erzielung vollständiger (dauernder?) Geschwulstrückbildung gehen weit auseinander; sie wurden sowohl bei Tumoren der Extremitäten wie auch bei Krebsen innerer Organe erzielt. Als Erfolg, der in etwa der Hälfte der behandelten Fälle erreichbar erscheint, werden die Rückbildung des Tumors um 50 %, eine Zeitdauer der Remission von mehr als vier Monaten und eine wesentliche Besserung des subjektiven Befindens (Schmerzlinderung!) gewertet.

Zusammenfassung. Zusammenfassend kann gesagt werden, daß die „regionale Tumortherapie" als Zusatzbehandlung neben Operation und Radiologie von durchaus zutreffenden und vielversprechenden Voraussetzungen ausgeht. Jede der beiden vornehmlich in Frage kommenden Anwendungsformen, die kontinuierliche intraarterielle Infusion und die isoliert-regionale Perfusion, haben ihre besonderen, klinisch jedoch begrenzten Indikationen. Beide Methoden befinden sich noch im Stadium der Weiterentwicklung und sind für den klinischen Routinebetrieb nicht geeignet (OLBRECHT, MAGDON und Mitarb., BOECKL).

Tabelle 12. Einteilung und Häufigkeit der mit der regionalen Perfusion verbundenen Komplikationen nach REEMTSMA

Operationsbedingte Komplikationen	Anzahl	Perfusionsbed. Komplikationen	Anzahl	Chemotherap. bedingte Komplikationen	Anzahl
Wunde					
Infektion	42	Schwere Ödeme	31	Hauterythem u. Nekrosen	53
Hämatome	16	Postop. Blutungen	14	Hämatopoet. Schäden	35
Serome	11	Thrombose venös	9	persist. Erbrechen	29
Dehiszenzen	7	Thrombose arter.	4	Haarausfall	13
Eviszeration	2	Embolie	3	Periphere Nervenlähmungen	12
Kardio-vaskulär					
Thrombophlebitis	15			Dermatitis	11
Tachykardie	14			Septikämie	10
Herzstillstand	1			Stomatitis	10
				Zentrale Nervenlähmungen	7
Pulmonal					
Atelektase	11			Muskelschwäche	5
Pneumonie	8			Lähmung des Brachialplexus	5
Pleuritis exud.	2			Persist. Diarrh.	5
Genital-Harntrakt				Gangrän	3
Infektion	15				
Urämie	1				
Gastro-intestinal					
Ulkusblutung	2				
Paralyt. Ileus	1				
	148		61		198

Erfolgversprechend erscheint vor allem die isoliert-regionale Durchströmung; sie gewährleistet eine intensive, wenn auch nicht ausreichend lange zytostatische Beeinflussung des Geschwulstgewebes von der arteriellen Strombahn aus. Bislang ist nur die Perfusion der Gliedmaßengefäße zuverlässig möglich; bei allen anderen Körpergebieten und Organstrombahnen ist die notwendige, toxische Auswirkungen der verabreichten Zytostatika ausreichend verhindernde Abgeschlossenheit des perfundierten Gebietes noch nicht erreichbar. Vor allem aus diesem Grunde wird bei Geschwulstsitz im Kopf-, Hals-, Bauch- und Beckenbereich die Methode der langzeitigen, wiederholt und u. U. über Tage bis Wochen sich erstreckenden Zytostatika- oder Antimetaboliten-Infusion der Vorrang eingeräumt.

Kritisch betrachtet sprechen allein vollständige Tumorremissionen eindeutig für die intraarterielle Langzeit-Infusion. Aber diese Fälle sind selten. Teilweise Rückbildungen bösartiger Geschwülste für eine Zeitdauer von nur wenigen Monaten sind angesichts der Vielzahl und Schwere der Komplikationen, mit denen sie erkauft werden, nur mit Zurückhaltung als positive Ergebnisse zu werten. Für die intraarterielle Dauerinfusion als Ergänzungsbehandlung für das chirurgische Vorgehen liegen noch zu wenig Beobachtungen vor, um schon ein abschließendes Urteil zu gestatten. Die Weiterentwicklung der Infusionsmethode in technischer wie in pharmakologischer

Beziehung könnte aber künftig durchaus eine Erweiterung der gegenwärtigen chemotherapeutischen Möglichkeiten bedeuten.

Die bisher bekannt gewordenen Maßnahmen zur Verbesserung des Perfusionsverfahrens wie die völlige Unterbrechung der Kollateralen durch ein pneumatisches Abdominal-Tourniquet, die den hämodynamischen Gegebenheiten angepaßte Regulierung des Infusionsdruckes, die Erzeugung und Ausnutzung von Temperaturdifferenzen zwischen Geschwulst und Gesamtkörper, die planmäßige Verwendung von Gegenmitteln und vor allem die Fortentwicklung des Prinzips des extrakorporalen Kreislaufs haben zu Fortschritten und häufigerer Anwendung geführt. Vielen Kranken wird eine Schmerzlinderung zuteil; verhältnismäßig häufig wird Wachstumsstillstand oder Rückbildung inoperabler bösartiger Geschwülste erreicht.

Literatur

Ariel, J. M.: Ann. Surg. **162**, 267 (1965).

—, Arch. Surg. **74**, 516 (1957).

Behan, R. J.: Cancer pp. 129 (1938).

Bilder, J.: Intraarterielle regionale Chemotherapie der malignen Tumoren im orofascialen Bereich. Zbl. Chir. **93**, 337 (1968).

Boeckl, O., N. Heitz, K. Kaiser u. E. Mannheimer: Erweiterte Chemotherapie maligner Tumoren unter dem Schutz autologer Knochenmark-Reinfusionen. Arch. klin. Chir. **308**, 91 (1964).

Boeckl, O., H. Holletschek, P. Kaiser, H. Triska: Klin. Med. **19**, 334 (1964).

Boeckl, O. u. E. Hell: Regionale Perfusion zur Behandlung maligner Extremitätengeschwülste. Arch. klin. Chir. **316**, 126 (1966).

Boeckl, O.: Wien. med. Wschr. **77**, Nr. 44/45, S. 856 (1965).

Boeckl, O. u. K. Steinbereither: Langenbecks Arch. klin. Chir. **310**, 194 (1965).

Boeckl, O.: Langenbecks Arch. klin. Chir. **316**, 126 (1966).

Boiman, R. E., J. Holzaepfel u. A. C. Barnes: Amer. J. Obstetr. Gynec. **72**, 1319 (1962).

Bréhant, J., J. Montagnier u. J. P. Meunier: Mém. Acad. Chir. **91**, 193 (1965).

Brock, N.: Vortrag Krebs-Chemotherapie-Symposion Utrecht 1965.

Burchenal, J. H., M. A. Cremer, B. S. Williams and R. A. Armstrong: Cancer Res. **11**, 700 (1951).

Busciani-Francaloni, G. u. P. Balastresi: Minerva med. **72**, 1906 (1966).

Cahill, J. J., P. R. Zeit: Amer. Obstetr. Gynec. **81**, 970 (1961).

Cerny, V. u. A. Winkler: Die Wahl des Zytostatikum bei der Perfusions-Therapie der Gehirntumoren. Bratislavske lek. listy **44**, 43 (1964).

Christian, L.: Wien. klin. Wschr. 578 (1953).

Christian, L. u. G. Schlag: Chiurg **52**, 149 (1956).

Creech, O. u. Mitarb.: Ann. Surg. **149**, 627 (1959).

Cromer, J. K., J. C. Bateman, G. N. Berry, J. M. Kenelly, C. T. Klopp u. L. J. Platt: Amer. Obstetr. Gynec. **63**, 538 (1952).

Druckrey, H., D. Schmähl, H. Kuk u. D. Steinhoff: Münch. med. Wschr. **88**, 1913 (1958).

Duran u. Reynals: Gefäße maligner Geschwülste. Amer. J. Canc. **35**, 98 (1939). Wschr. **88**, 651 u. 715 (1963).

Duff, J. K.: Cancer **14**, 744 (1961).

Espiner, H. J., K. D. J. Vowles and R. M. Walker: Lancet **1**, 177 (1962).

Fisch, U. P., J. W. Mann: Pumpsystem für die kontinuierliche intraarterielle Chemotherapie bösartiger Tumoren. Schweiz. med. Wschr. **95**, 910 (1965).

Fölsch, E.: Dtsch. med. Wschr. **97**, 2265 (1966).

Freeman, M.: J. Pharmacol. Baltimore **122**, 154 (1958).

Frisch, U. P. u. J. W. Mann: Schweiz. med. Wschr. 910 (1965).

FRECKMANN, H. A., F. L. MENDEZ, E. R. MAURER, H. L. FREY: J. Amer. med. Ass. **196**, 5 (1966).

GABKA, J.: Pers. Mitteilung.

GASTPAR, H. u. L. SCHREINER: Mschr. Ohrenheilk. **98**, 66 (1964).

GLASSER, G. u. O. BOECKL: Regionale Infusionstherapie inoperabler Prostatacarcinome. Zschr. Urologie **57**, 873 (1964).

GOLDMANN, E. B.: Zschr. Krebsforsch. **5**, 39 (1907).

GROSS, R.: Therapiewoche **14**, 368 (1964).

HAAS, E.: HNO-Arzt **10**, 129 (1962).

HEPPNER, F. u. J. R. MÖSE: Zbl. Neurochir. **27**, 183 (1966).

HITSCHCOCK, C. R., J. H. BASCOM, C. J. STROBEL, G. F. MUELLER, R. SHEPARD and J. HAGLIN: Surg. Gynec. Obstet. **111**, 484 (1960).

HÜBNER, K., G. BAUST u. P. SCHAPS: Beiträge z. Neurochir. H. 13 (1967).

JESSE, R. H.: Cancer Chem. Rep. **10**, 21 (1960).

JORNS, G. u. H. J. PAULUS: Zbl. Allg. Path. u. Path. Anat. 81 (1954).

JUNGHANS, E.: Med. Welt **17**, 2240 (1966).

JUNGHANS, E., R. WAITZ, K. JARMER, H. PETERSEN: Ärztl. Forschg. 375 (1963).

KLOPP, C. T. u. Mitarb.: I. Irish Med. Ass. **50**, 126 (1962).

KLOPP, C. T., J. BATEMAN, G. N. BERRY, T. WINSHIP: Ann. Surg. **132**, 811 (1950).

KNIPPING, H. W., W. MAURER u. A. NIKLAS: Karzinomtherapie und mediz. Grundlagenforschung. Therapeutische Anwendung radioaktiver Isotope in der Klinik der Tumoren und Blutkrankheiten. Dtsch. med. Wschr. **77**, 1438 (1852).

KRAKOFF, J. H., R. D. SULLIVAN: Ann. Int. **48**, 839 (1958).

KREUTZBERG, B. u. H. ROHR: Zbl. Chir. **92**, 3013 (1967).

KREMENTZ, E. T. u. L. KUNDSON: Surg. **50**, 266 (1961).

KREMENTZ, E. T., O. CREECH jr., R. F. RYN and K. REEMTSMA: Amer. Surg. Ass. LXXX, 91 (1962).

LAUWERS: Langenbecks Arch. klin. Chir. **173**, 242 (1932).

MAGDON, E., G. BACIGALUPO u. H. GUMMEL: D. Dtsch. Ges. Wes. **19**, H. 30/31 (1964).

MAGDON, E., A. SZEKULESZ, H. BAUDACH, K. HÜBNER, G. BAUST u. P. SCHAPS: D. Dtsch. Ges. Wes. **20**, 1929 (1965).

MALAN, E., S. OCCHIPINTI, C. MALCHIOLDI, A. DEMETZ u. G. PIPINO: Minerva med. **54**, 733 (1963).

MEYTHALER, F.: Therapie malign. Tumoren, Bd. I. Enke, Stuttgart 1966.

MILLER, B. J., S. J. TALSANIA u. J. M. CONNOLLY: Surg. Gynec. Obstet. **118**, 555 (1964).

MÖSE, J. R., G. MÖSE, A. PROBST u. F. HEPPNER: Med. Klin. **63**, 220 (1967).

MORINO, E., S. OLIVERO u. A. ANSALDI: Chirurg **34**, 388 (1963).

OETTGEN, H. F., P. CLIFFORD, J. L. BEECHER u. J. H. GILMORE: Klin. Wschr. **42**, 211 u. 218 (1964).

OLBRECHT, P.: Med. Klin. **58**, 1961 (Lit.) (1963).

—, Therapiewoche **11**, 363 (1961).

—, Münch. med. Wschr. 901 (1959).

PAPE, R. u. R. SEYSS: Fortschr. Röntgenstr. **75**, 138 (1951).

SCHEUNEMANN, H.: Experimentelle und klinische Untersuchungen zur intraarteriellen Chemotherapie inoperabler maligner Tumoren im Kiefer- und Gesichtsbereich. (Lit.) Hanser, München 1966.

SCHEUNEMANN, H. u. J. SCHRUDDE: Zur Methodik der Angiographie der A. carotis externa. Dtsch. Zahn-Mund-Kieferheilk. **28**, 414 (1958).

SCHEUNEMANN, H. u. J. E. HAUSAMEN: Nebenwirkungen der intraarteriellen cytostatischen Therapie bei fortgeschrittenen Tumoren im Kiefer- und Gesichtsbereich. Arch. klin. Chir. **325**, 1033 (1969).

SCHLEGEL, D.: Zahnärztl. Praxis **15**, 100 (1964).

SCHMÄHL, D.: Entstehung, Wachstum und Chemotherapie maligner Tumoren. Arzneimittelforschung, 13. Beiheft, Editio Canter, Aulendorf.

SCHMIDT, C. G.: Klin. Wschr. **33**, 409 (1955).

SCHOENMACKERS, J. u. H. SCHEUNEMANN: Dtsch. Z. M. K. **23**, 346 (1956).

SCHOLZ, O.: Zbl. Chir. **78**, 606 u. 1054 (1935).

SCHREUSS, H. TH.: Dtsch. med. Wschr. **85**, 1695 (1960).

SCHRUDDE, J. u. H. SCHEUNEMANN: Fortschr. Kiefer- u. Gesichts-Chir. III, pp. 112. Thieme, Stuttgart 1957.

SYKOSCH, J.: Regionale Perfusion maligner Tumoren an den Extremitäten. Zbl. Chir. **88**, 1633 (1963).

SHINGLETON, W. W., R. T. PARKER, S. MAHALEY: Surg. **50**, 260 (1961).

SKINNER, D. B., A. L. HERBST, G. W. AUSTEN and J. W. RAKER: Surg. Gynec. Ostet. **115**, 242 (1962).

SKOSCH, J.: Zbl. Chir. 1633 (Lit.) (1963).

SPECHTER, H. J.: Med. et Hyg. **19**, 436 (1961).

—, Geburtshilfe Frauenheilk. **25**, 502 (1965).

SULLIVAN, R. D.: Med. Res. Cyanamid Intern. 1963.

SULLIVAN, R. D., E. MILLER, TH. YHRYSSOCHOOS and E. WATKINS: Cancer Chemotherap. Rep. **16**, 499 (1962).

SULLIVAN, R. D.: The Dose, Duration and Route of Administration Studies of Metthotrexate in Clinicel Cancer Chemotherapie. In: Methtrexate in the Treatment of Cancer. Editet by R. PONTER and E. WILTSHAW. John Wright and Sons, Bristol 1962.

SYKOSCH, J.: Zbl. Chir. **88**, 1633 (1933).

STEHLIN JR., J. S., R. L. CLARK JR. u. W. C. DAVEY: Arch. Surg. **83**, 943 (1901).

TRUSSEL, R. R. u. G. DE B. MITFORD-BARBERTON: Lancet I, 971 (1961).

WATKINS, E. u. R. D. SULLIVAN: Surg. Gynec. Obstet. **118**, 3 (1964).

WESTBROEK, D. L. u. A. ZWAVELING: Ref. Med. Klin. **60**, H. 36 (1964).

WESTBURY, G., R. A. NEWTON, J. HUMBLE, H. T. FORD, D. E. PEGG and W. P. WHITE: Brit. med. J. **1**, 1238 (1962).

WILMANNS, H.: Chemotherapie maligner Tumoren. 3. Bielefelder Symposium. Schattauer, Stuttgart 1964.

WOODHALL, G. and M. S. MAHELEY: Amer. J. Surg. **105**, 624 (1963).

ZUCHA, J., V. GRUNERT, M. HUPKA u. A. WINKLER: Cs. Neurol. **25**, 342 (1962).

IX. Verschiedene Anwendungsgebiete

Begreiflicherweise wurde die intraarterielle Zuführungsweise im Zuge ihrer Entwicklung und Vervollkommnung auch für weniger naheliegende Anwendungsgebiete als die genannten herangezogen. Berechtigung und Anzeigestellung lassen ohne Frage manche Einwände zu, auch ist die Durchführung bei diesen Ausnahmeverwendungen mitunter nicht über das Versuchsstadium hinausgekommen. Trotzdem seien hier, im vorletzten Abschnitt des Buches, diese Bemühungen um eine Erweiterung der Anwendungsmöglichkeiten der Vollständigkeit halber angeführt.

1. Die intraarterielle regionale Schmerzausschaltung

Schon frühzeitig wurde die intraarterielle Einspritzungsbehandlung mit zusätzlichen Injektionen von 5—10 ml einer ½- bis 1%igen *Novocain-* oder 0,1—0,5%igen *Nupercain*lösung verbunden, um den bei vielen und namentlich bei den älteren Durchblutungskranken nach den meisten intraarteriell verabfolgten Mitteln auftretenden Gefäßinjektionsschmerz zu dämpfen oder aufzuheben. Die ersten Erfahrungen mit intraarteriellen Procaingaben haben PRATESI und NUTI mitgeteilt.

Die Erwartung, auf diese Weise peripher ausgelöste Schmerzzustände beeinflussen und lindern zu können, entbehrt nicht der Berechtigung, erstreckt sich doch die anästhetisierende Wirkung des *Novocains* und der neueren Lokalanästhetika einschließlich des Langzeitanästhetikums *Carbosthesin* in der peripheren Strombahn sowohl auf das spinale wie auf das vegetative Nervensystem (Endoanästhesie).

Nach den bisherigen Erfahrungen trägt der intraarteriell verabfolgte Betäubungsmittelzusatz jedoch nur wenig oder gar nicht zur Linderung des initialen Injektionsschmerzes bei. LOOSE verabreicht 3—5 ml einer 0,5 %igen *Novocain*-Lösung entweder hintereinander oder als Mischspritze und glaubt, daß damit ein schmerzlindernder Einfluß erreicht wird; während er von intraarterielen *Novocain*-Gaben allein keine Wirkung sah.

Nach HESS wird der Schmerz, den eine intraarterielle Kontrastmitteleinspritzung hervorruft, durch eine vorausgehende *Novocain*injektion in das arterielle Gefäß nicht gelindert. Gegenteilige Beobachtungen hat SINGER bei intraarteriellen *Azetylcholin*injektionen (25—50 mg *Acetylcholin* in 1—3 ml einer 1%igen Procainlösung) gemacht. Nach GABKA wird die Procain- und Lidocain-Wirkung durch Zugabe von *Actihaemyl* beschleunigt; das erklärt möglicherweise die günstigeren Beobachtungen LOOSES. Bei dem *Actihaemyl*einfluß handelt es sich wahrscheinlich um eine Elektrolytwirkung.

Nach anderen Mitteilungen hat die intraarterielle *Novocain*-Injektion nur bei pathologisch veränderten Gefäßen eine schmerzausschaltende Wirkung. Wahrscheinlich hängen die sich widersprechenden Angaben über den Einfluß der intraarteriell zugeführten Anästhetika mit dem jeweiligen Grad der Gefäßveränderungen zusammen. Das Problem der Schmerzausschaltung bei intraarteriellen Injektionen hat bis zu einem gewissen Grade mit der Einführung der intraarteriellen Infusionstherapie ihre Lösung gefunden: bei sehr langsamer, nur tropfenweise erfolgender Zuleitung der Infusionslösung zum terminalen Stromgebiet der injizierten Arterie kommt es gar nicht erst zum Auftreten nennenswerter Gefäßinjektionsschmerzen.

Intraarterielle *Novocain*-Injektionen wurden auch herangezogen, um die Schmerzzustände, von denen die meisten organischen Gefäßkrankheiten begleitet sind, zu lindern. Inwieweit dies möglich ist, läßt sich schwer beurteilen. Überzeugend sind die bisherigen Ergebnisse nicht. Das trifft besonders für den oft unerträglichen Ruheschmerz zu. Eher als durch Anästhetika ist der Ruheschmerz nach SCHOOP durch die intraarterielle Injektion von 100 mg Vitamin B_1 zu beeinflussen. Eine gewisse Gefahr bedeutet bei jeder *Novocain*-Injektion in ein arterielles Stromgebiet die Möglichkeit allergischer Reaktionen; sie können bis zu schweren Kollapserscheinungen reichen, wie von SCHULZE-BERGMANN hervorgehoben wird. Die auftretende Allergie wird nur durch die Ester von *Pantocain* und *Novocain* ausgelöst, während Lidocain *(Xylocain)* frei von allergischen Nebenwirkungen ist.

Andererseits sind mit dem Anästhetika-Zusatz vorteilhafte durchblutungsfördernde Einflüsse verknüpft, die nicht allein durch die Aufhebung bestehender Gefäßspasmen, sondern auch durch unmittelbar gefäßerweiternde Wirkungen zustande kommen. Der gefäßerweiternde Einfluß beruht nach neueren pharmakologischen Feststellungen nicht auf dem unveränderten Molekül; vielmehr wird im Serum ein gefäßerweiternder Stoff, das Diäthylaminoäthanol, abgespalten. Der Spaltungsvorgang nimmt nach RENTZ etwa 30 Minuten in Anspruch; das erklärt, wie SOEHRING nachwies, die von RENTZ beschriebenen Phasenwirkungen des *Novocains* dahingehend, daß der zweiten Wirkungsphase auch ein zweites Substrat, eben das Spaltungsprodukt, zugrunde liegt; nur dieses wirkt nach den Untersuchungen von HAUSSCHILD und LANDBECK u. a. gefäßerweiternd. Und dementsprechend tritt die vasodilatatorische Wirkung sowohl bei intravenöser (GRUDERT) wie nach intraarterieller Zuführung erst nach einiger Zeit ein.

Für sich allein angewendet entspricht die intraarterielle *Novocain*- oder *Xylocain*-Blockade etwa der Zielsetzung der intravenösen *Novocain*-Therapie, deren Wirkung durch Umstimmung erklärt (ALTHOFF, RITTER, BLOCK u. a.) und deren Angriffsweise als überwiegend peripher aufgefaßt wird. Aus diesem Grunde dürfte der gezielten Anästhetika-Zuführung bei vasokontritorischen Angiolopathien, vegetativen Dystonien und kausalgieartigen Schmerzzuständen eine Berechtigung nicht abzusprechen sein.

JELANSKY z. B. berichtet über ausgezeichnete Erfolge mit täglichen intraarteriellen *Novocain*-Injektionen bei spastisch bedingten Durchblutungsstörungen, namentlich bei Endangiitis obliterans. Bei dem gleichen Leiden hatte MAHAROW gute Erfolge mit intraarteriellen *Novocain*einspritzungen; er berichtet über günstige Frühresultate bei 72 % seiner Beobachtungen. POLGARU und SPÄT, die vornehmlich variköse Ulzera behandelten und in 94 % ihrer Fälle Abheilung erzielten, sprechen direkt von einer „neuralen Therapie".

HADORN sowie PLISAN haben *Novocain* intraarteriell bei Amputationsstumpf-Kausalgien und bei Trigeminusneuralgien erfolgreich angewendet. BRIENER und OSTAPOWICZ behandelten vegetative Störungen nach Handverletzungen einschließlich der

SUDECKSCHEN Dystrophie mit intraarteriellen *Causat*-Injektionen und berichteten über gute Erfahrungen. PATTERIN und VANNUCCI verabreichten in 26 Fällen von SUDECKschem Syndrom *Novocain* mit *Tubocurarin* intraarteriell und konnten 24 Kranke günstig beeinflussen. Ebenfalls mit *Causat* konnten JORNS und PAULUS bei peripheren Schmerzzuständen, insbesondere bei der SUDECKschen Gewebs-Dystrophie, Besserungen erzielen.

Schließlich sei hier auf die Bemühungen hingewiesen, durch andere intraarteriell verabfolgte Mittel wie *Periston* (HEINICKE), Phenothiazin (RATSCHOW) oder Prednison (MOSER) schmerzausschaltende Wirkungen zu erhalten. MOSER konnte notfalls mit Kristallsuspensionen von Cortisonen den anders kaum beeinflußbaren Hypoxie-Ruheschmerz dämpfen und nach mehreren Einspritzungen gänzlich zum Verschwinden bringen. Auch bei schmerzhaften Phlebitiden bewährte sich ihm die intraarterielle Prednisonanwendung. KAPPERT hält intraarterielle Gaben von Prednisolon bei arteriitischen Symptomen für angezeigt.

2. Die intraarterielle Verwendung von Relaxantien

Die modernen muskelerschlaffenden Mittel wurden verständlicherweise schon bald nach ihrer Einführung in die Klinik zur Behandlung spastischer Paresen sowie zur Erleichterung der Einrichtung von Verrenkungen und Verrenkungsbrüchen herangezogen. Der Gedanke, diese Mittel in geeigneten Fällen auch intraarteriell zu verabfolgen, war von der Überlegung eingegeben, mit der bei dieser Zuführungsweise möglichen geringen Dosis auszukommen, trotzdem aber einen maximal großen muskelerschlaffenden Einfluß am Ort der Wahl bei weitgehender Vermeidung unerwünschter Nebenwirkungen auszuüben. Insbesonders die bei der herkömmlichen Verabfolgung drohende Gefahr, daß die Lähmungen auf die Atemmuskulatur übergreifen, schien durch die intraarterielle, auf den Krankheitsbereich beschränkte Zuführung der Relaxantien gebannt. In dieser Begrenzung der Wirkung auf ein Teilgebiet des Körpers und in der weitgehenden Ausschaltung des allgemeinen Blutkreislaufes konnte deshalb durchaus eine Rechtfertigung für die intraarterielle Verabreichung gesehen werden.

Als einer der ersten hat offenbar FINK bei einer ganzen Reihe von Kranken mit spastischen Lähmungen ein Muskelrelaxans, das *Lysthenon*, einen Bicholinester der Bernsteinsäure, intraarteriell verabfolgt. In seinen Fällen kam es stets zu einer kompletten Erschlaffung der spastisch gelähmten Gliedmaße, ohne daß Atemstörungen auftraten. Infolgedessen konnte er versteifte Gelenke beweglich machen und Stellungsverbesserungen vornehmen.
Über gute Erfolge ohne jede Atemstörung mit i.a. Curareanwendung bei spastischen Paresen berichtete ferner DUÉ 1955.

Eigene Erfahrungen (JORNS, PEIN) erstrecken sich auf 15 Kranke, bei denen das Relaxans *Myo-Relaxin* intraartiell verabfolgt wurde, um bei schwer einzurichtenden Knochenbrüchen und Verrenkungen ein gutes Repositionsergebnis zu erreichen. Auch uns war der Gedanke bestechend erschienen, die muskelerschlaffende Wirkung auf die Gliedmaße beschränken zu können, an der ein Eingriff erforderlich war. Unsere Erwartungen wurden jedoch insofern enttäuscht, als die Muskelerschlaffung recht unterschiedlich ausfiel: bei einigen Kranken trat bereits 15—30 Sekunden nach der i.a. Injektion eine völlige motorische Lähmung des Gliedes bei nur geringer Beeinträchtigung des Allgemeinzustandes ein, so daß die Reposition gut durchgeführt werden konnte.

Bei anderen kam es dagegen trotz venöser Rückstauung auf die gleiche Dosierung hin zu Bewußtseinsverlust und Atemstillstand mit nachfolgenden Kollapserscheinungen. Die bei intraarterieller Verwendung unterschiedliche Wirkung des offenbar wenig verträglichen *Myo-Relaxins* veranlaßte uns, von weiteren Versuchen abzusehen.

Aufgrund der vorstehend mitgeteilten Erfahrungen dürfte es aber doch feststehen, daß muskelerschlaffende Mittel gerade bei intraarterieller Verabfolgung geeignet sind, dem im Hinblick auf Spasmenaufhebung und Repositionserleichterung eingangs genannten Erwartungen zu entsprechen. Zur Vermeidung von Atemstörungen ist jedoch die Infusion anstelle der Injektion anzuraten. Auch ist vor einer kritiklosen Anwendung ebenso dringend zu warnen, wie vor der Verwendung unzuverlässiger unerprobter Präparate. Unerläßlich erscheint die genaue Kenntnis des Mittels und seiner pharmakologischen und physiologischen Gegenmittel sowie der Bereitstellung aller zur Intubation und künstlichen Beatmung notwendigen Geräte. Unter diesen Voraussetzungen, die allein vor folgenschweren Zwischenfällen zu schützen vermögen, dürften intraarterielle Relaxantien-Injektionen von großem praktischem Nutzen, namentlich in der Unfall-Chirurgie, sein.

Muskelrelaxantien wurden intraarteriell auch in der Erwartung gegeben, dadurch den Ruheschmerz bei vorgeschrittenen peripheren arteriellen Durchblutungsstörungen und Verschlußkrankheiten günstig beeinflussen zu können; Erfolge wurden nach KAPPERT auf diese Weise jedoch nicht erzielt.

3. Intraarterielle Antikoagulantien-Prophylaxe und Fibrinolyse-Therapie

Zur Prophylaxe wie zur Therapie thromboembolischer Zustände geeignete Antikoagulantien wurden schon bald nach ihrer Einführung in die Klinik auch intraarteriell verabfolgt. Verwendung fanden neben dem *Heparin* und dem synthetisch hergestellten Heparinoid *Thrombozid* auch ndere gerinnungsverzögernd und fibrinolytisch wirkende Substanzen wie *Streptokinase* und *Urokinase.* Durchblutungsverbesserung nach intravasaler Verabfolgung dieser Stoffe beruht, wie FRIEDRICH und HECKER im Tierversuch nachwiesen, ausschließlich auf gesteigerter Fibrinolyse; eine gefäßerweiternde oder eine spasmolytische Wirkung ist diesen Mitteln nicht eigen.

Mehr prophylaktisch wirksame Langzeit-Antikoagulantien wie die Cumarin- und Indandionderivate kommen für diese Verwendung weniger in Frage; sie sind der intravenösen Zuführung vorbehalten. Dazu sei vermerkt, daß nicht wenige Autoren, wie u. a. SCHMUTZLER und KAPPERT, in der intraarteriellen Verabfolgung von Antikoagulantien grundsätzlich keinen Vorzug gegenüber der intravenösen Applikation dieser Mittel sehen.

Es wurde bereits mehrfach erwähnt, daß *Heparin*lösungen zur intraarteriellen Injektion oder Infusion bakteriozid und zytostatisch wirkender Mittel hinzugesetzt werden, um der Entstehung arterieller Thrombosen vorzubeugen. *Eine besondere Bedeutung hat die prophylaktische intraarterielle Antikoagulantienverwendung in der modernen Gefäßchirurgie erlangt.* Auch zu Operationsvorbereitungen in Fällen, die eine Aufschiebung der Embolektomie wünschenswert machen, wird die intraarterielle Dauer-Antikoagulantien-Therapie empfohlen.

So werden vor gefäßchirurgischen Eingriffen in der Regel 10 000 E Heparin intraarteriell injiziert.

Kurativ werden *Heparin* und *Thrombocid* bei der Behandlung akuter, aber auch chronischer arterieller Verschlußkrankheiten intraarteriell zugeführt. Diese Form der Antikoagulantientherapie bei thrombotischen Gefäßverschlüssen erscheint vor anderen Maßnahmen begründet, weil die fibrinolytische Eigenschaft der verwendeten Substanzen innerhalb des Gefäßrohres — und praktisch nur in diesem — zur Wirkung gelangt, in dem sich der Krankheitsverlauf abspielt. Sie könnte z. B. die Aufgabe erfüllen, noch nicht verlegte Gefäßabgänge der für die Kollateralbildung wichtigen Arterienzweige offenzuhalten.

Der intraarteriellen *Heparin*verabfolgung haben sich schon frühzeitig PRATESI sowie DOTTI und LEVIN bedient, sie geben an, damit nicht besser als mit der intravenösen Injektion gefahren zu sein. Auch neuere Erfahrungen, namentlich von amerikanischer Seite, lauten „contradictory". Zahlreiche andere Autoren, so REMY, CADIOT und PERNOT oder OROSZ und KELENTEY, die über 11 Kranke berichteten, von denen alle subjektiv, vier auch eindeutig objektiv gebessert wurden, sprechen sich dagegen für die intraarterielle Anwendung aus. Einen guten thrombolytischen Effekt bei zwei peripheren Arterienverschlüssen erzielten McNICOL und Mitarb. Auch KRONBERGER geht die akuten arteriellen Gefäßverschlüsse mit intraarteriellen Heparininjektionen an. Und KAPPERT vertritt den Standpunkt, daß bereits der Hausarzt bei akutem Gefäßverschluß *Heparin* intraarteriell verabreichen sollte, um Appositionsthromben vorzubeugen. WIDMER hält jedoch mit Recht die intravenöse Heparinzuführung für ausreichend und zudem ungefährlicher, zumindest in der Hand des Praktikers.

ALFENA DEL VALLE verwendet α-Chymotropin, ein proteolytisches Ferment, zur Beeinflussung obliterierender Arteriosklerosen. Er spritzt es in steigender Dosierung intraarteriell ein und gibt gute Erfolge ohne nachteilige Nebenwirkungen an. WINDEMANN und Mitarb. behandelten Kranke mit frischen arteriellen Verschlußkrankheiten innerhalb der ersten 24 Stunden nach dem Auftreten der ersten Verschlußzeichen mit der fibrinolytisch besonders wirksamen *Streptokinase*. Sie erzielten — in einem Fall auch durch intraarterielle Infusion — eindrucksvolle, z. T. arteriographisch belegte Ergebnisse, die auf eine Auflösung der vasalen Gerinnsel in 9 von insgesamt 19 Fällen schließen ließen. Von SCHOOP stammt die Mitteilung, daß intraarterielle *Streptokinase*-Infusionen mittels Katheter gelegentlich Verschlüsse der A. iliaca communis aufzulösen vermögen.

> Im ganzen gesehen berechtigen die vorliegenden Erfahrungen mit intraarterieller Fibrinolyse-Therapie zu einer Fortsetzung der Bemühungen um die Auflösung vornehmlich akuter arterieller Gefäßverschlüsse, zumal schon eine partielle Thrombolyse die Gliedmaßendurchblutung bessern könnte.

Vor allem aber scheint die bei gezielt-regionaler Zuführung fibrinolytisch wirksamer Substanzen mögliche Verringerung der zu infundierenden Gesamtmenge wesentlich zur Vermeidung von Allgemeinschädigungen beitragen zu können. WINDEMANN und Mitarb. heben diesen Punkt ausdrücklich hervor. Vor einer breiteren Anwendung der Methode bedarf es jedoch der Klärung, welche Mittel für diese unmittelbare regionale Zuführung wirklich geeignet sind und unter welchen Voraussetzungen es möglich ist, nicht nur die fibrinogen- und plasminreichen und daher gut beeinflußbaren Gerinnungsthromben, sondern auch die thrombozytenreichen Abscheidungsthromben thrombolytisch zu beeinflussen.

Den möglichen Vorteilen der intraarteriellen Fibrinolyse-Therapie steht die große *Gefahr der Nachblutung aus der Punktionsstelle* gegenüber. SCHOOP, WIDMER,

Kappert u. a. verweisen auf die häufigen Stichkanalblutungen, die sich zu massiven Hämatomen entwickeln können. Die intraarterielle Verabfolgung der Fibrinolytika unterliegt aus diesem Grunde begreiflichen Einwänden.

Hier ist vielleicht der Ort, um anhangsweise einige Behandlungsvorschläge zu nennen, die sich auf die Behandlung von Gefäßwanderkrankungen im Bereich der Kopfschlagader beziehen.

So hat Krapitz intrakarotidielle Injektionen spasmenlösender und gefäßerweiternder Substanzen kombiniert mit Coffein zur *Beeinflussung akuter, arteriosklerotisch bedingter Verwirrtheitszustände* empfohlen; bei den von ihm so behandelten 17 frischen Fällen, wie er angibt, trat kein Versager auf! Auch bei dem Schwindel der Hypotoniker soll die Methode Gutes leisten.

Schon vor Krapitz hatten Woringer und Gloor vorgeschlagen, die Folgeerscheinungen zentraler Durchblutungsschäden, insbesondere zerebrale Ausfallserscheinungen nach apoplektischen Insulten, mit Injektionen von *Acetylcholin-Nikotinsäure* in die Halsschlagadern zu behandeln, nachdem sie nach Arteriographien der Hirngefäße bei vier Kranken den Rückgang von Paresen und Sprachstörungen beobachtet hatten. Zur Beeinflussung zerebraler und okulärer Durchblutungsstörungen haben Elsbacher, Geisberger, Leopold-Messer und Feist den intrakarotidiellen Weg gewählt.

Bei Spasmen der A. centralis retinae bewährte sich bei Hoffmann die intrakarotidielle Zuführung von *Priscol.* Er spritzte es drei- bis viermal im Abstand von 2—3 Tagen. In etwa der Hälfte blieb die drohende Erblindung aus.

Gewiß einen Sonderfall stellt die Heilung einer Verletzung im Bereich der Keilbeinhöhle der A. carotis interna mit unstillbarem Nasenbluten durch eine intraarterielle Thrombininjektion dar, über den Denecke und Hartert berichteten; die Richtigkeit der Überlegungen, die sie ihrem Vorgehen vorausgeschickt hatten, konnte durch experimentelle Untersuchungen untermauert werden. Sie waren Veranlassung, die intraarterielle Thrombininjektion bei Eingriffen auf dem Gebiet der Hals-Nasen-Ohren-Erkrankungen, so bei der Radikaloperation des Zungenkrebses, erfolgreich heranzuziehen.

4. Die intraarterielle Insulin-Therapie

Der Gedanke, bei Diabetikern, aber auch bei Nichtdiabetikern, Insulin intraarteriell zu verabfolgen, scheint auf den ersten Blick jeder Berechtigung zu entbehren. In der üblichen Weise durch subkutane Injektion zugeführtes Insulin gelangt mit dem Blut in alle Körperregionen; es kann mithin überall, auch im peripheren Stromgebiet, wirksam werden.

Eine Reihe von Gründen läßt jedoch vermuten, daß in der Peripherie des Körpers Zustände eines vornehmlich örtlichen Insulinmangels auftreten können, die die intraarterielle Insulinzuführung nahelegen. So leistet die Minderdurchblutung des Gewebes an den an sich schon weniger gefäßreichen oder von stark veränderten Gefäßen versorgten Akren nicht nur dem Gewebsuntergang Vorschub, sondern bedingt auch eine Herabsetzung der Insulinzufuhr. Das trifft besonders dann zu — und hier bietet sich ein Vergleich mit der Antibiotikaverwendung an —, wenn begrenzte Gewebsabschnitte unzureichend an die arterielle Gefäßversorgung angeschlossen sind.

Schon eine venöse Stauung läßt den Zuckerspiegel im Gewebe ansteigen. Untersuchungen von Lolli über das Verhalten des kapillären und des venösen Blutzuckers ergaben erhöhte Werte, wenn das venöse Blut infolge Stauung eingedickt ist. Dieser Befund war bei Diabetikern häufiger und ausgeprägter zu erheben als bei Stoffwechselgesunden.

Erst recht ist mit örtlichem Insulinmangel bei Gewebsschäden umschriebenen Nekrosen und eitrigen Gewebszerstörungen zu rechnen. Das braucht nicht allein an mangelnder Insulinzuführung zu liegen. Bekannt ist das Auftreten insulinzerstörender Stoffe im Blut bei akuten Infekten. Eine ähnliche Auswirkung dürfte die gesteigerte Proteolyse in Entzündungsgebieten auf das örtliche Insulinangebot haben.

Mit dem örtlichen Insulinmangel ist regelmäßig ein Anstieg des Gewebszuckers und vor allem eine Beeinträchtigung der Zellfunktionen verbunden. Die Hyperglykämie des stoffwechselentgleisten Zuckerkranken geht stets mit erhöhter Infektionsgefährdung und ungünstigem Verlauf bereits aufgetretener örtlicher Eiterungen einher. Die einfache Schlußfolgerung: erhöhter Zuckergehalt von Blut und Geweben gleich Infektionsgefährdung, ist nach neueren Untersuchungen jedoch nicht zulässig; von entscheidender Bedeutung ist vielmehr die mit dem Insulinmangel ursächlich zusammenhängende Zellschädigung.

Die Beeinträchtigung der Zellfunktionen beruht in erster Linie darauf, daß der wichtigste Energielieferant der Zellen und Gewebe, die Glykose, nicht mehr ausreichend verwertet wird. Das Inselhormon greift bekanntlich bereits in die ersten Phasen des Kohlehydratstoffwechsels ein. Schon das Hineingelangen der Glukose in die Zelle (Permeabilitäts- bzw. Transport-Theorie) und ihre Phosphorylierung zu Glukose-b-phosphat (Enzymatische Theorie) wird durch die unzureichende Anwesenheit des Insulins beeinträchtigt. Das zieht eine Reihe schwerer Störungen des Zellebens und der Zelleistungen nach sich, die ohne Frage das Auftreten eitriger Infektionen im Zusammenhang mit den durch die diabetogene Angiolopathie entstandenen Gewebsschäden begünstigen. Örtliche Mangeldurchblutung und Widerstandslosigkeit des Gewebes infolge Insulinmangel gehen dabei Hand in Hand. Leicht kommt es zu einem verhängnisvollen Kreislauf, indem der ungedeckte Insulinbedarf des Gewebes das Angehen und das Fortschreiten der Eiterung fördert, diese aber wiederum die diabetische Stoffwechsellage verschlechtert und die Insulinwirksamkeit dadurch weiter einschränkt.

Auch die oft geäußerte Behauptung, der erhöhte Gewebszuckerspiegel gäbe einen guten Nährboden für Bakterien, insbesondere für Staphylokokken, ab, entbehrt nicht jeder Berechtigung. HANDMANN bezeichnet diese Möglichkeit zwar als abwegig, die Dermatologen jedoch ziehen bei therapieresistenten Furunkulosen, die fast ausnahms-

> Den hier kurz erörterten Ursachen und Gefahren des örtlichen Insulinmangels zu begegnen, erscheint die gezielte intraarterielle Insulinzuführung durchaus geeignet. In Verbindung mit den bei Nekrosen und Gangrän angezeigten intraarteriellen Infusionen durchblutungsfördernder und bakteriostatischer Mittel vermag sie eine Insulinanreicherung am Schadensort herbeizuführen, bevor die zugeführten Stoffe in den allgemeinen Kreislauf gelangen. Auf diese Weise kann mittelbar über die Wiederherstellung der Zellfunktionen ein günstiger Einfluß auf die Schäden des diabetischen „Terrainfaktors“, um einen Ausdruck DOERRS zu gebrauchen, ausgeübt werden.

los von Staphylokokken unterhalten werden, mit Erfolg Beschränkung der Kohlehydrate in der Nahrung und kleine Insulingaben heran. Sie beziehen sich dabei auf die nachgewiesene Abhängigkeit der Staphylokokkenvermehrung vom Zuckergehalt des Nährbodens (SCHREUSS).

Die intraarterielle Insulinanwendung geht auf Beobachtungen von ADLERSBERG und PORGES im Jahre 1930 zurück. Sie empfahlen Insulin zur lokalen Wundbehandlung bei Diabetikern mit schlecht heilenden Wunden und Geschwüren, aber auch bei nichtzuckerkranken Personen, da ihnen schon früher aufgefallen war, daß auch nichtdiabetogene Wundheilungsstörungen mit erhöhten Gewebezuckerwerten einhergehen. Die lokale Insulinanwendung gab bei Ulzerationen der verschiedensten Genese üppige und gut durchblutete Granulationen, die sich rasch überhäuteten. Zu dieser Festsstellung von ADLERSBERG und PORGES darf ergänzend bemerkt werden, daß das parasympathisch wirksame Insulin die Wundheilungsvorgänge auch mittelbar über das Vegetativum günstig zu beeinflussen vermag (JORNS).

In Kenntnis der Arbeiten von ADLERSBERG und PORGES haben wir, wie schon BORELLI, Insulin in kleinen Mengen mehrfach zusammen mit Sulfonamiden oder Antibiotika zur intraarteriellen Behandlung peripherer Gliedmaßeneiterungen sowohl bei Diabetikern wie bei Nichtzuckerkranken eingespritzt, bei ersteren in der Erwartung, den Gewebezucker am Ort der chirurgischen Komplikation zuverlässig herabzudrücken, bei letzteren, um eine aufgetretene Heilungsverzögerung rascher überwinden zu können. Die erzielten Erfolge sprachen durchaus für die vermuteten Zusammenhänge. Auch DALLA-VOLTA berichtet 1949 über überraschende Ergebnisse bei diabetischer Gangrän; er spritzte täglich Insulin in Einzeldosen von 50 IE intraarteriell ein, ohne daß hypoglykämische Erscheinungen auftraten.

Als *„segmentäre arterielle Insulintherapie"* hat MACEDO sein Vorgehen bei diabetischer Gangrän bezeichnet. Ausgehend von der Annahme, daß örtliche Störungen des Stoffwechsels den diabetischen Gewebeschaden verursachen und daß deshalb zweckmäßig örtlich-regionär vorgegangen werden müsse, injizierte er die sonst benötigte Menge Altinsulin täglich oder jeden 2. Tag, z. T. subkutan, z. T. intraarteriell, mit 10 E beginnend und bis höchstens 50 E steigend, bis zur Abheilung der Nekrosen; auftretende hypoglykämische Erscheinungen wurden durch Gaben von Kohlehydraten leicht behoben.

Sind bei Diabetikern größere Mengen von Insulin erforderlich, dann empfiehlt es sich, die zusammen mit den Antibiotika zu verabfolgende kleine Gabe auf die der Stoffwechselsituation entsprechend indizierte Gesamtinsulinmenge anzurechnen, um Schockwirkungen mit Sicherheit zu vermeiden. Die geringen Mengen, die Nichtzuckerkranken intraarteriell zugeführt werden, lassen hypoglykämische Folgeerscheinungen nicht befürchten. Außerdem wird, selbst bei insulinüberempfindlichen Personen, eine derartig kleine Insulinmenge in dem regionalen arteriellen Stromgebiet abgebaut und verbraucht, so daß mit einem nennenswerten Übergang in den Gesamtkreislauf nicht zu rechnen ist. Wir bedienen uns infolgedessen erneut dieser Methode, über deren Ergebnisse mein Mitarbeiter SEDLARIK berichtet hat.

5. Die intraarterielle Serumtherapie des Wundstarrkrampfes

Die Antitoxin-Behandlung des manifesten Tetanus verwendet intravenöse und intralumbale Seruminjektionen. Um die Serumtherapie des Tetanus in Übereinstimmung mit Ausbreitung und Angriffsort des Tetanustoxins zu bringen, wurde schon frühzeitig von intrakarotidiellen Injektionen Gebrauch gemacht, um das Antitoxin auf dem Wege über die Halsschlagader unmittelbar an die Hirnzellen heranzubringen. Die Beobachtung, daß bei noch nicht weitgehender Toxinüberschwemmung des nervösen Gewebes eine Entgiftung gelingen kann, spricht für diesen Behandlungsweg, der auch heute noch diskutabel ist.

UNGER und HEDDÄUS haben 1914 unabhängig voneinander erstmalig Tetanusantitoxin intraarteriell verabfolgt. Sie gingen dabei von der Erwägung aus, daß die Serumzuführung auf dem direkten Blutwege wirkungsvoller sein müsse als die intravenöse Verabreichung. UNGER, der nur einen Fall von Wundstarrkrampf behandelt hat, folgte dabei dem Beispiel BLEICHRÖDERS und führte in die freigelegte A. ulnaris einen Ureterkatheter ein, schob diesen bis zum Aortenbogen vor und infundierte darauf zweimal Serum, um es auf diesem Wege über das linke Herz den Kopfschlagadern zuzuführen; der Kranke wurde geheilt. HEDDÄUS legte dagegen eine oder beide Karotiden frei und spritzte zunächst je einmal Serum ein. Das Ergebnis war auffallend günstig, denn von acht Kranken genasen sechs. 1917 berichtete HEDDÄUS über zwei weitere Heilungen; wie BLEICHRÖDER das *Kallargol*, so hatte er das Serum einem dieser beiden Kranken in die A. femoralis eingefuhrt.

Später hat LEHMANN den gleichen Weg beschritten und drei Wundstarrkrampfkranke durch perkutane Einspritzung von Tetanusantitoxin in die A. carotis communis unter gleichzeitiger manueller Kompression der A. carotis externa geheilt. Ein vierter Patient, der ebenso behandelt wurde, starb; die Leichenöffnung ergab außer der punktförmigen Einstichöffnung in der Carotis weder eine Wandschädigung des Gefäßes noch eine Blutpfropfbildung.

Im Schrifttum haben diese Behandlungsergebnisse nur geringen Widerhall gefunden. BLUMENTHAL erwähnt 1914 in einem Übersichtsaufsatz das Vorgehen UNGERS, ohne selbst dazu Stellung zu nehmen. Zwei Jahre später stellt KRÄUTER fest, daß die arterielle Serumanwendung beim Wundstarrkrampf nicht in Aufnahme gekommen sei, und HARTLEIB äußert 1929 bei der Empfehlung der subduralen intrakraniellen Serumeinspritzungsbehandlung, mit der er schlagartige Besserungen erzielt haben will, stärkste Bedenken gegen die intraarterielle Antitoxininjektion, weil er Schädigungen der Gefäßwand und Aneurysmenbildung befürchtete.

Im Jahre 1933 gab FOURNESTROUX zwei Heilungen bei drei intraarteriell behandelten Tetanuspatienten bekannt, und aus der Auffassung heraus, daß die „Voraussetzungen einer hohen Wirksamkeit unbedingt gegeben und die bisherigen wenigen Erfahrungen auffallend gut sind“, griff auch der Schweizer Chirurg FRITSCHE das Verfahren auf und berichtete 1936 über seine Ergebnisse. Er behandelte insgesamt 15 Wundstarrkrampfkranke, von denen nur zwei starben, erzielte also eine Heilungstendenz von 87 %! In einem Fall wurde eine recht bemerkenswerte Beobachtung gemacht: nach drei aufeinanderfolgenden Einspritzungen von je 10 000 A. E. in die linke Halsschlagader verwandelte sich der bis dahin doppelseitige allgemeine Starrkrampf in einen vorwiegend linksseitigen, die tetanischen Krämpfe der rechten Körperhälfte wurden schon nach zwei Tagen schwächer und verloren sich schneller als die der linken Seite; der Kranke wurde geheilt. Diese Beobachtung scheint eindeutig zu beweisen, daß das in die Halsschlagader eingespritzte Antitoxin nach Überwindung der Bluthirnschranke sich im Hirngewebe selbst auswirkt. In Übereinstimmung mit der Art der Gefäßversorgung des Gehirns läßt sich daraus weiter schließen, daß einseitige Serumgaben nicht ausreichen, um eine gleichmäßige therapeutische Beeinflussung beider Hirnhälften zu erzielen; dazu sind vielmehr, namentlich in schweren Fällen, Einspritzungen in beide Karotiden notwendig.

Dem Vorgehen FRITZSCHES bin ich selbst (JORNS) bei zwei Wundstarrkrampfkranken gefolgt. In dem einen Falle handelte es sich um einen schweren Fall, der trotz Schutzdosis 9 Tage nach der Verletzung auftrat. Außer intravenösen und endolumbalen Serumgaben wurden

10 000 A. E. in die freigelegte linke A. carotis interna eingespritzt, ohne daß der tödliche Ausgang aufzuhalten war. Bei einem zweiten, 20 Tage nach der Verletzung auftretenden mittelschweren Tetanus wurden je 20 000 A. E. intravenös sowie beiderseits unter gleichzeitiger Drosselung der A. carotis externa in die freigelegte A. carotis communis mit dem Erfolg gegeben, daß die tetanischen Krämpfe fast ganz aufhörten; der Kranke starb jedoch fünf Tage später infolge Herzversagens.

Die intrakarotidielle Verabfolgung von Wundstarrkrampfserum hat zweifellos den Nachteil, daß Hirnbasis und Hirnstamm von der Serumzuführung auf diesem Wege nicht erreicht werden; dazu wären Injektionen in die Aa. vertebrales nötig. Trotzdem wurden weitere ermutigende Erfahrungen gemacht:

Aus der Tübinger Chirurgischen Klinik teilte 1953 Kootz mit, daß seit 1950 insgesamt elf mittlere und schwere Tetanusfälle mit je 10 000 Antitoxineinheiten bds. in die operativ freigelegte A. carotis interna neben der simultanen Serumtoxoid-Therapie behandelt wurden; neun der elf Kranken genasen.

Christian und Schlag sahen von vier Patienten drei überleben, bei denen sie abwechselnd in jede Seite perkutane intrakarotidielle Antitoxininjektionen von zweimal täglich 30 000—60 000 Antitoxineinheiten durchgeführt haben.

Die von Kootz mitgeteilten Erfahrungen veranlaßten mich (Jorns), bei weiteren 4 schweren Wundstarrkrampffällen Serum intrakarotidiell zuzuführen. Die wechselseitig perkutan vorgenommene Injektion stieß auf keinerlei Schwierigkeiten; Zwischenfälle ereigneten sich nicht. Von diesen vier Kranken genasen ebenfalls drei; bei zwei von ihnen, einem neunjährigen Jungen und einem 65jährigen Bauern, hatte man den Eindruck, daß die wechselseitig vorgenommenen Serumeinspritzungen in die Kopfschlagadern, bei dem erstgenannten Patienten 30 000, bei dem anderen 240 000 Antitoxineinheiten, einen Umschwung zum Besseren bewirkten. In dem tödlich ausgehenden Fall eines 68jährigen Mannes verschlimmerte sich der Zustand rasch und unaufhaltsam, so daß auch die am 7. Tage nach der Verletzung wechselseitig erfolgte intrakarotidielle Injektion von je 10 000 Antitoxineinheiten keinen Umschwung herbeiführte.

Die intraarterielle Serumtherapie des Wundstarrkrampfes hat keine weitere Verbreitung erfahren. In Tübingen wurde sie aufgegeben, weil es im Verlauf der Behandlung zu Thrombosen der Karotiden und damit zu einer Störung der Hirndurchblutung kam (Niedner).

Den Haupteinwand gegen die Anwendung bildet die Annahme, daß am Zentralnervensystem fixiertes Tetanustoxin nicht mehr beeinflußt werden könne (Kunzen). Demgegenüber vertreten andere, wie namentlich Weissschedel, die Auffassung, daß sehr hohe Serumdosen — bis 20 000 A.E. pro kg/Körpergewicht — auch das an Zellen fixierte Toxin noch unschädlich machen können. Eindeutige Beweise liegen bisher weder für den einen noch für den anderen Standpunkt vor. Die Beobachtungen Fritsches, die wir bei wechselseitig vorgenommenen Einspritzungen bestätigt gefunden zu haben meinen, daß nämlich auf einseitige intrakarotidielle Seruminjektionen die Krampfbereitschaft der Gegenseite nachläßt, spricht dafür, daß das Tetanustoxin doch nicht unlösbar an das Nervengewebe gebunden ist.

6. Die intraarterielle Beeinflussung von Ödemen

Der Gedanke, intraarteriell zu injizierenden Lösungen beim Vorliegen posttraumatischer oder postthrombotischer Ödeme Mittel hinzuzusetzen, die eine verstärkte Ausschwemmung der ödematösen Gewebeflüssigkeit bewirken, lag nahe. Von dieser Möglichkeit wurde infolgedessen wiederholt Gebrauch gemacht.

So erweiterte z. B. OUDOT 1948 die Anzeige zur intraarteriellen *Acetylcholin*injektion insofern, als er dieses Mittel zur Beseitigung traumatischer Ödeme heranzog und die „arterielle Durchspülung“, wie er sich ausdrückte, bei posttraumatischen Ödemen, Elephantiasis, VOLCKMANNscher Kontraktur und namentlich auch bei postphlebitischen Stauungszuständen anwandte. Schon mit zwei Einspritzungen in die Stammarterie konnte er nach seinen Angaben einen Rückgang der Ödeme erzielen; er hält sein Vorgehen deshalb für wirksamer als die sonst meist geübte Grenzstrangblockade.

Zu dem gleichen Zweck setzte KERSTING Hyaluronidase hinzu *(Apertase)*, und auch MUFSON bediente sich des Hyaluronidase-Zusatzes bei postthrombotischen Ödemen mit Erfolg.

Zur Verringerung der Gefäßdurchlässigkeit hat MOSER bei peripheren Ödemen um der konzentrierteren Wirkung am Krankheitsherd wegen mit gutem Ergebnis *Venostasin* intraarteriell verabfolgt.

Freilich, allein einer Ödembeeinflussung wegen intraarterielle Injektionen vorzunehmen, entbehrt der ausreichenden Begründung. Eher wäre zu prüfen, inwieweit eine gezielte osmotische Entwässerungsbehandlung des posttraumatischen Hirnödems durch intraarterielle Einspritzung von Harnstoff oder von hypertonischen Lösungen mit oder ohne Kolloidzusatz aussichtsreich ist. Für diese Zuführungsweise können einige ihrer Besonderheiten ins Feld geführt werden, nämlich die Beschränkung der Stoffzuführung auf ein abgegrenztes, hier sogar nur die eine — betroffene — Großhirnhälfte umfassendes Stromgebiet, ferner der Fortfall der Verdünnung der entwässernden Lösung durch das Gesamtblut und die dadurch ermöglichte Minimaldosierung und schließlich die weitgehende Vermeidung von Allgemeinwirkungen, wie sie sowohl bei der Verabfolgung von Harnstoff wie auch von hypertonischen Lösungen vornehmlich in Form einer rückläufigen osmotischen Flüssigkeitsaufnahme des Gewebes bzw. durch toxische Zellschädigungen entstehen können. Von nicht geringerer Bedeutung könnte der Umstand sein, daß die Entwässerung vom Stromgebiet der A. carotis interna aus in erster Linie durch Aufsaugung der freien Flüssigkeit des Hirngewebes in die Blutbahn erfolgt, wodurch eine Liquordrucksenkung durch osmotischen Wasserentzug weitgehend vermieden werden kann. Dieser Umstand erscheint im Hinblick auf das Ziel, die auf einer Vermehrung des Flüssigkeitsgehaltes des Hirngewebes beruhende traumatische Hirndrucksteigerung herabzusetzen, besonders günstig.

Ähnliche Wirkungen dürften mit einer intrakarotidiell erzielten Hirndrucksenkung bei dem chronischen Hirndruck raumfordernder Prozesse im Schädelinneren zu erzielen sein. Auch hier käme der therapeutischen Absicht die Begrenzung des Entwässerungsvorganges auf die betroffene Hirnhälfte entgegen. Beim Menschen wurde von dieser Möglichkeit, durch intrakarotidielle Injektionen verhältnismäßig kleiner und niedrig konzentrierter Mengen hypertonischer Lösungen einen vergleichsweise großen osmotischen Effekt zu erreichen, noch kaum Gebrauch gemacht. Aus dem Schrifttum sind uns keine einschlägigen Mitteilungen bekannt, doch konnten wir selbst diesen Weg bei zwei Fällen von akutem posttraumatischem Hirndruck einer Schädelseite erfolgreich beschreiten und durch langsame Injektion von je 20 ml einer 33%igen Traubenzuckerlösung in die gleichseitige A. carotis interna eindeutige Besserungen mit Aufhellung des Bewußtseins und Nachlassen der Kopfschmerzen erzielen, ohne daß sich nachteilige Auswirkungen bemerkbar gemacht hätten.

Soweit Tierversuche zu dieser Therapiefrage vorliegen, sprechen sie durchaus im Sinne vorstehender Erwägungen:

So beobachtete der Amerikaner CANNON (zit. nach ERNST) bereits 1902 bei einer kurz vorher getöteten Katze eine deutliche Zunahme des Gehirnvolumens, wenn er das Gehirn von den

Karotiden aus unter normalem Druck mit großen Mengen einer 0,8 %igen Kochsalzlösung durchspülte. Die gleichen Beobachtungen machte RENAULD am lebenden Hund; es gelang ihm außerdem, durch intrakarotidielle Einspritzung einer 1,5 %igen Kochsalzlösung eine sichere Hirnschrumpfung zu erhalten. Die Untersuchungen beider Autoren fanden damals weder Beachtung noch therapeutische Nutzanwendung.

Die Möglichkeit, durch die Einführung nicht-isotonischer Salzlösungen in die Hirnstrombahn willkürliche Änderungen des Gehirnvolumens herbeizuführen, wurde dann in besonders eindrucksvoller Weise von SCHALTENBRAND und BAILEY 1928 experimentell bestätigt; es gelang ihnen, bei einer Katze gleichzeitig auf der einen Seite hypertonische, auf der anderen Schädelseite hypotonische Salzlösungen in die Halsschlagader einzuspritzen, so daß der Gegensatz von Schrumpfung der einen und Schwellung des Hirngewebes der anderen Hirnhälfte klar in Erscheinung trat.

Sollte es zur praktischen Anwendung der durch intrakarotidielle Zuführung entwässernder Lösungen gegebenen osmotherapeutischen Möglichkeiten kommen, so wird es sich empfehlen, Grad und Dauer der Entwässerungsbehandlung durch Messung des Hirngewebsdruckes, der sich durch Ermittlung der Verformbarkeit des Hirngewebes exakt bestimmen läßt, festzulegen. Eine für derartige Untersuchungen geeignete Methode der Bestimmung des Gewebsinnendruckes durch Verformbarkeitsmessungen am Hirn hat HOMMERICH ausgearbeitet und bei Hirnoperationen erprobt.

7. Zur Therapie der akuten Pankreatitis

Die neuzeitliche Behandlung der akuten und neuerdings auch der chronischen Pankreatitis mit Protease-Inhibitoren *(Trasylol, Contrykal)*, die die Proteasen Trypsin, Chymotrypsin und Kallikrein hemmen und dadurch eine deletäre Auswirkung namentlich der tryptischen Pankreasenzyme verhindern, findet immer breitere Anwendung. Zur Behandlung der akuten Pankreatitis mit Protease-Inhibitoren haben sich GRÖZINGER und WENZ 1965 des bisher vornehmlich zur Bekämpfung bösartiger Geschwülste benutzten Zuführungsweges der intraarteriellen Organbeschickung bedient. Mit Hilfe eines in der Beinschlagader hochgeschobenen Kunststoffkatheters führten sie eine arterielle Perfusion der Bauchspeicheldrüse mit Proteasen-Hemmstoffen bei akuter Pankreatitis mit gutem Erfolg durch.

Literatur

ADLERSBERG u. PORGES: Dtsch. med. Wschr. 1905 (1930).

—, Klin. Wschr. H. 3 (1927).

ALFENA DEL VELLA, E. y MONSERRAT CACALLES: Angiologia Barcelona 256 (1960).

ALTHOFF, H.: Die therapeutische Novocainanwendung der inneren Medizin. Steinkopff, Dresden u. Leipzig 1947.

BARON, H.: Med. Klinik 60, 359 (1965).

BLOCK, W.: D. Dtsch. Ges. Wes. 4, 49 (1949); 25, 470 (1954).

BLUMENTHAL, F.: Med. Klin. H. 44 (1914).

BORELLI, A.: Dtsch. med. Wschr. 61 (1937).

CHRISTIAN, L. u. G. SCHLAG: Die Therapie des manifesten Tetanus mit intraarterieller Serumapplikation und Liquorpumpe, Tetracyn und vegetativer Blockade. Chirurg 27, 149 (1956).

DALLA VOLTA, A.: Arch. path. klin. Med. 27, 5, 283 (1949).

DENECKE, H. J.: Arch. Ohr.-Nas.-Kehlk. Kh. 165, 302 (1954).

—, Med. Bild-Dienst Roche 4, 19 (1961).

DENECKE, H. J. u. H. HALUB: Chirurg 25, 470 (1954).

DENECKE, H. J. u. H. HARTERT: Chirurg 470 (1954).

DOHR, J.: Curare zur Repositionserleichterung, insbesondere bei Halswirbelluxationen. Zbl. Chir. 77, 2399 (1952).

DUÉ, G.: Die intraarterielle Therapie in der Chirurgie. Wien. klin. Wschr. **68**, 562 (1955).

ELSBACHER, O., H. GEISBERGER, G. LEOPOLD-MESSER u. R. S. FEIST: Die Medizinische 615 (1954).

ENGELHARDT, G., B. HÜLSEMANN, J. SEIDLER, G. STÖTTER: Dtsch med. Wschr. 1969 (1960).

ERNST, M.: D. Zschr. Chir. **226**, 222 (1930).

FINK, J.: Med. Klin. 173 (1953).

FRIEDRICH, H. W. u. TH. HECKERTS: Ärztl. Wschr. 814 (1952).

FRITZSCHE, E.: Chirurg **8**, 450 (1936).

GABKA, J. u. H. HARNISCH: Lokalanästhesie im Rahmen der Plastischen Chirurgie im Handbuch der Plastischen Chirurgie, hrsg. von GOHRBANDT, E., J. GABKA u. A. BERNDORFER. Walter de Gruyter & Co., Berlin 1970.

GASTPAR, H. u. L. SCHREINER: Mschr. Ohrenheilk. **98**, 66 (1964).

GERLACH, J.: Der heutige Stand der Lehre von der Reichardt'schen Hirnschwellung. Der Nervenarzt **22**, 212 (1951).

GLASER, G. u. O. BOECKL: Zschr. Urol. Ohrenheilk. **98**, 66 (1964).

GRÖZINGER, K. H. u. W. WENZ: Zschr. Gastroenterologie III Nr. 2, 77 (1965).

GRUNERT, A. H.: Zbl. Chir. **76**, 1131 (1949).

HARTLEIB, H.: Zbl. Chir. H. 3 (1929).

HAUSCHILD, F. u. H. LANDBECK: Arch. exp. Path. u. Pharmak. **205**, 203 (1948).

HEDÄUS: Bruns Beitr. z. klin. Chir. Kriegshefte, H. 69 (1918).

HOMMERICH, K. W.: Intrakranieller Druck und Cochlearfunktion. A. Hüthig, Heidelberg 1963.

JELANSKY, N. N.: Zbl. Chir. **77**, 1972 (1952).

JORNS, G.: Mitteil. Grenzgeb. med. Chir. **40**, 375 (1927).

KAPP, H. in R. BOLLER: Diabetes mellitus. Urban & Schwarzenberg, Wien 1950.

KERSTING: Med. Klinik **48**, 1152 (1953).

KIRSCH, R.: Zbl. Chir. **75**, H. 11 (1948).

KOOTZ, F.: Chirurg **21**, 525 (1950) und **24**, 207 (1953).

—, Zbl. Chir. **84**, 36 (1959).

KRÄUTER, E.: Zbl. Chir. H. 48 (1916).

KRAPITZ, W.: Münch. med. Wschr. **47**, 759 (1952).

KRONBERGER, L.: Therap. d. Gegenw. 770 (1965).

MACEDO, G. DE: Presse méd. **66**, 717 (1958).

MAHAROW, M. P.: Chir. Mosk. 49 (1953).

MARX, R. u. H. SCHMIDT: Über den Einfluß von Antikoagulantien auf die Fibrinolyse im menschlichen Serum. Ärztl. Forschg. **22**, 192 (1951).

MOHNIKE, G.: Langenbeck Arch. klin. Chir. **295**, 224 (1960).

MUFSON, J.: Amer. J. Cardiol. **2**, 757 (1958).

NICOL, G. P. MC, W. REID, W. H. BAIN, A. S. DOUGLAS: Brit. med. J. I, 1508 (1963).

NOWIKOW, A. N., N. D. GARIN, K. W. DANIEL, BEK, J. W. KOLJADJUK, G. A. LAWNIKOWA, A. CH. TRACHTENBERG u. G. K. SCHITKOW: Chirurgija Mosk. **4**, 3 (1965).

OROSZ, K. and B. KELENTEY: Therapie Hung. **10**, 3—4 (1962).

OUDOT, J.: Presse méd. **72**, 834 u. 1213 (1948).

PATTERIN, L. u. VANNUCCI: Arch. ital. Chir. **89**, 213 (1963).

PIECCE, E. C.: Surg. Gynec. Obstet. **93**, 56 (1951).

POLGARU, P. u. J. SPÄT: Dermat. Wschr. 797 (1961).

REMY, M., P. CADIOT u. CL. PERNOT: Presse Medicale 961 (1961).

REUTER, H. J.: Zschr. Urol. **59**, 125 (1966).

SEDLARIK, K.: Zbl. Chir. im Druck (1969).

SOEHRING, K.: Die Pharmazie **7**, 319 (1949).

SPOHN, K.: Med. Welt 1713 (1950).

SCHALTENBRAND, G.: Hdb. Mikroskop. Anat. d. Menschen Bd. IV. Springer, Berlin/Göttingen/Heidelberg 1955.

WANKE, R. u. CHR. RAMM: Dtsch. Z. Chir. **231**, H. 7 (1931).

WEISSCHEDEL, E.: Langenbecks Arch. klin. Chir. **284**, 138 (1950).

WILDEGANS, H.: Chirurg **16**, 195 (1944).

WINCKELMANN, G., V. HIEMEYER, H. WEISSLEDER u. W. SCHOOP: Dtsch. med. Wschr. **94**, 2331 (1963).

WORINGER, E. u. P. GLOOR: Schweiz. med. Wschr. 1213 (1949/50).

X. Die intraarterielle Blutübertragung

Die intraarterielle Blutübertragung stellt eine Sonderform der intraarteriellen Heilmittelanwendung dar. Ihre Geschichte ist bedeutend älter als die der arteriellen Therapie. Ihre Spur geht auf die Anfänge der Bluttransfusionen überhaupt zurück und verliert sich im Mittelalter.

In einem 1796 bei Hermsdorf und Anton in Görlitz erschienenen *„Anekdotenbuch für Ärzte und Nichtärzte"* heißt es auf S. 83: Die erste Idee der Transfusion schreibt man dem Libavius zu. Diese Operation macht viel Geräusch. Man sagt, sie sei eine Nachahmung der Fabel von der Medea. „Man nehme", sagt Libavius, „einen gesunden munteren Menschen und nehme einen abgemergelten Körper, in dem kaum ein lebendiger Odem ist. Nun nehme man zwei silberne Röhrchen, öffne dem Gesunden eine Arterie, bringe in die Wunde eine silberne Röhre hinein. Nun öffne man ebenfalls bei dem Kranken eine Schlagader und bringe die andere Röhre in das Gefäß. Hierauf vereinigt man beide Röhren vollkommen genau, damit das Blut des Gesunden in den kranken Körper übergehe, es wird ihm zur Quelle des Lebens und alle Schwachheit verliert sich."

Auch die Entwicklung der heutigen Blutübertragungsmethoden ist zunächst den arteriellen Weg gegangen. Bevor die jetzt allgemein übliche unmittelbare Überführung des Spenderblutes in die Vene des Empfängers sich durchsetzte, wurden bereits Blutübertragungen — mit vollem Erfolg und ohne jede Schädigung des Kranken — in die freigelegte Schlagader vorgenommen. Die Übertragung erfolgte dabei in der Strömungsrichtung des Blutes. Landois hat diese Methode bereits in seinem 1875 erschienenen Lehrbuch der Transfusion geschildert. Halstead erwähnt sie 1883 ebenfalls.

Das Ungewöhnliche der Blutübertragung in das arterielle Gefäßsystem liegt nicht nur in der Anwendungsform, sondern auch in der Verwendung gemischter, teils wäßriger, teils kolloidaler Lösungen. Ein wesentlicher Anteil der zugeführten Stoffe gelangt infolgedessen nicht über die Gefäßgrenze hinaus, sondern verbleibt in der Blutbahn. Das gilt für die suspendierten Bestandteile des übertragenen Blutes ebenso wie für den größten Teil der Serumeiweißkörper.

Wir haben ferner zwischen der Zuführung des Blutes in peripherer Richtung, also mit der Blutströmung, und der Zuführung in zentraler Richtung, entgegen der Blutströmung, zu unterscheiden.

1. Intraarterielle Blutübertragung in peripherer Richtung

Hueter, der sich als einer der ersten für die Verwendung von defibriniertem Aderlaßblut aussprach und anstelle der in damaliger Zeit noch vorzugsweise ausgeführten Tierblutübertragungen die Benutzung menschlichen Blutes empfahl, war, soweit ich sehe, der erste, der die Arterie des (menschlichen) Empfängers als Transfusionsort wählte. Er benutzte dazu die A. radialis oder dorsalis pedis, gelegentlich auch die A. ulnaris und ließ das Blut peripherwärts in die freigelegte Schlagader einfließen. Durch die Passage des Kapillargebietes sollte das transfundierte Blut von allen Beimengungen, insbesondere von Fibringerinnseln, befreit und damit die Emboliegefahr herabgesetzt werden.

Anzeigen erblickte er in hochgradiger Anämie, schweren Vergiftungen und drohendem Verbrennungstod. Auch bei frischen Erfrierungen dritten Grades wandte er die intraarterielle Transfusion bewußt als gezielte örtliche Behandlungsmaßnahme an. Auf diese Weise war es ihm möglich, das gewöhnlich eintretende Absterben des Gewebes zu verhüten, weil das zugeführte frische Blut das geschädigte aus den Kapillaren des Fußes verdrängt und in die Venen austreibt; die Gefäße werden dadurch wieder frei für den normalen Kreislauf und die absterbenden Gewebe durch die Frischblutzufuhr unmittelbar „dem Leben wiedergegeben".

Die behaupteten Vorteile suchte KÜSTER von der indirekten auf die direkte Bluttransfusion zu übertragen, indem er die Arterie des Spenders mit der des Empfängers verband. Auf dem Chirurgenkongreß 1874 berichtete er über zwei ohne ernstere Schädigung bei Menschen von Arterie zu Arterie ausgeführte Blutübertragungen mit verhältnismäßig großen Blutmengen (250 und 215 ml).

In neuerer Zeit wurde der Gedanke der intraarteriellen In- und Transfusion wieder aufgegriffen. Nachdem DAVIS, JERMSTADT und CROISSER 1937 intraarterielle Infusionen hypertonischer Salzlösungen zur Bekämpfung schwerer Schockzustände vorgenommen hatten, berichtete 1940 KUGELMEIER über eine ganze Anzahl von Kranken, bei denen er Infusionen und Transfusionen in das arterielle Gefäßnetz in Strömungsrichtung ausgeführt hatte.

In jüngster Zeit wurde die intraarterielle Blutzuführung zur Behandlung chronischer arterieller Verschlußkrankheiten empfohlen:

CERNIGOWSKI und ROZOYSKI nehmen bei den genannten Leiden intraarterielle Transfusionen konservierten Blutes vor; die erzielten Erfolge werden von ihnen der Erregung arterieller Rezeptoren und der dadurch bewirkten Unterbrechung krankhafter, die Mangeldurchblutung unterhaltender konstriktorischer Reflexe zugeschrieben.

Von HARAGUS, MOGA und UZA wurde diese Methode dahingehend abgeändert, daß die A. femoralis punktiert, Blut mit der Spritze angesaugt und gleich wieder reinjiziert wird; in einer Sitzung werden so 150—400 ml Eigenblut eingespritzt; eine „Kur" umfaßt 10—14 Sitzungen. Der Erfolg des „intraarteriellen Pumpverfahrens" wird vornehmlich an der Gehstrecke gemessen; in über der Hälfte der Fälle trat wesentliche Besserung bis Heilung ein. Neben reflektorischen Wirkungen wird eine Umstimmungsreaktion vermutet.

2. Intraarterielle Blutübertragung in zentraler Richtung

Der Vornahme intraarterieller Bluttransfusionen entgegen der Blutströmung liegt ein ähnlicher Gedankengang zugrunde, wie er HUETER für die Transfusion in die Strömungsrichtung bei Erfrierungen an den Gliedmaßen vorschwebte.

Die Absicht ging dahin, den lebenswichtigen Organen des sterbenden Organismus sauerstoffgesättigte Nährlösungen oder Blut zuzuleiten, um das Triebwerk des Herzens, den Rhythmus der Atmung und die Steuerungseinrichtungen der nervösen Zentren wieder in Gang zu setzen.

Bereits 1908 berichtete ZELLER über Tierversuche mit dem Ziel, den Organismus nach klinisch feststehendem Tod durch intraarterielle Blutzuführung zum Herzen wiederzubeleben. Dieses Ziel konnte er, wie bereits vor ihm KULIABKO 1903 durch intraaortale Blutübertragung, für das zentrale Organ des Blutkreislaufs in der Tat erreichen: die Herztätigkeit setzte wieder ein! Nach ZELLER haben gleiche oder ähnliche Versuche zahlreiche andere Forscher erfolgreich unternommen, so WINKELBAUER, HENSCHER, BIRILLO und NEGOWSKI.

Wenn heute von intraarterieller Blutübertragung gesprochen wird, *so ist stets die mittels Überdruck herzwärts gerichtete Blutzufuhr gemeint.* Das intraarteriell und unter Druck zugeführte Blut gelangt bei Benutzung peripherer Arterien vom Trans-

> Inzwischen hat die herzwärts gerichtete intraarterielle Blutübertragung, unterbaut durch umfangreiche experimentelle Untersuchungen, Eingang in die klinische Chirurgie gefunden und sich bei der Bekämpfung schwerster Schockzustände und bei lebensbedrohendem Blutungskollaps durchaus bewährt. Ihre Vornahme am Lebenden steht gleichberechtigt neben der intravenösen Bluttransfusion, der sie unter bestimmten Voraussetzungen sogar eindeutig überlegen ist.

fusionsort „retrograd" in die Aorta, erreicht die Aortenklappe und damit die Kranzgefäße. Dadurch erhält der Herzmuskel frisches Blut, bevor dem Herzen eine Mehrarbeit abverlangt wird. Bis das transfundierte Blut in die Hohlvene gelangt, ist das Myokard wieder sauerstoffversorgt und leistungsfähig. So gelingt es also, gleichsam mittels eines „zweiten Herzens außerhalb des Organismus" (SCHNEIDER) die Herztätigkeit ohne erneute Belastung zu kräftigen und einen circulus vitiosus zu durchbrechen, der darin besteht, daß Blutdruckerniedrigung gleichbedeutend ist mit verminderter Koronardurchblutung, die wiederum die Herzkraft schwächt.

Dieser Zielsetzung entsprechend wurde in den zahlreichen neuen Tierversuchen, die der klinischen Anwendung der i.a. Blutübertragung vorausgingen, die Versuchsanordnung nicht bis zur „Tötung" der Tiere, sondern nur bis zum Eintritt eines schwersten Blutungskollapses getrieben. So wurde den Versuchstieren bei den Untersuchungen von KOHLSTÄDT und PAGE so lange Blut entnommen, bis der systolische Blutdruck auf 50—70 mm Hg abgesunken war; $^{1}/_{2}$ bis 1 Stunde nach Eintritt des Kollapszustandes wurde die gesamte aufgefangene Blutmenge teils i.v., teils i.a. reinfundiert mit dem Ergebnis, daß 75% der i.v. und 100% der i.a. behandelten Tiere überlebten. In anderen Versuchen wurde nur die Hälfte des Aderlaßblutes zurückübertragen; 30% der i.v. und 75% der i.a. fundierten Tiere erholten sich wieder und blieben am Leben.

Weitere Tierversuche von ROBERTSON, TRINCHER und DENNI, von PORTER, SANDERS und LOCKWOOD, von MAILLET-GUY, FEIT und VIGNON u. a. bestätigten in jeder Beziehung die überlegene Wirkung der Blutübertragung in das arterielle System.

Wie weiter JONES und Mitarb. nachwiesen, wird bei der i.a. Übertragungsweise gleichzeitig die Durchblutung des Gehirns gebessert und die vorher unregelmäßige Atmung in kürzester Zeit zum normalen Rhythmus zurückgeführt. Sie stellten ferner fest, daß etwa 30 Sekunden nach Beginn der Transfusion die Urinausscheidung in den Nieren wieder einsetzt. Diese Beobachtung ist wesentlich, weil CORKORAN und Mitarb. im Tierversuch feststellten, daß bei einem Blutdruckabfall unter 70 mm Hg systolisch die Harnabsonderung überhaupt aufhört.

Von besonderer Bedeutung für die klinische Verwertbarkeit der intraarteriellen zentripetalen Blutübertragung erwies sich die Beobachtung, daß ihr stets ein rascher Druckanstieg folgt, mit dem eine Mobilisierung der in den Depots versackten Blutmengen verbunden ist. Der Wiederanstieg des Blutdrucks geht dabei etwa viermal so rasch wie nach intravenöser Blutzuführung vor sich und setzt schon bald nach Beginn der Transfusion ein.

Er dürfte deshalb weniger auf die transfundierte Blutmenge oder die verbesserte Durchblutung des Herzens, als auf Reizwirkungen zurückzuführen sein, die über zentral-nervöse Steuerungseinrichtungen ablaufen. Nach BYROW ist dieser Reiz bei Blutzuführung entgegen der Strömungsrichtung des Blutes besonders ausgesprochen.

Ähnlich lautet die Erklärung von GAUER: Durch Zunahme des Blutvolumens wird die Gefäßwandspannung verändert. Das löst über die intrathorakalen Rezeptoren volumen-regulatorische Effekte aus. Infolgedessen kommt es nicht nur durch hämodynamische Kräfte, sondern auch durch Einflüsse auf die vegetativen Steuerungsmechanismen zu indirekten, oft überraschend günstigen Auswirkungen der intraarteriellen zentripetalen Blutübertragung.

Eingehende Betrachtungen über den Wirkungsmechanismus der zentripetalen Blutzuführung finden sich bei PLEISSNER sowie bei BAUEREISER, der jedoch, wie verschiedene andere Autoren ebenfalls, allein aufgrund tierexperimenteller Beobachtungen die Überlegenheit der intraarteriellen über die intravenöse Blutübertragung bestreitet. Die auffällige Uneinheitlichkeit der experimentell gewonnenen Ergebnisse hängt zum Teil sicherlich damit zusammen, daß die tierischen zu wenig den menschlichen Verhältnissen entsprechen; auch wird bei der Erklärung der Vorgänge der „Reglermechanismus" (WAGNER) bisher nicht berücksichtigt.

Über den klinischen Wert der intraarteriellen Blutübertragung unter Druck liegen zahlreiche Erfahrungsberichte vor, die von eindeutigen Erfolgen sprechen (PAGE, ROBERTSON, TRINCHER und DENIS, PORLER und Mitarb., ASSATIANI, HEIM, SMIRENSKAJA und MAXIMISHINA, HEHRE u. a.). Vor allem hat sich diese Form der Blutübertragung bei der Behandlung des schweren Blutungskollapses und zur Beherrschung traumatisch oder toxisch bedingter Schockzustände bewährt.

Eine besonders eindrucksvolle Anwendung hat das Verfahren in der operativen Chirurgie gefunden. Wenn während oder nach großen intrathorakalen Eingriffen eine lebensbedrohliche Blutung mit Absinken des Blutdrucks auf nicht mehr meßbare Werte eintritt und die i.v. Blutzufuhr sich als unzureichend erweist oder versagt, ist die i.a. Soforttransfusion das einzige Mittel, das noch Erfolg verspricht.

Diese Anzeige kann natürlich auch auf große Blutverluste bei anderen Eingriffen auf chirurgischen und gynäkologischen Gebieten ausgedehnt werden. In Deutschland hat SCHOSTOCK aus der Gießener Chirurgischen Klinik über die ersten klinischen Erfahrungen mit dieser Anwendungsweise berichtet. Weitere günstige Erfahrungen wurden von HEIM, VOSSCHULTE, DIEKMANN u. a. mitgeteilt. In nicht wenigen Fällen erwies sich das Verfahren als akut lebensrettende Maßnahme, in anderen hatte es eine „zauberhafte Wirkung" (NISSEN); bei Eingriffen am offenen Herzen in Hypothermie hat es als planmäßiger Akt spezielle Bedeutung erlangt. Ein Spezialfall ist die direkte Transfusion arterialisierten Blutes in die Aortenwurzel zwecks unmittelbarer Durchströmung der Koronararterien nach SHUMARY und Mitarb.

Im Schrifttum werden zwei große Indikationsgruppen für die zentripetale intraarterielle Infusion und Bluttransfusion genannt:

1. *Absolute Indikationen*
   a) Schwerer Blutungskollaps (Volumen-Mangel-Kollaps)
   b) Bedrohliche traumatische Schockzustände
   c) Notsituationen bei Eingriffen am offenen Herzen
   d) Akuter Herzstillstand
2. *Relative Indikationen*
   a) Myokardinfarkt
   b) Schockzustände bei Vergiftungen

Die intraarterielle Infusion oder Transfusion erscheint grundsätzlich bei schwerstem Herz- und Kreislaufversagen berechtigt, wenn der Aortendruck und damit die Koronardurchblutung bereits so tief abgesunken sind, daß eine rasche intravenöse Blut- oder Flüssigkeitszufuhr zur akuten Herzinsuffizienz führen müßte. Diese Grundvoraussetzungen sind sowohl bei massiven Blutverlusten wie beim Herzstillstand gegeben.

3. Technik der zentripetalen intraarteriellen Bluttransfusion

Die Durchführung der zentripetalen intraarteriellen Blutübertragung gestaltet sich verhältnismäßig einfach. Über die geeignetsten Punktionsstellen finden sich bei den verschiedenen Autoren mannigfache Hinweise und Empfehlungen.

Abgesehen von der intraoperativ vom eröffneten Thorax oder Abdomen aus durchgeführten Blutübertragung, für die nur die Aorta in Frage kommt, werden die verschiedensten peripheren Arterien herangezogen. Solange der Puls in den großen Schlagadern tastbar ist, kann man die A. femoralis punktieren, was auch perkutan geschehen kann. Zumeist ist wegen des geringen Füllungszustandes die Freilegung der gewählten Arterie erforderlich, um die Punktion und Transfusion durchführen zu können. Das gilt namentlich für die häufig benutzten Gefäße wie die A. radialis, die bevorzugt wird, die A. ulnaris, die A. tibialis post. und die A. dorsalis pedis. Nur wenige Autoren haben sich der A. brachialis bedient (Negowski, Nikitin, Bingham). Punktion und Freilegung der meisten der genannten Arterien wurden bereits in Kap. 4 geschildert. Hier sei deshalb nur auf Topographie und Freilegung der am häufigsten zur intraarteriellen Bluttransfusion herangezogenen A. radialis, A. ulnaris und A. dorsalis pedis eingegangen.

Da auch die Lage der Blutungsquelle für den Ausgleich des Volumenmangelkollapses eine Rolle spielt, verdient die A. radialis den Vorzug vor der A. dorsalis pedis, wenn es sich um Blutungen in der Bauchhöhle handelt. Die Speichenschlagader hat außerdem den Vorzug, daß sie auch bei einem hochgradigen Gefäßkollaps — und um den handelt es sich ja fast ausnahmslos, wenn eine intraarterielle Blutübertragung angezeigt ist — leicht aufzufinden ist.

Bei der *Wahl der A. radialis* ist unter allen Umständen vor dem Eingriff zu prüfen, ob die A. ulnaris pulsiert und die Durchblutung der Hand ausreichend erscheint. In 2—5% der Fälle ist die A. ulnaris ungenügend ausgebildet oder es fehlen die radioulnaren Anastomosen. In beiden Fällen kann es zu schwerwiegenden Ernährungsstörungen im Handbereich kommen, wenn die A. radialis, die infolge ihres relativ geringen Kalibers ohnehin zu Thrombosen prädestiniert ist, bei der Infusion geschädigt wird oder unterbunden werden muß. Sofern genügend Zeit hierfür zur Verfügung steht, ist folgende Probe zur Früherkennung ungenügender Durchblutungsverhältnisse an der Hand geeignet: Hochhalten und Ausstreichen der Hand, Anlegen einer Blutleeremanschette am Vorderarm, darauf Senken der Hand und Lösen der Blutleere bei Fingerdruckverschluß der A. radialis. Tritt daraufhin eine reaktive Hyperämie nur im ulnaren Bereich ein, während der radiale Bezirk blaß bleibt, dann ist die Durchblutung als ungenügend anzusehen.

a) Topographie und Freilegung der A. radialis

Oberhalb des Handgelenkes verläuft die A. radialis sehr oberflächlich und gut tastbar zwischen den Sehnen des M. brachio-radialis und dem M. flexor carpi radialis im Sulcus radialis. Ihre Freilegung an dieser Stelle ist daher nicht schwierig:

Bei vollständiger Supinationsstellung der Hand etwa 4 cm langer Schnitt zwischen der Sehne des M. brachio-radialis und der gut tastbaren Sehne des M. flexor carpi radialis. Nach Durchtrennung der Haut werden zunächst die oberflächlich gelegenen Venen (Abb. 39) sorgfältig unterbunden, um Blutungen zu vermeiden.

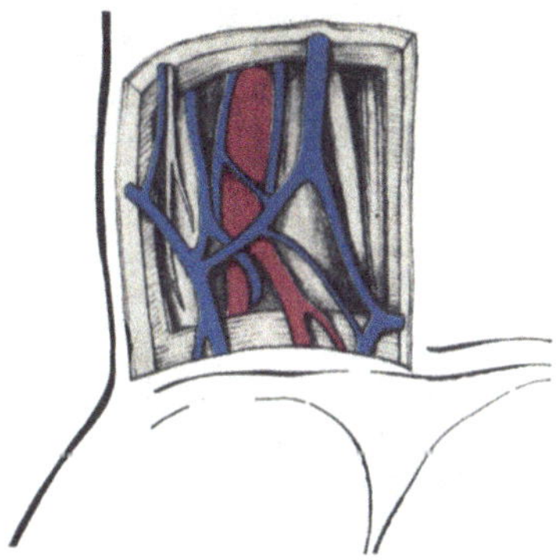

Abb. 39. Freilegung der A. radialis. Nach Unterbindung der oberflächlichen Venen kann die A. radialis dargestellt werden (nach J. Gabka)

Nach Spaltung der Unterarmfaszie liegt die Arterie mit ihren beiden Begleitvenen frei zutage. Auch die Vv. comitantes müssen vorsichtig abgeschoben oder unterbunden werden, bevor sich nach Eröffnung der Gefäßscheide die Arterie zur Punktion anschlingen läßt. Zur Punktion wird die Kanüle herzwärts eingestochen und durch den um die Arterie geschlungenen Faden fixiert, während das Gefäß distalwärts mit einer weichen Gefäß- oder einer Bulldog-Klemme verschlossen wird. Nach der Übertragung wird die Arterie komprimiert, bis die Blutung aus der Punktionsstelle steht. Die genähte Weichteilwunde wird gleichfalls mit einem Druckverband versorgt.

b) Topographie und Freilegung der A. dorsalis pedis

Die A. dorsalis pedis zieht als unmittelbare Fortsetzung der A. tibialis anterior nach ihrem Übertritt auf den Fußrücken in Begleitung des N. fibularis profundus über die dorsale Fläche der Fußwurzelknoten hinweg zum ersten Zwischenknochenraum. Zur Freilegung dient ein 4 cm langer Einschnitt, der nach Darstellung der Sehne des M. extensor hallucis brevis die in Richtung der großen Zehe verlaufende Arterie darstellt. Um keine Schwierigkeiten bei der Transfusion zu haben, muß die Sehne des M. extensor hallucis brevis lateralwärts verdrängt werden. Nach dem Anschlingen des Gefäßes erfolgt die herzwärts gerichtete Punktion. Distal wird das Gefäß mit einer weichen oder Bulldog-Klemme verschlossen. Dann erfolgt die Transfusion unter Druck. Nach der Blutübertragung kurzdauernde Kompression (3 Minuten) und abschließend Schichtnaht (Abb. 40).

c) Topographie und Freilegung der A. ulnaris

Auch die A. ulnaris wird oberhalb des Handgelenkes aufgesucht. Sie entspringt in der Ellenbeuge als der stärkere Endast der A. brachialis, verläuft auf der ulnaren Unterarmseite zunächst zwischen den oberflächlichen und tiefen Flexoren, weiter

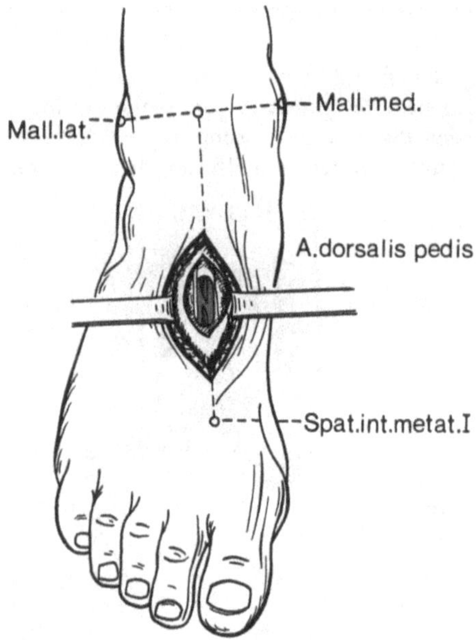

Abb. 40. Freilegung der A. dorsalis pedis

distalwärts zwischen der Sehne des M. flexor carpi ulnaris und der Sehne der oberflächlichen Fingerbeuger, liegt hier aber wesentlich tiefer und geschützter als die A. radialis. In Begleitung des N. ulnaris zieht sie dann über das Lig. carpi transversum hinweg zur Hohlhand.

Die Freilegung der A. ulnaris oberhalb des Handgelenkes ist wegen ihrer tieferen Lage etwas schwieriger als die Aufsuchung und Darstellung der A. radialis. Am radialen Rande des Flexor carpi ulnaris, der bei stärkerer Volarflexion der Hand gut zu tasten ist, wird ein 4—5 cm langer Längsschnitt angelegt. Nach Spaltung der hier zum Lig. carpi volare verstärkten Unterarmfaszie und Verziehen des Flexor carpi ulnaris ulnarwärts und der Sehnen des M. flexos sublimis nach radialwärts kommt die von zwei zu unterbindenden Venen begleitete A. ulnaris und der ulnarwärts gelegene N. ulnaris zu Gesicht.

Bakulwe, Zuschneid u. a. greifen zur Erklärung der Blutzirkulationsstörungen in der Extremität auf die alte Theorie von den irreversiblen Gefäßspasmen zurück, während Filatow, der sich mit dieser Frage sehr eingehend beschäftigt hat, die Ischämie in dem peripheren Stromgebiet mit thromboembolischen Vorgängen in Zusammenhang bringt, die er teils auf mechanische Gefäßwandschädigung, teils auf Gerinnsel zurückführt, die mit dem infundierten Blut in das Gefäß gelangen und hängen geblieben sind. Er fordert deshalb für die zentripetale intraarterielle Bluttransfusion folgende Sicherheitsvorkehrungen:

Punktion und Transfusion ohne Traumatisierung der Arterie
keine Änderung der Nadellage.

Beendigung der Transfusion möglichst innerhalb von 10—15 Minuten,
um die Gefäßwandschädigung so klein wie möglich zu halten.

Spasmenvorbeuge durch vorausgeschickte periarterielle *Novocain*blockade,
Verwendung nur frisch konservierten Blutes (bis zu sechs Tagen).

Bei den ersten Anzeichen auftretender Durchblutungsstörungen wird eine periarterielle *Novocain*blockade sowie die intraarterielle Injektion von 20 ml 0,5 %iger *Novocain*lösung mit Zusatz von 5000 E *Heparin* angeraten. Auch die intraarterielle Injektion einer *Panthesin-Hydergin*lösung mit *Actihaemyl* wird empfohlen.

Zur intraarteriellen Bluttransfusion wird neben Elektrolytlösungen und anderen Blutersatzflüssigkeiten arterialisiertes Blut in einer Menge von 200 bis 250 ml mit folgenden Zusätzen pro 500 ml verwendet:

100 ml einer 40 %igen Glukoselösung
1 ml *Adrenalin*lösung 1:1000
1—2 ml einer 3%igen H_2O_2-Lösung zur Sauerstoffanreicherung.

Das hierfür benutzte Wasserstoffsuperoxyd wird von vielen Autoren als ungenügend angesehen und deshalb ein Oxygenator zur Oxygenierung des Blutes, das sowohl Zitrat- oder Konservenblut sein kann, verwendet. Ein Überangebot an Natriumzitrat kann gelegentlich durch Auslösung von Blutungen oder tetanoiden Zuständen gefährlich werden; Erscheinungen dieser Art lassen sich durch intravenöse Injektion von 0,1 Kalziumglukonat beheben.

Da die zentripetal erfolgende Blutübertragung in das arterielle System nur unter Druck möglich ist, muß eine Möglichkeit zur Druckerzeugung vorhanden sein. Der Druck muß in dem Transfusionssystem höher sein als in der Blutbahn. Um dies zu erreichen, genügt es oft — namentlich bei starkem Blutdruckabfall — das Transfusionsgefäß hochzuhalten. Bei 1 m Höhe über der liegenden Kanüle erreicht das einströmende Blut einen Druck von 60 mm Hg, bei 1,5 m Höhe einen Druck von 90 mm Hg.

Bei Verwendung eines der üblichen Transfusionssysteme benutzt man vorteilhafterweise ein einfaches Handgebläse, das an die Luftnadel der Blutkonserve angeschlossen ist. Bei dieser Anordnung ist an die Stelle des Luftfilters ein Sphygmanometer mit Handballon zur Druckerzeugung und -regelung getreten. Dabei ist es besonders wichtig, auf Luftdichtigkeit des Systems bis zur Beendigung der Blutübertragung zu achten; zweckmäßigerweise wird die Blutsäule deshalb kontinuierlich gehalten; ferner ist die Verwendung eines durchsichtigen Plastikschlauches von Vorteil. Auch kleine Luftembolien können wegen des direkten Gastransportes in der arteriellen Strombahn folgenschwer sein.

Andere Möglichkeiten der Geräteanordnung sowie Spezialapparaturen sind in übersichtlicher Form bei Hollender und Berner angeführt. Besonders erwähnenswert ist die von Sabbatini angegebene Apparatur, bei der statt des Gebläses eine Sauerstoffbombe verwendet wird, die es gestattet, den gasförmigen Sauerstoff unter Druck durch das Blutreservoir fließen zu lassen, wodurch die Übertragung maximal sauerstoffgesättigten Blutes gewährleistet wird.

Die Schrifttumsangaben über die Höhe des Druckes, unter dem das arterialisierte Blut übertragen werden soll, gehen weit auseinander. Während einige Autoren absolute Werte angeben, richten sich andere nach dem systolischen Blutdruck — sofern dieser noch meßbar ist. Ein Druck von 250 mm Hg sollte jedenfalls nicht überschritten werden.

ASSATIANI, KETTLER, NOGOWSKI und Mitarb. raten zu einem Transfusionsdruck zwischen 180 und 220 mm Hg, SMIRENSKAJA 140—200, HÜGIN 100—200, BINGHAM 150 mm Hg. Nach PAGE hingegen soll der Druck um 20, nach ROBERTSON um 50 mm Hg höher liegen als dei Gefäßinnendruck. Um jedoch die Einstellung der Druckhöhe auf den jeweiligen Blutdruck nicht von einer ständigen Kontrolle abhängig zu machen, hat JONES vorgeschlagen, den Transfusionsdruck fest auf 100 mm Hg einzustellen; sein Vorschlag leuchtet ein, weil dieser Mitteldruck etwa der mittleren Blutdruckhöhe des gesunden Menschen entspricht.

Die erforderliche Blutmenge richtet sich nach der Größe des Blutverlustes und der Ursache des Kreislaufzusammenbruches. Mitunter, namentlich nach vorangegangenen intravenösen Blutübertragungen, reichen schon 200 bis 400 ml Konservenblut aus, um den Kollaps zu überwinden. Große Blutverluste unter der Operation können aber auch die intraarterielle Übertragung bis zu mehreren Litern und eine Überschreitung der erwünschten Infusionsdauer von höchstens 15 Minuten notwendig machen.

Zusammenfassend darf mit DIEKMANN gesagt werden, daß die zentripetale intraarterielle Blutübertragung sich seit Jahren einen festen Platz in der modernen Chirurgie zur Bekämpfung schwerer Schockzustände erobert hat.

Literatur

ASSATTIANI, D. M.: Die intraarterielle Blutübertragung. Sowj. Medizin (Moskau) **15**, 30 (1951); Ref. Dtsch. med. Wschr. 76, 195 (1952).

BAUCH, H.: Ergebnisse der Bluttransfusionsforschung Bd. II, S. 101. S. Karger, Basel 1956.

BECKER, F. u. W. LUTZEYER: Ergebnisse der Bluttransfusionsforschung Bd. II, S. 94. S. Karger, Basel 1956.

BINET, L. u. M. V. STRUMZA: Sem. Hop. Paris 2282 (1947).

BIRILLO: Transfusion intraarterielle. Khirurgiya 1 (1939).

BROWN, A. S.: Transfusion auf dem intraarteriellen Wege. Lancet **265**, 745 (1953).

BUSCH, H.: Zur Methodik und Bedeutung der Oxygenierung für intraarterielle Transfusionen. Bibl. Haematol. Fasc. **5**, Basel 101 (1956).

—, Die Sauerstoffanreicherung von Blutkonserven für intraarterielle Transfusionen. Chirurg 27, 141 (1956).

DITTMANN, K.: Herzstillstand und Herzwiederbelebung. Zbl. Chir. **81**, 1710 (1956).

FEUERSTEIN, V.: Ergebnisse der Bluttransfusionsforschung Bd. II, S. 112. S. Karger, Basel 1956.

FILATIW, A. N.: Chirurgija Moskwa 4, 50 (1964).

GAUER, H.: Ergebnisse der Bluttransfusionsforschung III Basel 1957, Bibl. Haematol., Fasc. 6.

HARAGUS, ST. u. Mitarb.: Verhandlg. 10. Weimarer Therapietagung. Bibliograph. Berichte d. Deutsch. Staatsbibliothek Berlin 389 (1964).

HEIM, W.: Langenbecks Arch. klin. Chir. **282**, 131 (1955).

—, Bibl. Haematolog., Fasc. 5. Basel 1956.

HENSCHEN, C.: Der Chirurg **6**, H. 7, 255.

—, Münch. med. Wschr. **81**, 931 (1934).

—, Schweiz. med. Wschr. **50**, Nr. 14 (1920).

HEHRE, F. W.: Anaesthesiology **13**, 621 (1952).

HOLLENDER, L. u. A. BERNER: La transfusion intra-arterielle. Verl. Mason u. Cie., Paris 1955; Ref. Dtsch. med. Wschr. **81**, 386 (1956).

HUETER, C.: Grundriß der Chirurgie, 3. Aufl. Vogel, Leipzig 1885.

HÜGIN, W.: Über die Indikation zur intravenösen und intraarteriellen Transfusion beim Blutungsschock. Helvetia Chir. Acta **19**, 86 (1952).

JONES, P. G., J. H. DAVIS, CH. A. HUBAY and W. D. HOLDEN: Surg. **27**, 189 (1950).

JORNS, G.: Zur Geschichte der intraarteriellen Blutübertragung. Zbl. Chir. **77**, 112 (1952).

JORNS, G.: Arterielle Therapie. Walter de Gruyter & Co., Berlin 1951.

KETTLER, L. O.: Russ. Grekow 16 (1950); Ref. Zbl. Chir. 910 (1951).

KOHLSTAEDT, K. G. u. J. H. PAGE: Arch. Surg. **47**, 178 (1943).

KORFF, G. u. O. MEYER: Ergebnisse der Bluttransfunsionsforschung, Bd. II, S. 105. S. Karger, Basel 1956.

KRUMMEL, W.: Wien. med. Wschr. 49 (1949).

KUGELMEIER, L. M.: Med. Klin. **34**, 49 (1939).

—, Münch. med. Wschr. **82, 261** (1944).

KUGELMEIER, L. M.: Zur Geschichte und Entwicklung der arteriellen Bluttransfusion. Bibl. Haematol. Fasc. 5, Basel 1956.

KUSMJENKO, L. N.: Zur Wiederbelebung in der Periode des klinischen Todes. Chirurgija Moskwa **5**, 34 (1953); Ref. Zbl. Chir. **79**, 1899 (1953).

LANDOIS, F.: Die Transfusion des Blutes. Vogel, Leipzig 1875.

LICHTENBERG, J. u. M. PESEL: Direkte Gehirnsuszitation durch intrakarotidielle Transfusionen von durch Sauerstoff gesättigten Blutes. Rozhl. chir. **34**, 158 (1955).

LÜTTICHAU, E. v.: Über die intraarterielle Bluttransfusion bei schwersten Schockzuständen. Chirurg **23**, 182 (1952).

MALLET-GUY, P., R. FEIT, M. RADEMAKER u. H. VIGNON: Lyon Chirurgical 539 (1949).

MALLET-GUY, P., R. FEIT, M. RADEMAKER et H. VIGNON: La Transfusion intraarterielle, Lyon Chirurgical 309 (1949).

MARQUARDT, P. u. E. MEYER: Experimentelle Studien zur intraarteriellen Infusion und Transfusion. Dtsch. med. Wschr. **82**, 1072 (1957).

MESCANINOW, A. J. u. N. J. OBUCHOWA: Über die Bedeutung der intraarteriellen Transfusion als Heilfaktor bei chirurgischen Erkrankungen. Chirurgija Moskwa **3**, 28 (1955); Ref. Zbl. Chir. **81**, 218 (1956).

MÖLLER, H.: Physiologie und Klinik der Bluttransfusion. Fischer, Jena 1956.

NEGOWSKI, V.: Am. Rev. Sov. Med. **2**, 303 (1945).

NIKITIN: Chir. Grekow. 67, H. 1 (1947); Ref. Zbl. Chir. **74**, H. 5 (1948).

NABEL, H.: Zur Frage der intraarteriellen Bluttransfusion. Zbl. Chir. **78**, 177 (1953).

NEGOWSKI, W. A.: Pathophysiologie und Therapie der Agonie und des klinischen Todes. Berlin 1959.

NEGOWSKI, W. A., E. M. SMIRENSKAJA u. A. N. BAKULEW: Erfahrungen mit der Behandlung agonaler Zustände. Chirurgija Moskwa **9**, 11 (1953); Ref. Zbl. Chir. **78**, 348 (1953).

NIKITIN: Transfusion arterialisierten Blutes als Maßnahme bei Schock, Blutverlust und klinischem Tod. Ref. Zbl. Chir. **73**, H. 5 (1948).

PAGE, I. H.: Bull. U.S. Army M. Dept. **7**, 366 (1947).

PLEISSNER, K.: Diss. Erfurt 1962.

PORTER, M. R., B. K. SANDERS u. J. S. LOOKWOOD: Ann. surg. **128**, 865 (1948).

PAGE, I. H.: Treatment of Shock by Intraarterial Infusion. Bull. U.S. Army M. Dept. 7, 366 (1947).

PELESKA, B.: Grundriß der Wiederherstellung der Herztätigkeit durch intraarterielle Transfusionen bei Stillstand wegen Verblutung. Rozhl. chir. **37**, 532 (1958); Ref. Zbl. Chir. **85**, 1459 (1960).

REGENBOGEN, E.: Dtsch. med. Wschr. **71**, Nr. 9/10 (1946).

ROBERTSON, R. L., L. H. TRINCHER u. E. W. DENNIS: Surg. Gyn. Obst. **87**, 694 (1948).

SABBATINI, C.: Giornale ital. d. Chirurgia **6**, **137** (1950).

SMIRENSKAJA, E. M. u. JU. W. MAXIMISCHINA: Ref. Zbl. Chir. **77**, 252 (1952).

SCHNEIDER, J.: Praxia Nr. 8 (1951).

SCHOSTOK, P.: Dtsch. med. Wschr. **75**, 345 (1950) und 67. Tagung der Dtsch. Gesellschaft f. Chir. in Frankfurt/M. 1950.

TUCHY E. B.: Surgery (Am.) **67**, 510 (1903).

VOSSSCHULTE, K.: Dtsch. med. Wschr. **84**, 537 (1959).

ZELLER, O.: Med. Klin. **43**, 470 (1948).

ZUSCHNEID, K.: Langenbecks Arch. klin. Chir. **295**, 476 (1960).

Schlußbemerkungen

Die intraarterielle Therapie fügt sich gewissermaßen als Schlußstein in die bekannten und gebräuchlichen Darreichungsformen von Heilmitteln ein. Wie jede dieser Applikationsmethoden besitzt sie Vorzüge und Nachteile. Ihre Eigenart als gezielte intravasale Zuführungsweise, die regional in einem bestimmten Segment des Gefäßsystems zur Auswirkung gelangt, bestimmt die Anzeige für ihre Vornahme und Zielsetzung. Grenzen und Gefahren bilden die Gegenanzeigen dieser Methode.

Alle Behandler, die sich praktisch in größerem Umfang mit der intraarteriellen Injektions- und Infusionstherapie beschäftigt haben, vermochten sich den bestechenden Vorzügen dieses Behandlungsweges nicht zu entziehen. Innerhalb ihres Anwendungs- und Anzeigebereiches überwiegen die Vorteile der intraarteriellen Zuführungsweise durchaus deren Nachteile und Gefahren.

Das Verfahren verbindet die Vorzüge der örtlichen Arzneimittelanwendung mit denen der Heilmitteleinwirkung über den Blutkreislauf. Durch die arterielle Therapie werden Krankheitsherden im Endstromgebiet arterieller Stammgefäße Arzneimittel in sonst nicht zulässiger Menge und Konzentration unmittelbar zugeleitet. Die Zuführung erfolgt dabei mit dem physiologischen Blutzufluß. Sie gewährleistet eine gleichmäßige, auf alle erkrankten Gewebsabschnitte sich erstreckende Auswirkung der injizierten Heilmittellösungen. Beim Vorliegen örtlicher Infektionen erfolgt die Heranbringung der Stoffe außerdem entgegen der Ausbreitungsrichtung der Infektion.

Die Beschränkung der Stoffzuführung auf ein eng umschriebenes Teilgebiet des Körpers erlaubt höhere Konzentrationen am Einwirkungsort als jede andere Darreichungsform mit Ausnahme der rein örtlichen Anwendung eines Medikamentes.

Bei der intraarteriellen Injektionstherapie liegt die Höhe der Einzelgabe weit unter der Menge, die bei der Einschaltung des gesamten Kreislaufes therapeutisch benötigt werden würde, um anteilig die gleiche Wirkung am Krankheitsherd zu erhalten. Dazu kommt, daß mögliche nachteilige Neben- und Allgemeinwirkungen der verwendeten Substanzen und Lösungsmittel weitgehend hintangehalten werden, weil die Stoffe erst nach Passage der peripheren Strombahn in den Systemkreislauf gelangen. Und im Bereich der Endstrombahn erfahren sie je nach ihrer Zusammensetzung mehr oder weniger erhebliche Umwandlungen oder Entgiftungen, was stets auf eine Abschwächung ihrer Wirkung im allgemeinen Kreislauf hinausläuft. Vorgänge gegenteiliger Art, nämlich von „Giftung“ der zugeführten Substanzen, stellen Ausnahmeerscheinungen dar. Das Endergebnis ist vielmehr die Elimination des intraarteriell eingeführten Arzneimittels aus dem Körper.

Trotz ihres Abbaues in der arteriellen Strombahn gelangen mitunter größere Mengen der intraarteriell injizierten Substanzen in den Gesamtkreislauf und damit zu ungünstigen Auswirkungen auf den Organismus. Das ist insbesondere bei der nicht zu umgehenden Verwendung toxischer Substanzen, namentlich der Zytotoxine, nicht zu vermeiden.

Um die toxischen Schäden zu vermeiden oder doch zu mildern, gibt es eine Reihe von Möglichkeiten: möglichst langsame Injektion, Dauer- bzw. Langzeitinfusion,

Drosselung des venösen Blutrückflusses durch Blutleere oder venöse Stauung, Abriegelung des Wirkungsbereiches durch temporäre Gefäßsperren mit oder ohne partiellen extrakorporalen Kreislauf u. a. m. Bei Verwendung von toxischen Antitumorstoffen ist der Einsatz von Gegengiften aussichtsvoll.

Die Frage, in welcher Zeit und in welchem Umfang intraarteriell verabfolgte Heilmittel ihren pharmakologischen Einfluß entfalten, ist in doppelter Hinsicht von Bedeutung, einmal für die Abschätzung der Menge des Stoffes, die nach dem Durchlaufen der Strombahn in das Gesamtblut gelangt und von dort aus zur weiteren Wirkung gelangt, zum anderen in bezug auf die Wirksamkeit des Mittels, das nur kurze Zeit im Gefäßbereich verbleibt. Dieser Wirkungsbereich umfaßt sowohl den intra- wie den extravasalen Raum.

Therapeutische Wirkungen werden sowohl mit echt gelösten Stoffen wie mit kolloidal gelösten und speicherbaren Substanzen erzielt. Möglicherweise ist mit der direkten intraarteriellen Stoffzuführung eine auf größere Reaktionsgeschwindigkeit beruhende Wirkungssteigerung gegenüber anderen Darreichungsformen verbunden. Grad und Art der Wirkung sind aber auch in hohem Maße von der Reaktionsfähigkeit der Zellen, dem Gewebemilieu, überhaupt von den jeweils gegebenen physiologischen und pathologischen Bedingungen abhängig.

Die Art der verwendeten Stoffe bestimmt Angriffsort und Wirkungsweise. Gefäßmittel greifen an anderen Zellverbänden an und wirken anders als Seren und Vakzine; Antibiotika sind in ihrer Wirkung auf Erreger abgestellt, und Insulin entfaltet seinen Einfluß bereits in der Gewebsflüssigkeit. Allen Heilmitteleinspritzungen gemeinsam scheint ein Umstimmungsreiz auf das Gewebe des arteriellen Stromgebietes zu sein.

Die Wahl des Heilmittels richtet sich nach Krankheitsursprung und therapeutischer Absicht. Dabei ist es durchaus möglich, mehrere Stoffe verschiedener Angriffs- und Wirkungsweise zusammen anzuwenden.

Die breiteste Anwendung findet die intraarterielle Injektions- und Infusionstherapie bei der neuzeitlichen Behandlung der peripheren arteriellen Durchblutungsstörungen und der Verschlußkrankheiten der Gliedmaßengefäße. Auf diesem Gebiet ist die intraarterielle Therapie zu einem kaum noch zu entbehrenden Verfahren geworden. Sowohl bei der arteriosklerotisch wie bei der diabetisch bedingten Gangrän ermöglicht die gezielte Injektions- und Infusionstherapie eine Einschränkung sonst notwendig werdender radikal-chirurgischer Eingriffe und die Vornahme sparsamer Amputationen.

Die intraarterielle Behandlung schwerer eitriger Infektionen, nicht allein an den Gliedmaßen, mit chemotherapeutisch wirksamen Mitteln hat eine Tradition. Sie fand Anhänger und warme Befürworter bereits zu einer Zeit, als weder wirksame noch indifferente antibakterielle Mittel zur Verfügung standen. In der Penicillin-Ära setzte sich die intraarterielle Anwendung der Antibiotika nur zögernd durch, weil man bereits von der parenteralen und lokalen Verwendung ausreichende Wirkungen erwartete. In jüngster Zeit hat sich die intraarterielle Antibiotika-Therapie, namentlich in der Form der Dauerinfusion, jedoch zunehmende Anerkennung erworben.

Ihre Vorzüge bei schwersten Formen eitriger Weichteil- und Knocheneiterungen an den Gliedmaßen sind unbezweifelbar. Auch vorbeugend ist die intraarterielle Zuführung von Breitspektrum-Antibiotika zur Anwendung gekommen.

Die intraarterielle Injektions-, Infusions- und Perfusionstherapie bösartiger Geschwülste fast jeder Lokalisation befindet sich zwar noch in der Entwicklung, hat aber bereits überzeugende Erfolge aufzuweisen und ist zweifellos entwicklungsfähig.

Mannigfache andere Anwendungsmöglichkeiten und Anwendungsformen beziehen sich teils auf Ausnahmefälle, teils stellen sie Vorstöße in neuartige Anwendungsgebiete dar.

Die Zukunft wird lehren, was von der intraarteriellen Therapie in ihrer gegenwärtigen Form von bleibendem Wert sein wird.

Sachregister

Die kursiven Zahlen verweisen auf die Seiten, auf denen das Stichwort ausführlich behandelt wird